完全図解

腎臓病のすべて

[医学監修]
川村哲也
東京慈恵会医科大学教授
腎臓・高血圧内科　臨床研修センター　センター長

[食事療法監修]
湯浅 愛
東京慈恵会医科大学附属柏病院
栄養部　課長　管理栄養士

[料理]
今泉久美
料理研究家　栄養士

主婦の友社

完全図解 腎臓病のすべて 目次

腎臓病を知るためのプロローグ

Part 1 腎臓病の原因と経過

Part 2 慢性腎臓病（CKD）の診断と治療

Part 3 食事療法入門

Part 4 CKDの進行を防ぐ献立

腎臓病を知るためのプロローグ❶

腎臓の働きとトラブル

自分の体内で腎臓がどんな働きをしているか、あなたはどこまで意識しているでしょうか？　腎臓は、私たちが生きるために、非常に重要な役割を果たしています。腎臓が役割を十分に果たせなくなると、それが原因となって、さまざまなトラブルが起こってきます。

腎臓は働き者！　私たちの体内で、こんな仕事をしています

血中の老廃物の除去

➡血液がきれいになる
➡体の隅々まで酸素と栄養素を供給できる

水分の調節

➡体内の水分が適量に保たれる

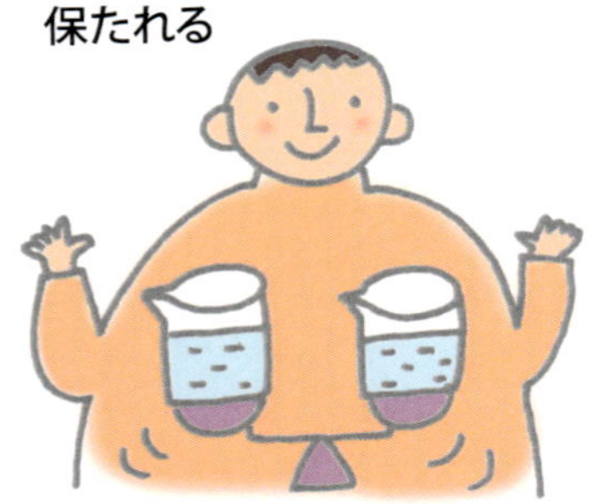

電解質の調節

➡筋肉の収縮・弛緩、さまざまな組織の複雑な作用が順調に営まれる

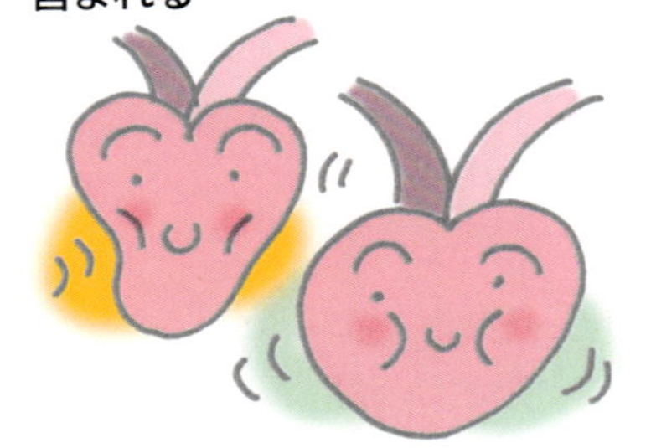

血中の酸・アルカリの調節

➡血液のpHが至適範囲（弱アルカリ性）に保たれる

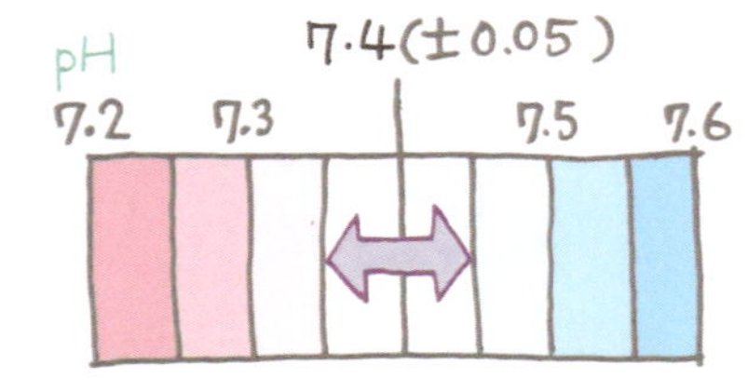

ホルモンをつくり出す

造血ホルモン（エリスロポエチン）の産生
➡赤血球が十分つくられる

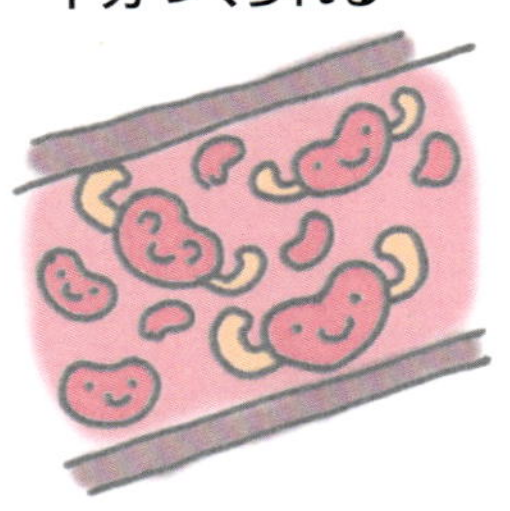

昇圧・降圧ホルモンの産生
➡血圧がコントロールできる

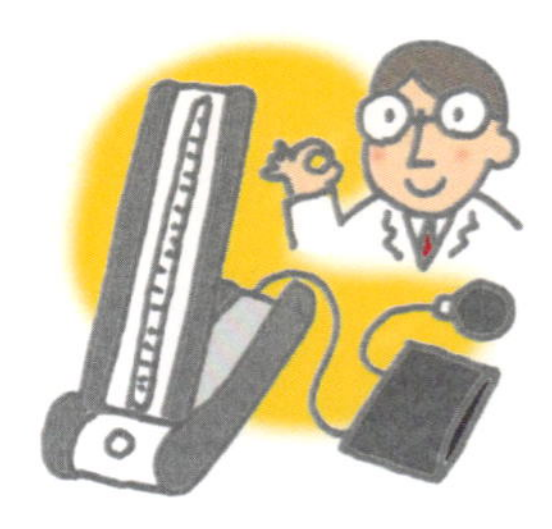

ビタミンDの活性化（※）
➡骨が強くなる

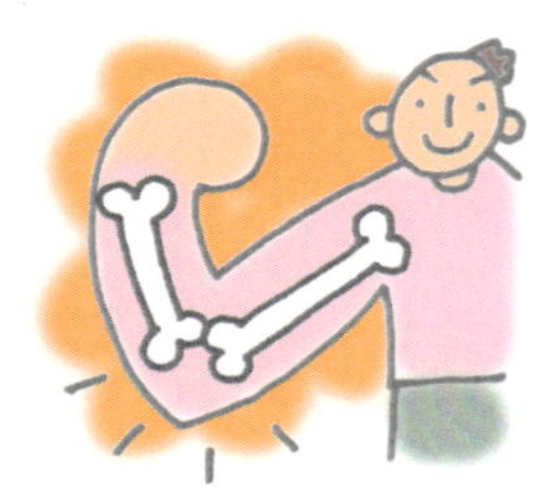

※ビタミンDは、体内でホルモンと似た働きをしている。

腎臓が悪くなると……
体内でこんなトラブルが発生

血中に老廃物がたまる

➡尿毒症

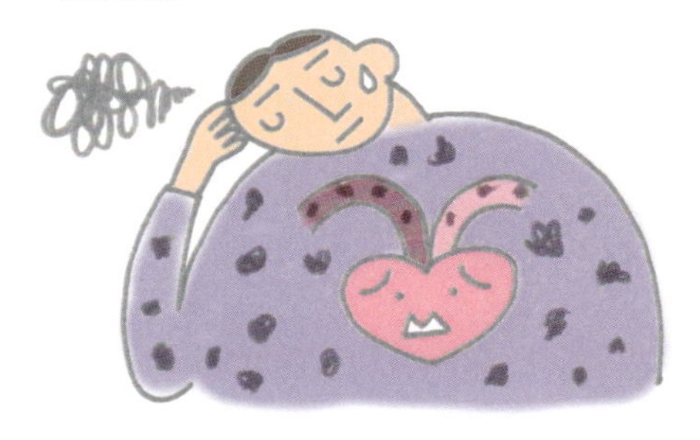

体内に水分がたまる

➡むくみ

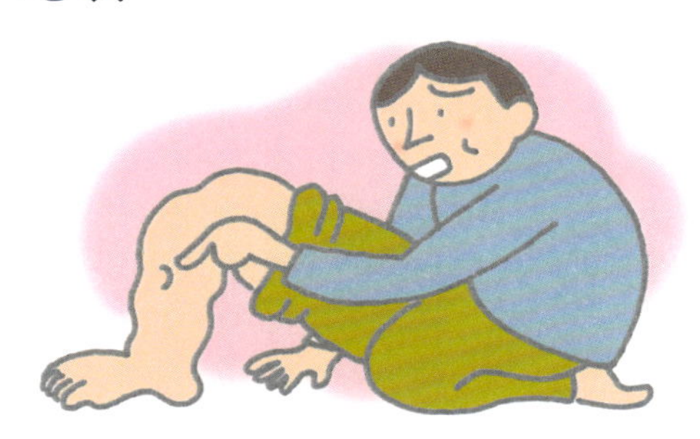

電解質のバランスが崩れる

➡筋肉や組織の働きの悪化

酸性・アルカリ性のバランスが崩れる

➡どちらに傾いても、ひどくなると生命の危険

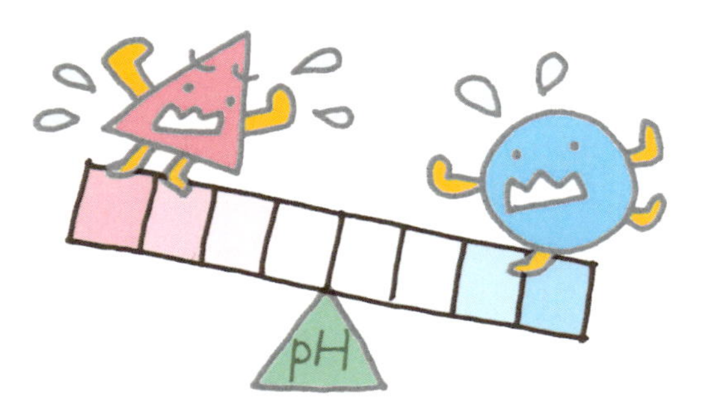

ホルモンが十分できない

造血ホルモン
（エリスロポエチン）が不足
➡貧血

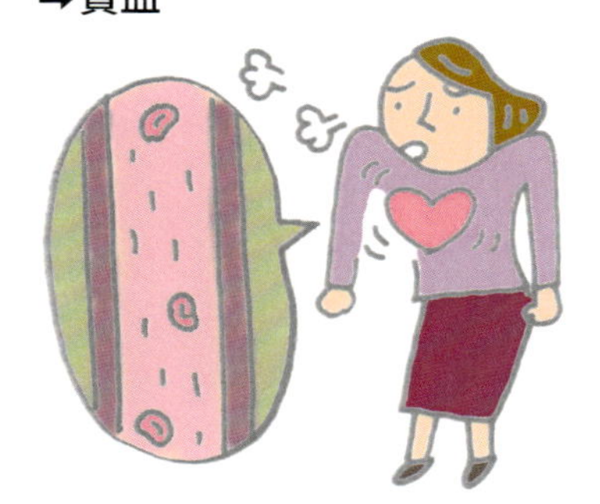

昇圧・降圧ホルモンの
バランスの崩れ
➡血圧のコントロールに支障

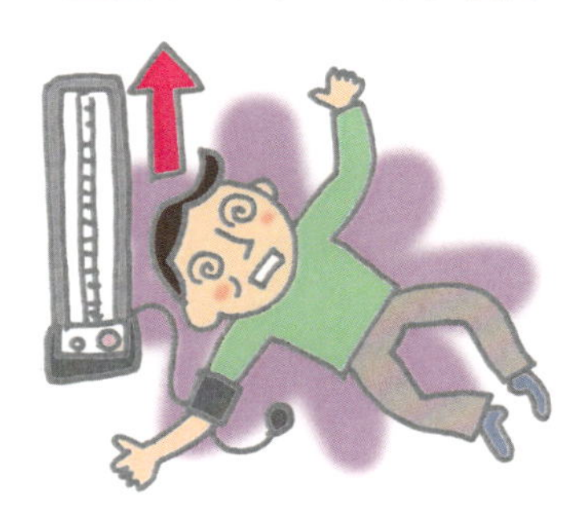

ビタミンDの活性化が不十分
➡骨がもろくなる➡骨折

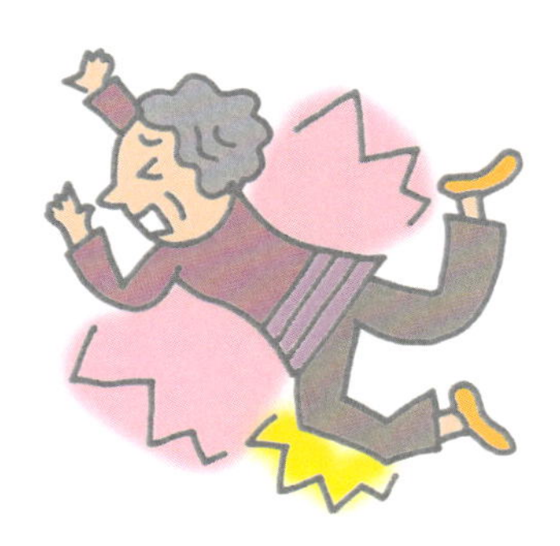

腎臓病を知るためのプロローグ ②

腎臓が疑われる症状と病気の種類

尿の異常、排尿の異常、血圧の異常など、腎臓病が疑われるさまざまな症状があります。それらの症状は、原因となる病気の種類や状態を知る手がかりにもなります。

排尿の異常

排尿の回数が多い

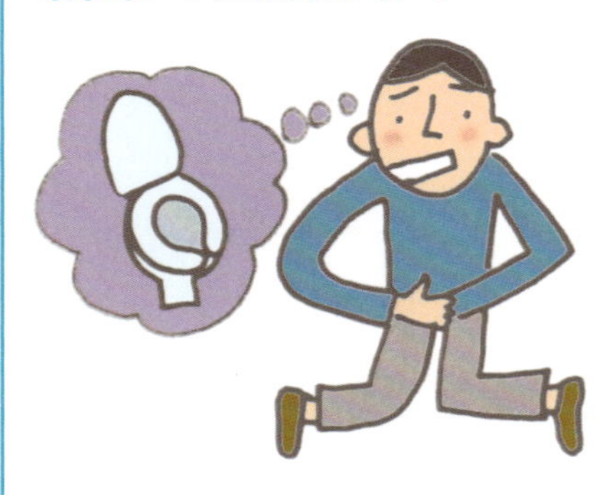

夜間頻尿の場合

男性では前立腺肥大などで尿が膀胱から完全に出きらず、膀胱に残尿がある可能性があります

腎臓の尿濃縮力が腎臓病や加齢により低下している可能性があります

排尿痛を伴う場合

尿路感染症の疑いが……

乏尿・無尿

腎臓への血流が少ない、腎臓の働きが悪い、膀胱から尿道へ流れる途中で閉塞の可能性があります

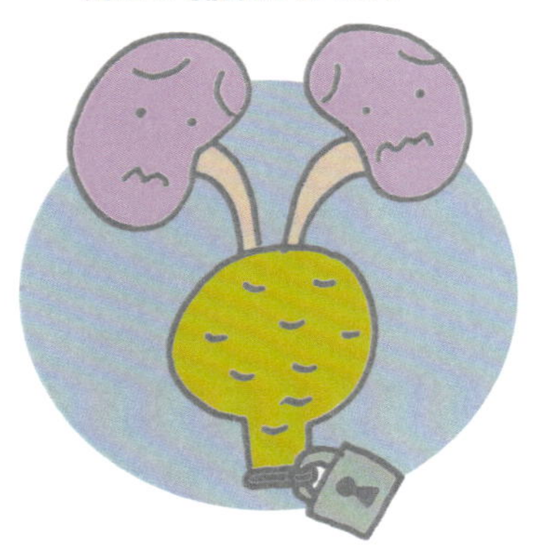

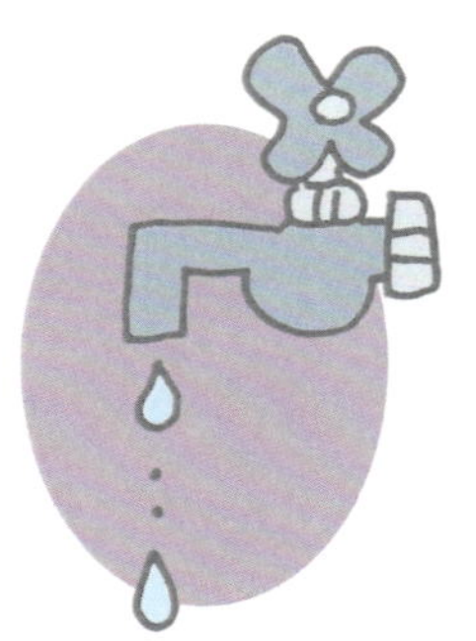

排尿困難

前立腺肥大、糖尿病、脊髄損傷による神経障害から生じる機能不全の可能性があります

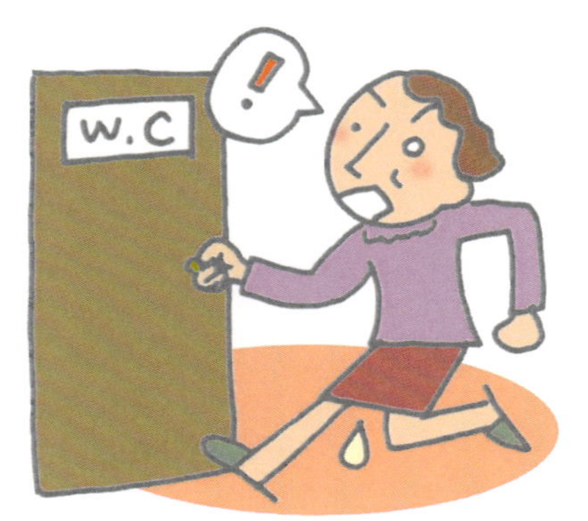

多尿（1日3L以上の尿）

糖尿病、尿細管での水分の再吸収が悪い（尿崩症）

尿の異常

血尿

肉眼的血尿の場合は
もちろん、潜血反応が
陽性の場合も原因の
確認を

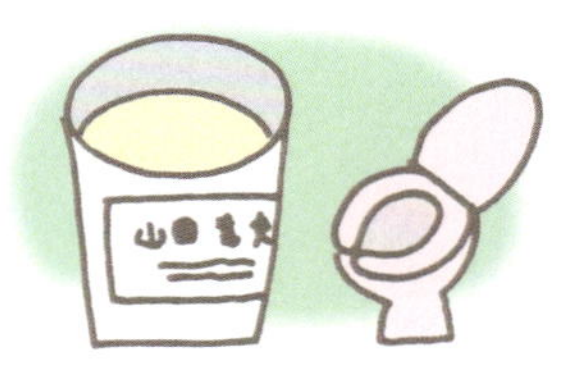

タンパク尿

微量でも腎機能低下の
可能性があります

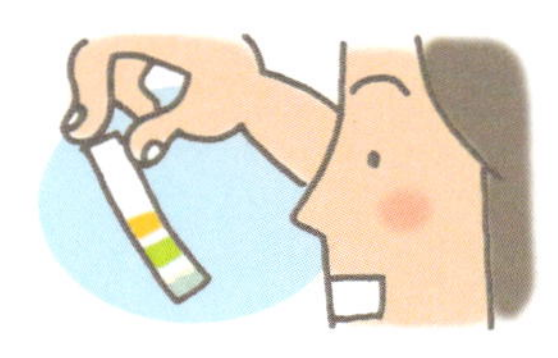

膿尿

感染症の疑いが……

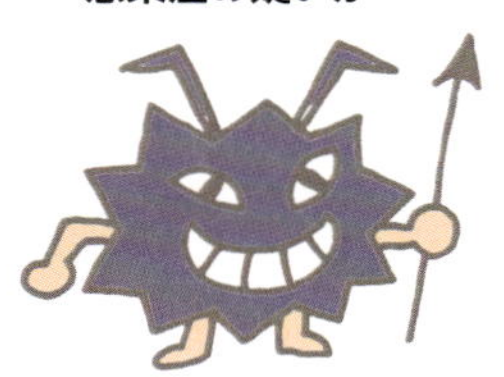

濁った赤や茶色の尿
(ミオグロビン尿)

脱水や、打撲で
筋肉が損傷した
可能性があります

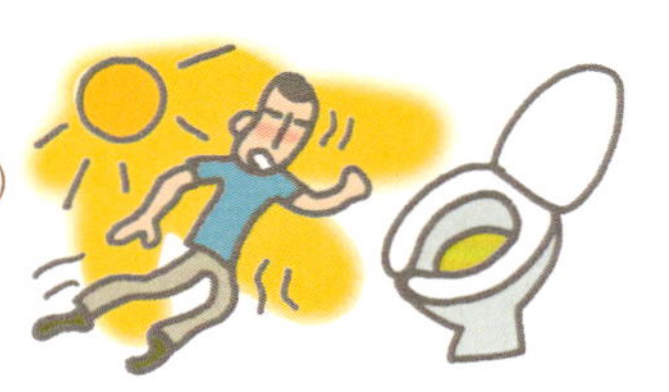

糖尿

糖尿病で血糖が高い可能性
があります
腎性糖尿(※)で血糖は
高くない可能性があります

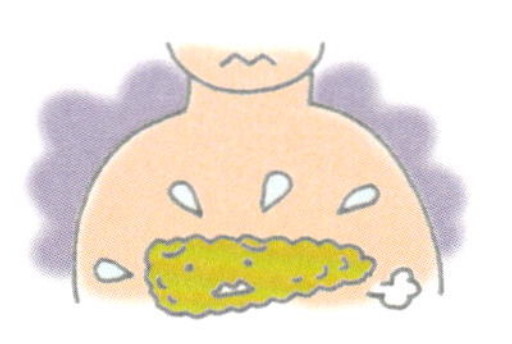

※腎性糖尿は病気ではなく、治療の必要はない。

さらにこんな症状が加わると

発熱

腎盂腎炎、全身性エリテマトーデス、
腎膿瘍(のうよう)の可能性があります

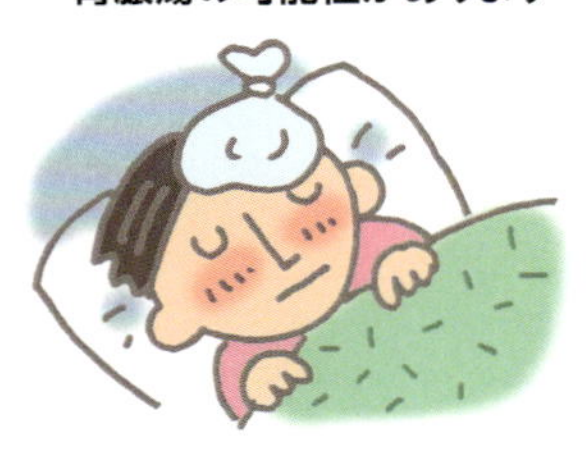

背中・腰・おなかの痛み

尿路結石、腎盂腎炎の可能性があります

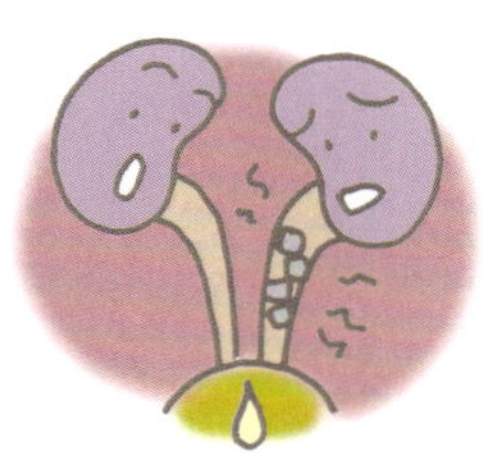

息苦しさ

肺水腫や心不全の
可能性があります

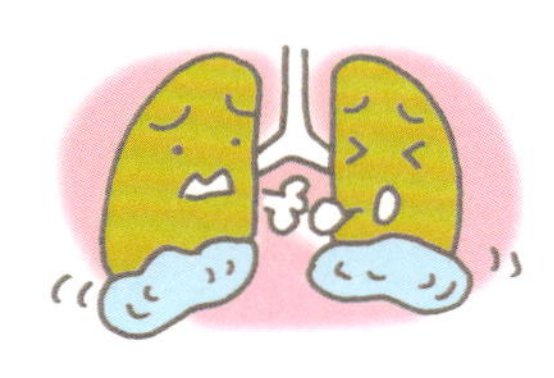

貧血

腎機能低下の可能性
があります

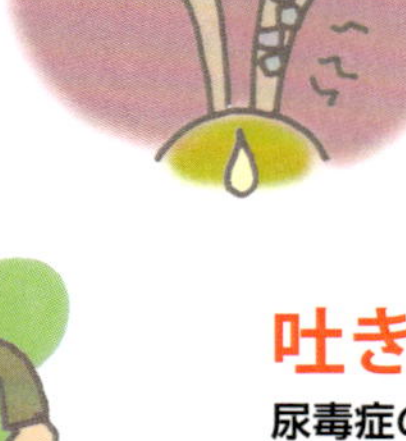

吐きけ・嘔吐

尿毒症の可能性が
あります

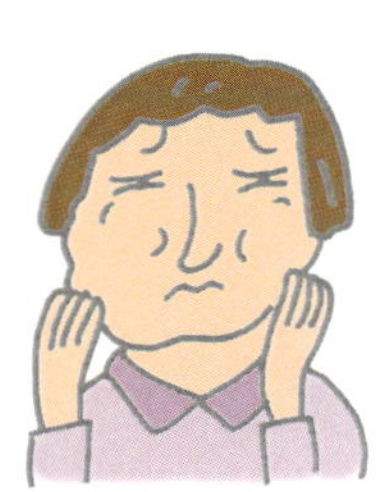

むくみ

ネフローゼ症候群、
肝不全、心不全の
可能性があります

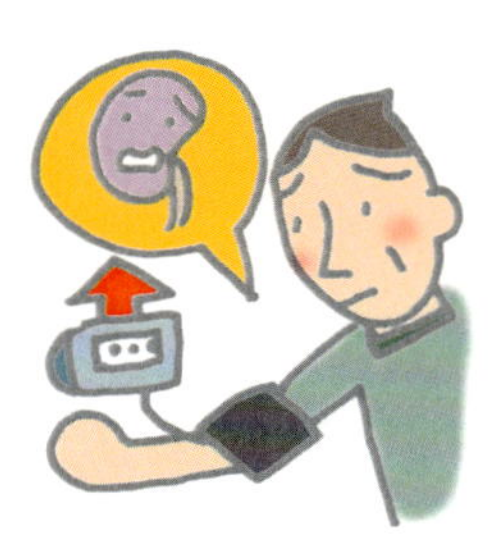

高血圧

本態性高血圧、
腎機能低下、食塩のとりすぎ、
レニンの分泌過剰の可能性が
あります

腎臓病を知るためのプロローグ❸

腎臓病を治療しないと……

腎臓病は早期に適切な治療を行えば、回復したり、進行を抑えることができます。しかし、治療を怠れば腎臓病は次第に悪化して、腎不全や尿毒症に至り、死亡することもあります。

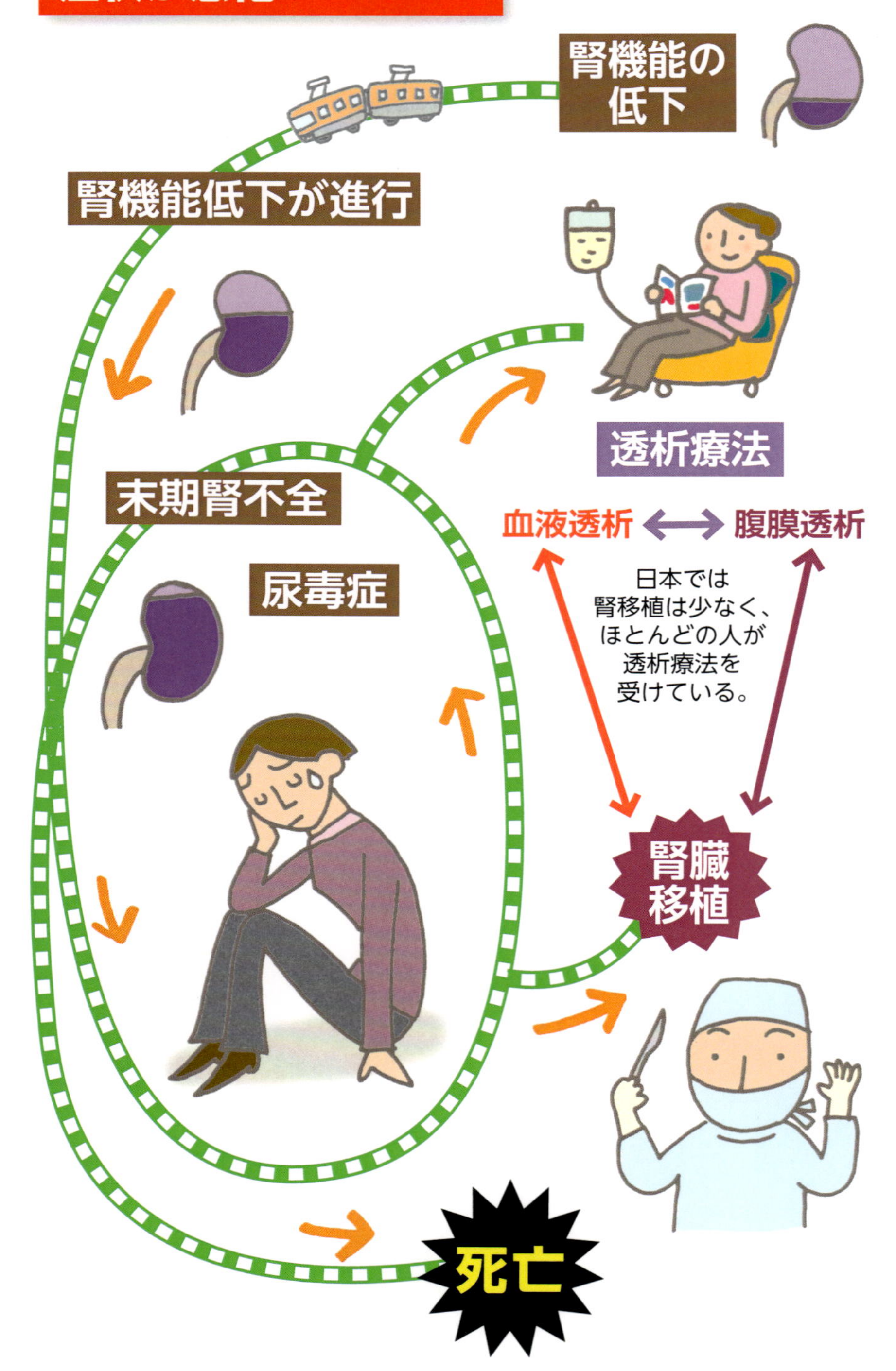

● 透析療法の患者数は33万人を突破

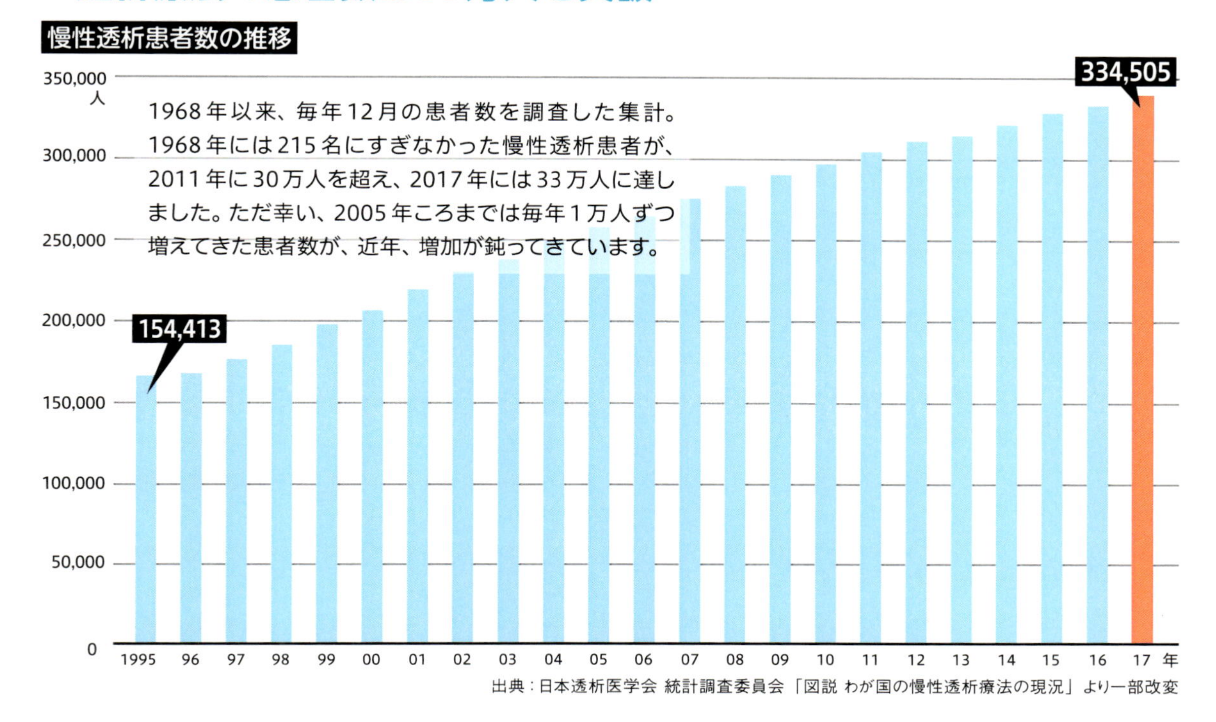

● 毎年新たに4万人強が透析を始め、3万人強が死亡!

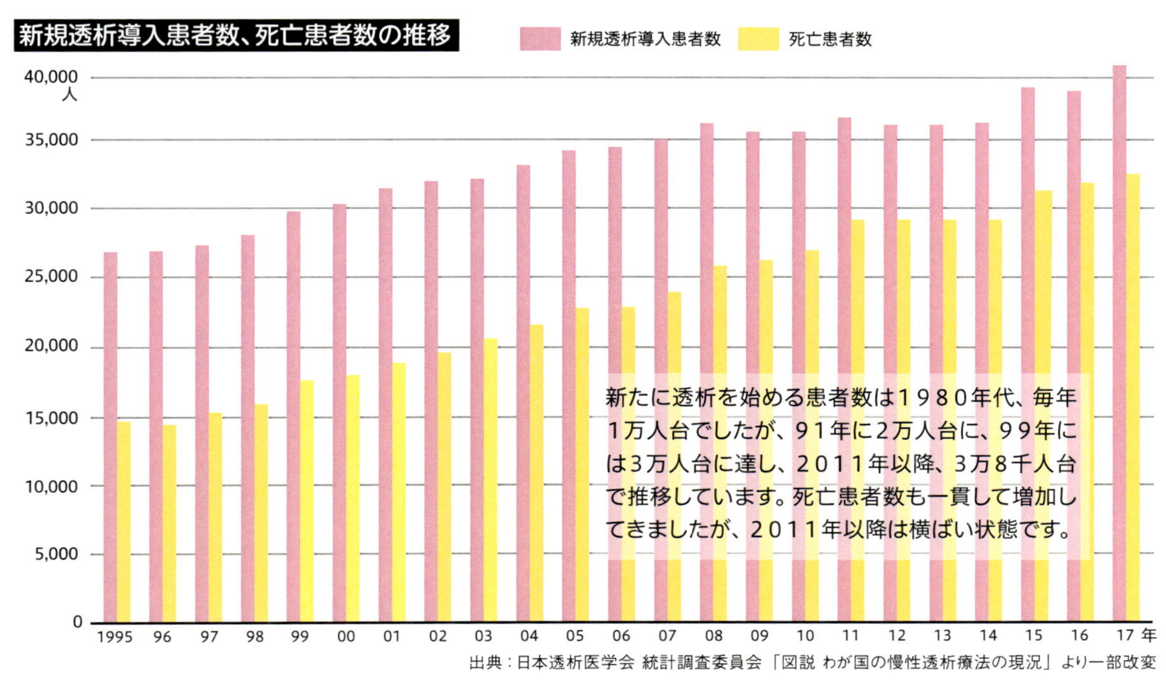

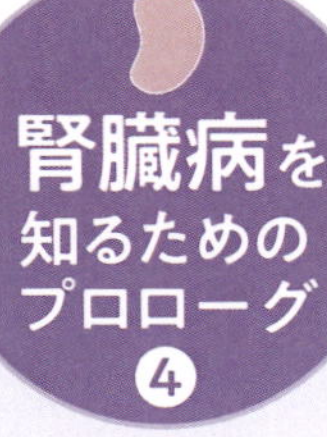

腎臓病を知るためのプロローグ④

腎臓の仕組みと働き

腰の左右にある握りこぶし大の臓器が血液を浄化し、体内の水分と電解質を調節し、ホルモンをつくり出しています。

腎臓は脊椎の両側にあるそら豆の形をした臓器

腎臓は、おへそより少し上の高さで、背中側に左右1つずつあります（13ページの上の図参照）。大きさは、成人の場合、握りこぶし大で、１２０～１５０ｇほどの重さです。形はそら豆に似ています。

腎臓を真ん中で縦に切ってみると、13ページ下右の図のように、外側全体をおおうように「皮質」があり、その内側に「髄質（腎錐体）」、中心には「腎盂」があります。尿をつくっているのは皮質にある「糸球体」、そして皮質と髄質にまたがっている「尿細管」（同・下左の図参照）です。糸球体は「ボーマン嚢」という袋でおおわれていますが、このユニットを「腎小体」といいます。

さらに「腎小体」と「尿細管」からなるユニットを「ネフロン」といいます。ネフロンは腎臓1つに約１００万個、左右合わせて約２００万個あります。

腎臓の働き① 血中の老廃物を除去

心臓から送り出された血液は、全身をめぐりながら酸素と栄養素を供給し、かわりに炭酸ガスと、栄養素などの代謝過程でできた尿素、尿酸、クレアチニン、アンモニアなどの老廃物を受け取って戻ってきます。これらは体に有害なので、体外に排泄しなければなりません。その働きをしているのが腎臓の濾過機能です。

腎臓には「腎動脈」を通って血液が流れ込んできますが、腎動脈は腎臓内で枝分かれしながら細くなり、「輸入細動脈」となって糸球体に入っていきます。

糸球体は「毛細血管」が糸玉のように巻いていることからこの名がありますが、直径０・１～０・２㎜という目に見えるか見えないかという小さな組織です。

血液中の老廃物はこの毛細血管を通過する間に濾過されます。このとき、血球や血漿タンパクなどの大きな分子の成分は血液の中に残り、小さな分子の成分と水分は糸球体を包むボーマン嚢（腔）に流れ込みます。これを「原尿」といい、成人で1日に約１５０Ｌできます。この中に老廃物も含まれているので、血液は清浄な状態を維持できるのです。

腎臓・尿管・膀胱の位置

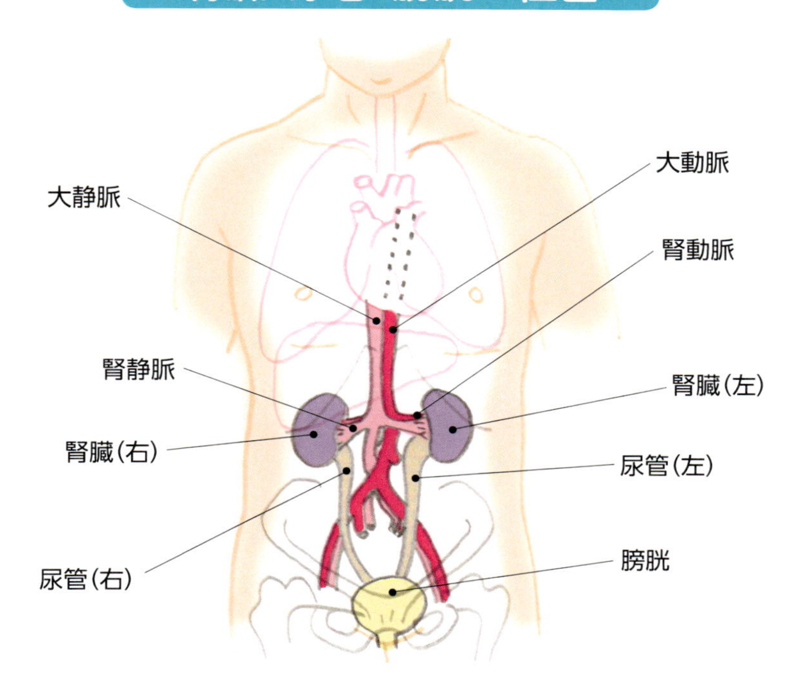

ネフロンの構造

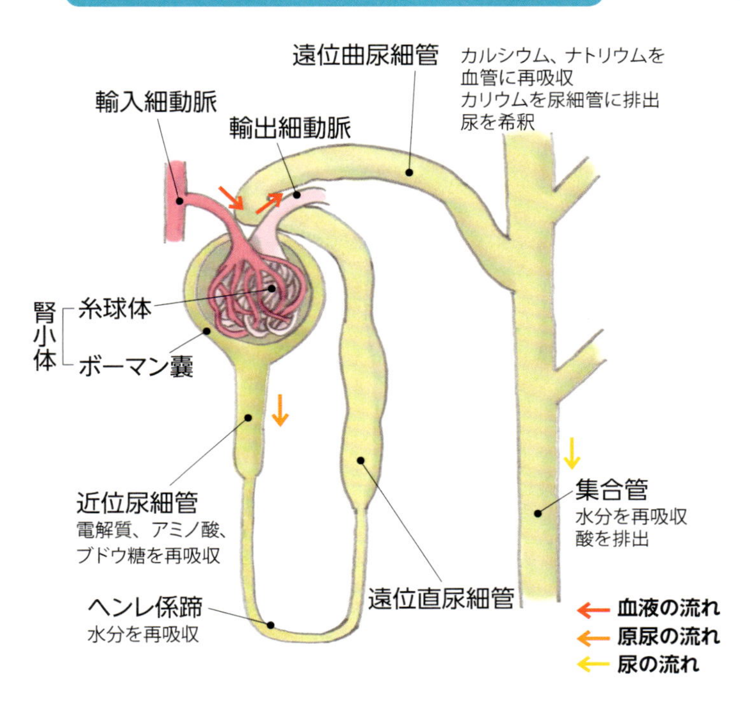

腎臓の構造

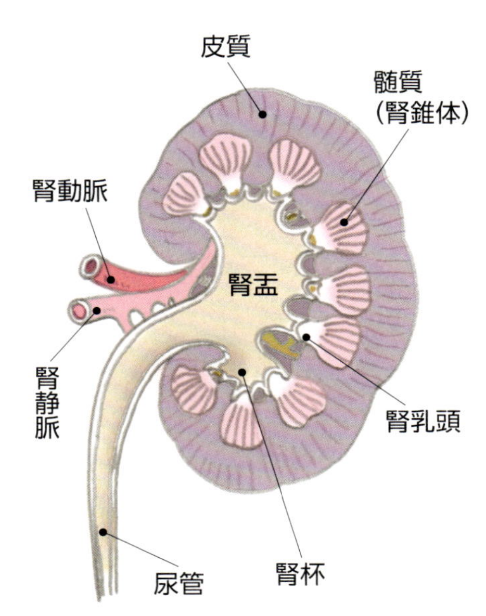

腎臓の働き②
水分と電解質を調節

１５０Ｌもの原尿をそのまま排泄したのでは、脱水に陥ります。そこで、原尿が尿細管を通る間に、その99％にあたる電解質や水分が再吸収されて、血液に戻されます。実際に排泄される尿量は約１・５Ｌ（原尿の１％）です。

尿細管は全長４～７㎝の細い管で、糸球体に近い部位から順に、「近位尿細管」「ヘンレ係蹄（ヘンレループ）」「遠位尿細管」「集合管」の４つに区分されます。

糸球体でつくられた原尿が近位尿細管に流れ込むと、電解質、アミノ酸、ブドウ糖が再吸収されます。

電解質とは、水に溶けるとプラスイオンとマイナスイオンに分かれて電気を帯びる物質のことで、この性質により筋肉の収縮・弛緩、血圧の調節など、体内の複雑な作用が行われています。ナトリウム、カリウム、カルシウム、リン、クロール（塩素）、マグネシウムなどが体内で電解質として働いています。

次のヘンレ係蹄では水分が再吸収され、遠位尿細管に濃縮した尿が流れていきます。

遠位尿細管では、カルシウムが再吸収され、ナトリウムがカリウムと交換される状態で再吸収されます。

また、遠位尿細管には尿を希釈する性質もありますが、尿量が多いと希釈は行われません。

そのほか、遠位尿細管は糸球体に続いている細動脈に接していて、糸球体と尿細管の間で情報交換が行われています。たとえば、遠位尿細管を通るナトリウムやクロールの量が多くなると、糸球体の濾過量が減少し、過剰な濾過を防いでいます。

最後の部位である集合管でも水分が再吸収され、酸が排出されます。このようにしてできた最終尿が腎盂へ流れ込みます。

腎臓の働き③
血中の酸・アルカリの調節

人体の血液のpH（※）は通常７・40±０・05に保たれています。

食べ物を代謝する過程では酸性の物質ができますが、血中の酸を尿に排出する尿細管の働きにより、わたしたちの血中のpHは、至適範囲（７・35～７・45）に保たれているのです。

腎臓の働き④
ホルモンの産生

赤血球をつくる作用を促すエリスロポエチン、血圧上昇作用を持つレニン、低下作用を持つキニン、カリクレイン、プロスタグランディンが腎臓でつくられています。そのため、腎臓は造血作用や血圧の調節にも深くかかわっています。

また、糖の利用に必要なインスリンを分解したり、ビタミンDを活性化して骨を強化する働きもあります。

※水溶液の酸性・アルカリ（塩基）性の程度を示す尺度で、数値が低いほど酸性が強く、数値が高くなるほどアルカリ性が強くなる。

腎臓の働き 物質の出入りを中心に

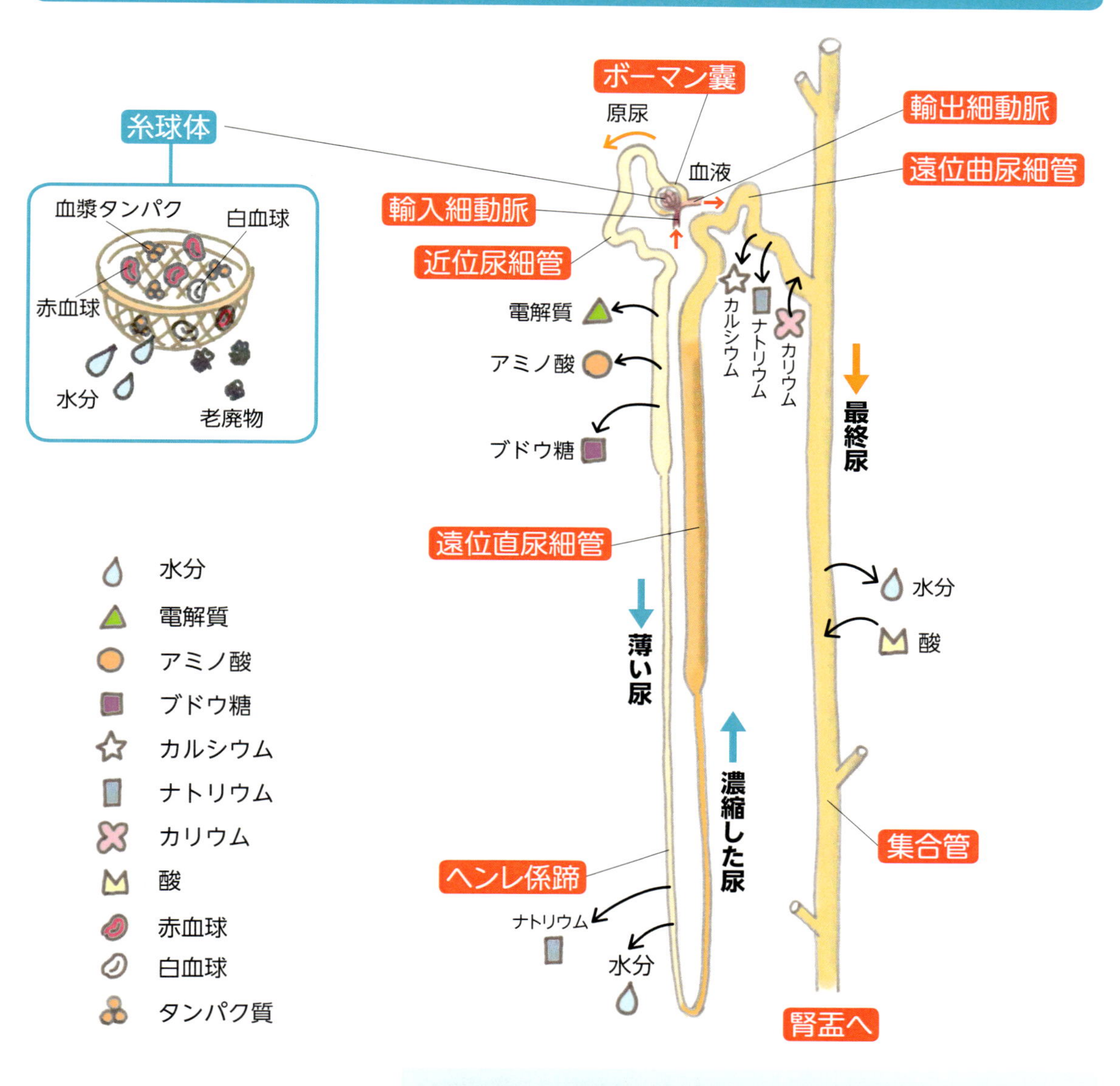

近位尿細管……電解質、アミノ酸、ブドウ糖が再吸収される。
ヘンレ係蹄……水分が再吸収される。
遠位尿細管……カルシウムが再吸収され、ナトリウムがカリウムと交換される状態で再吸収される。尿を希釈する性質もある。

輸入細動脈から流れ込んだ血液中の老廃物は、糸球体の毛細血管を通過する間に濾過される。血球や血漿タンパクなどの大きな分子の成分は血液中に残り、水分や老廃物などの小さな分子の成分は、原尿となって尿細管に流れ込む。

- 遠位尿細管は糸球体に続いている細動脈に接していて、糸球体と尿細管の間で情報の交換が行われる。
- 最後に集合管でも水分が再吸収され、酸が排出される。こうしてできた最終尿が腎盂へ流れ込む。

早期発見のために年に１回は健診を！

腎臓病は早期には自覚症状が出にくい病気。
自覚症状が出たときには症状が進んでいることが多い。
症状が出る前に、年に１回は健診を受けてチェックを！

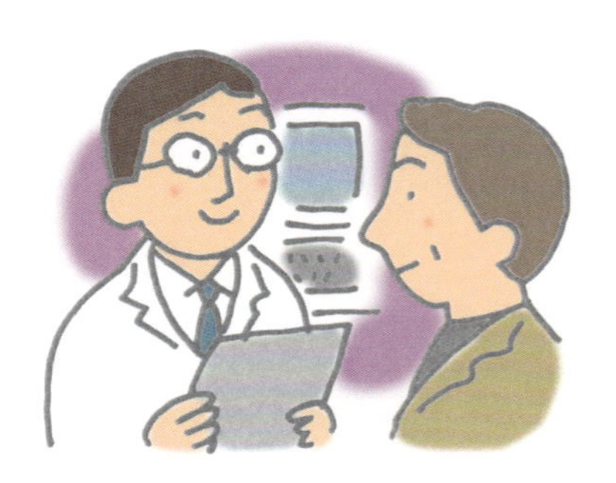

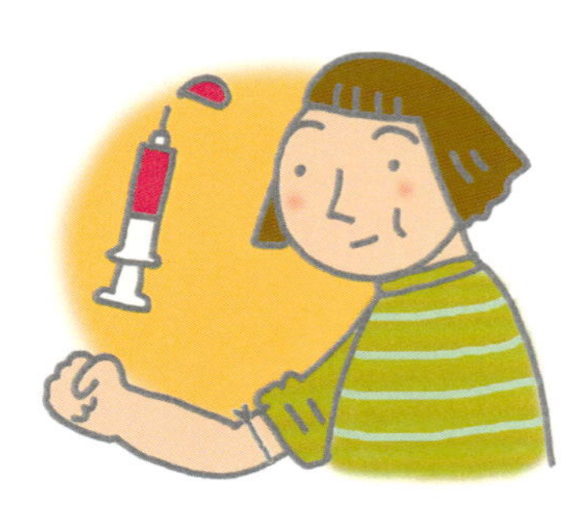

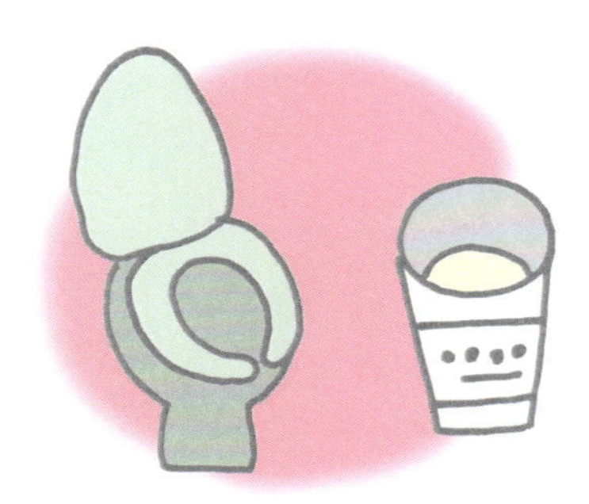

こんなときは、すぐ受診！

以下のような症状があるときは、腎臓病の症状が進んでいる可能性があります。
すぐに内科、腎臓内科などを受診しましょう。

はげしい頭痛

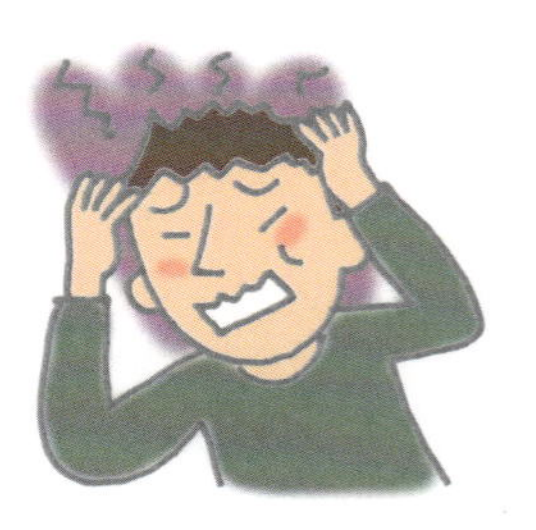

肉眼的血尿
（コーラ色など）

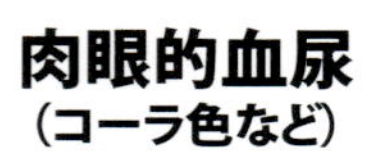

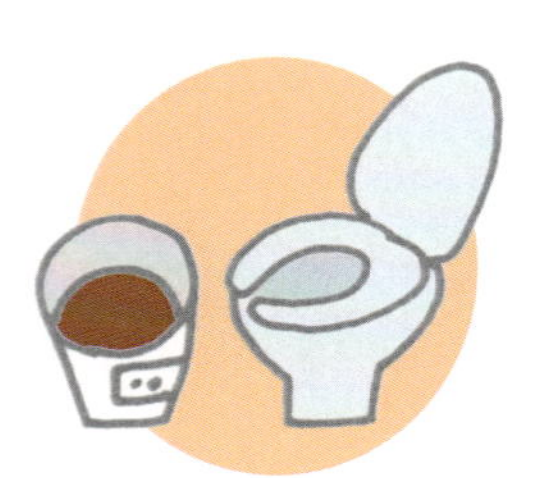

呼吸困難
寝ていると苦しくなり、起き上がって息をするようになる（起座呼吸）

動悸・息切れ・倦怠感（強いだるさ）

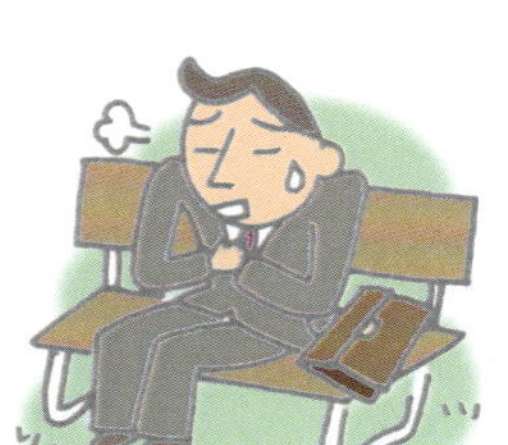

食欲不振・吐きけ

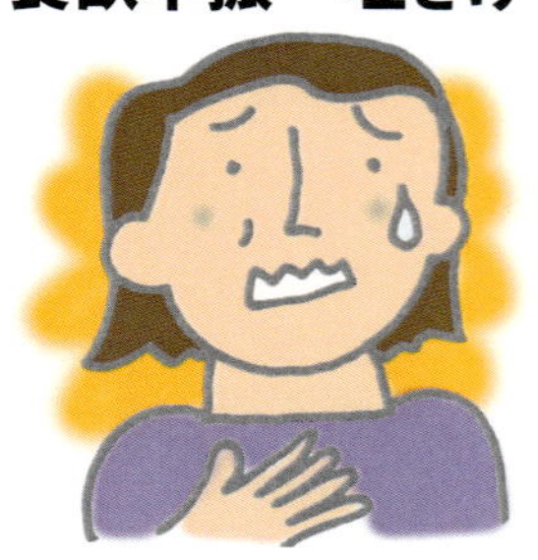

症状がだんだん強くなったり、新たに症状が加わる

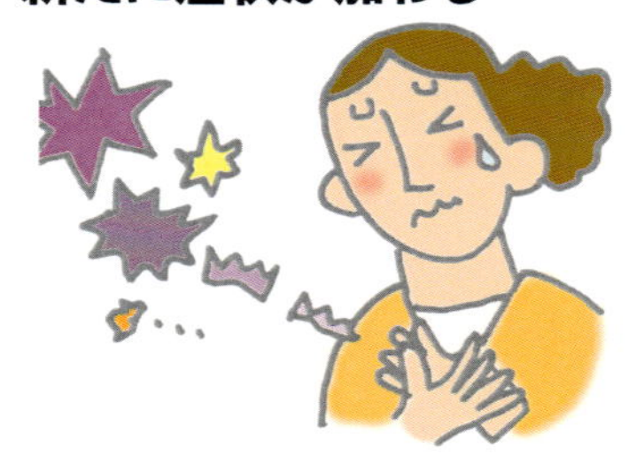

強いむくみ

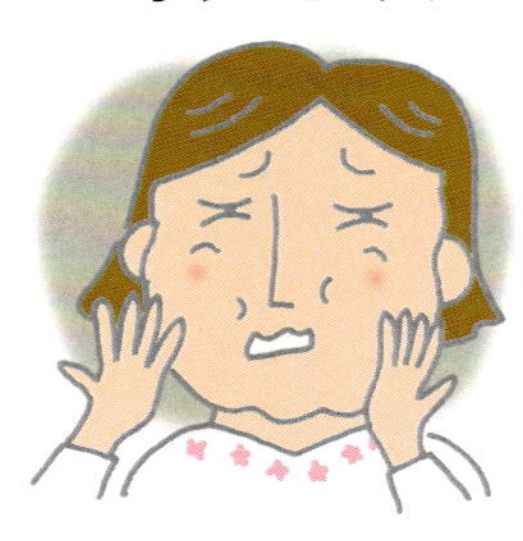

Part 1
腎臓病の原因と経過

腎臓病には、いきなりはげしい症状で始まるものもありますが、多くは、自覚症状がない間にじわじわと進み、発見された時点ではかなり進行していたということが少なくありません。腎臓病の原因や経過を前もって知っておけば、いざというとき、適切な対処ができます。

急性腎炎症候群・慢性腎炎症候群

急性腎炎症候群は早期に適切な治療をすれば治ります。一方、慢性腎炎症候群では、進行を遅らせるのを目的とした治療を行います。

●急性腎炎症候群

上気道の感染のあとで糸球体に炎症が起こり、血尿、タンパク尿、むくみ、高血圧などが見られる病気を急性糸球体腎炎といい、同じ症状や経過を示す糸球体の炎症の総称を急性腎炎症候群といいます。

主な原因は溶連菌（溶血性連鎖球菌）ですが、ブドウ球菌、肺炎球菌、ウイルスなども原因になります。また、IgA腎症（26ページ参照）、半月体（ボーマン嚢の内側に細胞が半月様に増殖した組織）を伴う半月体形成性腎炎、膜性増殖性糸球体腎炎（20ページ参照）、ループス腎炎（21ページ参照）など、いろいろな病気でも起こります。溶連菌に感染したときは、発熱、のどのはれと痛み、吐きけ、頭痛、小さい赤い発疹などがあらわれ、10～14日後に急性腎炎が発症します。溶連菌感染症は幼児や学童に多いことから、急性糸球体腎炎も子どもに多く見られます。

溶連菌感染症に対しては抗生物質の服用、急性糸球体腎炎の症状が出た場合は、水分、塩分などの制限や、ループ利尿薬などの使用で治療します。早い段階で適切な治療をすれば完治し、後遺症の心配もありません。

●慢性腎炎症候群

糸球体の濾過膜（ろかまく）と「メサンギウム細胞」（19ページ参照）の病変により、血尿、タンパク尿、むくみ、高血圧などが1年以上持続し、腎臓の機能が低下する病気です。多くは巣状（そうじょう）（分節性）糸球体硬化症（20ページ参照）、IgA腎症（26ページ参照）、膜性腎症（28ページ参照）、膜性増殖性糸球体腎炎（20ページ参照）、糖尿病性腎症（22ページ参照）、ループス腎炎（21ページ参照）などで起こります。

いずれの病気であっても、慢性糸球体腎炎の特徴が見られるものを、総称して慢性腎炎症候群といいます。

慢性腎炎症候群では、腎不全に至ることがあるので、進行を遅らせるために、エネルギーが不足しないように注意しながら、塩分とタンパク質の摂取制限を行います。薬は、尿中へのタンパクの漏出を減らす降圧薬のACE（アンジオテンシン変換酵素）阻害薬、ARB（アンジオテンシンⅡ受容体拮抗薬）、抗血小板薬などを用います。

●メサンギウム細胞と糸球体

メサンギウム細胞は、糸球体の毛細血管と毛細血管の間にある支持組織であるとともに、血管平滑筋と同様の収縮力を持ち、糸球体の濾過機能にも影響をおよぼしている。メサンギウム細胞に病変が起こると、糸球体の濾過機能が低下し、慢性腎炎症候群などの原因になる。

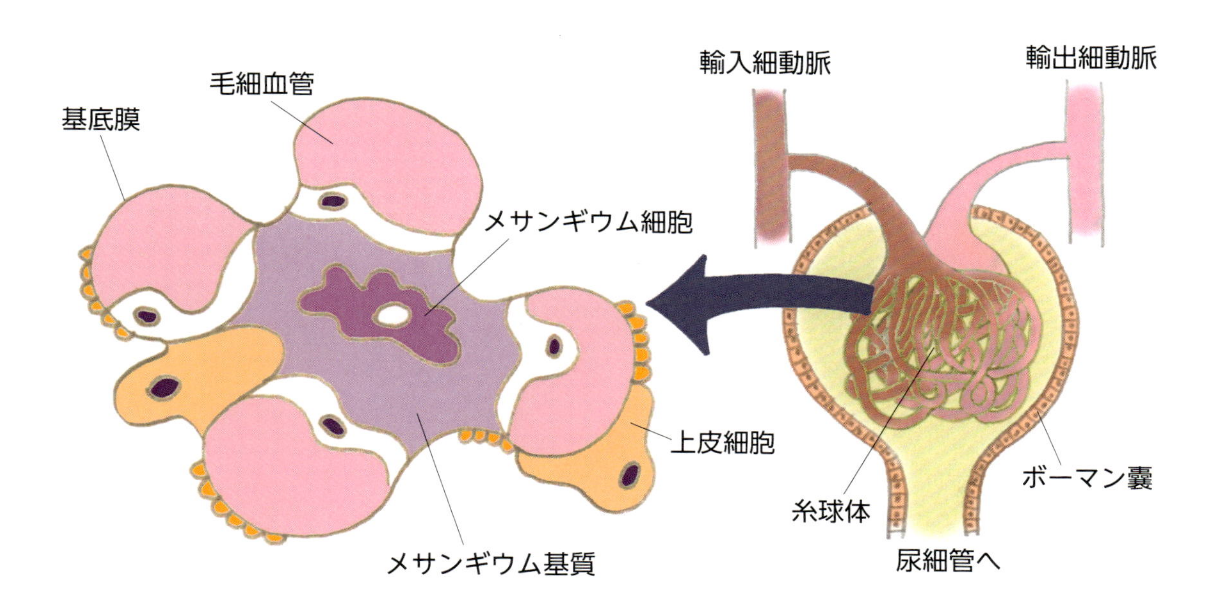

●急性腎炎症候群と慢性腎炎症候群の特徴

	原因となる病気	症状	治療
急性腎炎症候群	感染症（主に溶血性連鎖球菌） IgA腎症 半月体形成性腎炎 膜性増殖性糸球体腎炎 ループス腎炎　など	血尿 タンパク尿 むくみ 高血圧　など	水分、塩分、タンパク質などの制限 ループ利尿薬や降圧薬 ➡完治すれば後遺症の心配がない
慢性腎炎症候群	巣状（分節性）糸球体硬化症 IgA腎症 膜性腎症 膜性増殖性糸球体腎炎 糖尿病性腎症 ループス腎炎　など	血尿 タンパク尿 高血圧　などが1年以上持続	➡腎不全にならない注意が必要 エネルギー不足に注意しながら塩分と水分の制限 ACE阻害薬、ARBなどの降圧薬 抗血小板薬

ネフローゼ症候群

高度タンパク尿、低タンパク血症、むくみ、脂質異常症などが主な症状です。いくつかのタイプがあり、それぞれ好発年齢や経過に違いがあります。

原因と症状

糸球体の異常により血液中から大量のタンパクが持続的に尿にも溜れ出ていくために、血中のタンパク質が不足する状態をいいます。血中のタンパク質不足のために、強いむくみが生じ、血中のコレステロールが増加して脂質異常症になります。高度タンパク尿、低タンパク血症、むくみ、脂質異常症がネフローゼ症候群の4大症状です。

ネフローゼ症候群はいろいろな病気から起こりますが、腎臓病が原因となるものを「一次性ネフローゼ症候群」、腎臓病以外の病気が原因となるものを「二次性ネフローゼ症候群」といいます。

●一次性ネフローゼ症候群

主に次のようなタイプがあり、治療や予後に違いがあります。

◆微小変化型ネフローゼ症候群

最も多いタイプで、特に子どもに多く起こります。タンパク尿と低タンパク血症が急激に進行し、強いむくみがあらわれます。副腎皮質ステロイド薬の投与を中心に治療します。治りやすいものの再発もしやすいので、退院後も症状の変化に注意します。

◆膜性腎症

中高年者に多く見られます（28ページ参照）。約半数は自然に治りますが、10～20％は薬物療法が効きにくく、腎不全に進行します。

◆膜性増殖性糸球体腎炎

糸球体の毛細血管の壁（糸球体基底膜）が厚くなり、メサンギウム細胞が増殖して、腎機能が低下します。4大症状のほか、高血圧や血尿を伴うこともあります。多くは小児から30歳代の若年層に発症します。副腎皮質ステロイド薬、免疫抑制薬、抗凝固薬、抗血小板薬などを用いて治療します。

◆巣状（分節性）糸球体硬化症

大量のタンパク尿と強い脂質異常が起こり、いくつかの糸球体にかたい部分が生じて、急激に腎機能が低下します。発症率は低いのですが、どの年齢でもかかる可能性があります。副腎皮質ステロイド薬、免疫抑制薬などを投与します。

●二次性ネフローゼ症候群

糖尿病性腎症、ループス腎炎、細菌やウイルスなどの感染、がんなどさまざまな病気が原因になります。ネフローゼの治療に先立って、原因の治療が優先されます。

ネフローゼ症候群の4大症状

高度タンパク尿

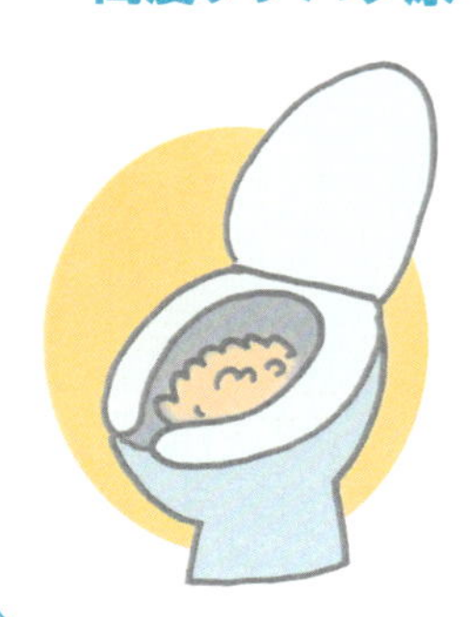

低タンパク血症

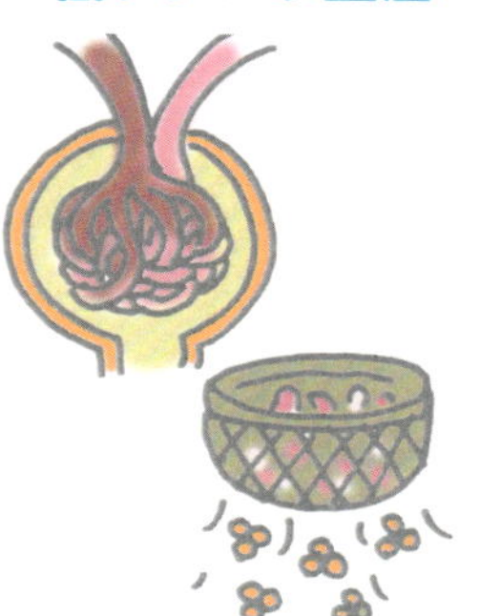

むくみ

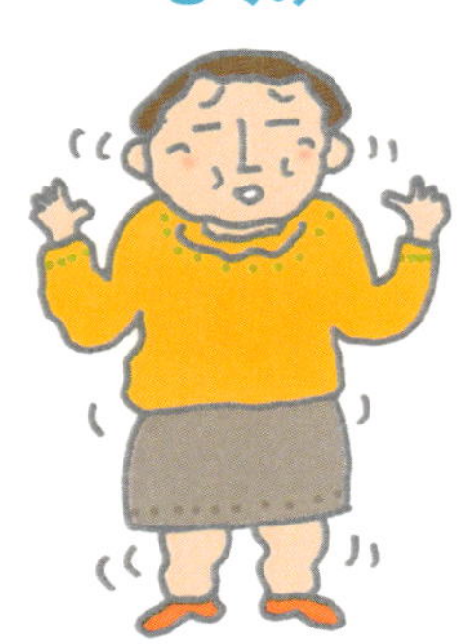

脂質異常症

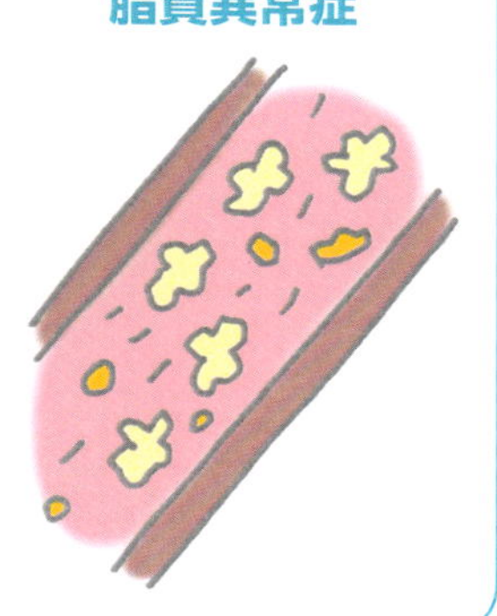

ネフローゼ症候群の4つのタイプ

微小変化型
ネフローゼ症候群

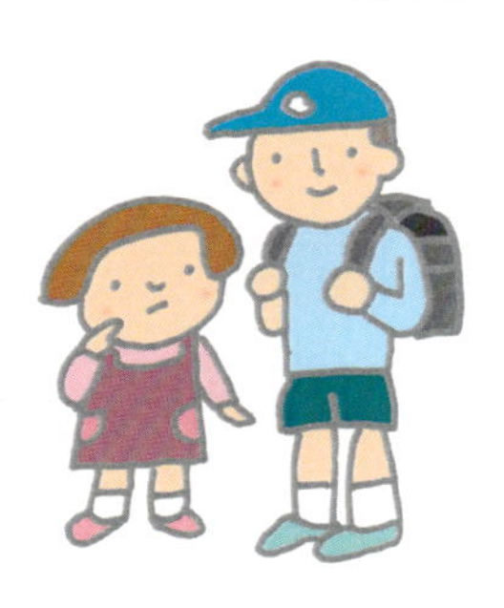

小児から若年
成人に多い

膜性腎症

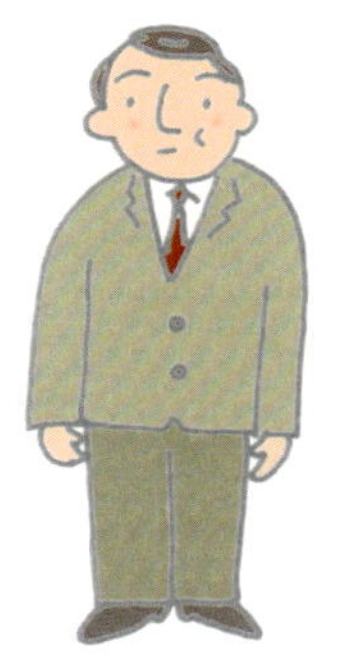

中高年者(30～50代)
に多い

膜性増殖性
糸球体腎炎

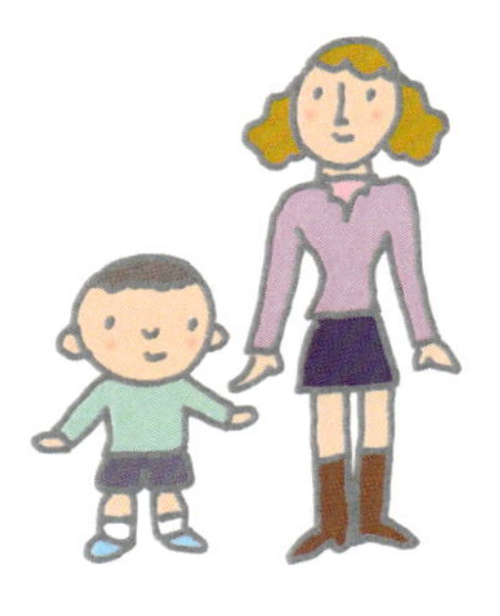

子どもから
20歳ころまでに多い

巣状(分節性)
糸球体硬化症

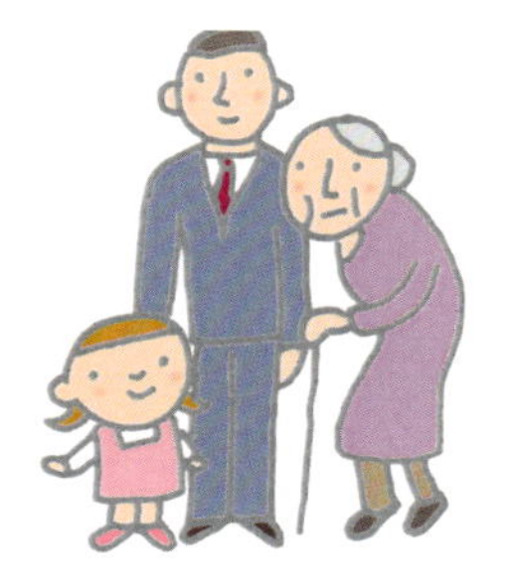

年齢を問わない

ループス腎炎

膠原病の一種、全身性エリテマトーデスに伴って起こる腎臓病。膠原病とは、自分の体を守るべきはずの免疫が、自分の組織を攻撃してしまう自己免疫機序により、細胞と細胞の間にある結合組織と血管に炎症が起こる。その結果、臓器の機能障害をもたらす疾患の総称。

全身性エリテマトーデスになると、顔面の赤い発疹、発熱、関節痛、心臓の弁膜症、漿膜炎、目の網膜の異常、貧血など多くの症状があらわれる。腎臓もおかされ、多量のタンパク尿、血尿、尿沈渣の異常、全身の強いむくみなどが生じる。これがループス腎炎で、副腎皮質ステロイド薬の投与を中心とした全身性エリテマトーデスの治療とともに、腎機能低下を防ぐ治療も行う。

糖尿病性腎臓病

透析療法患者の最多を占めているのは、糖尿病性腎症です。一方、糖尿病から尿異常がないまま腎障害が進行するタイプが増えています。これら2つを合わせて糖尿病性腎臓病といいます。

糖尿病性腎臓病

11ページで紹介したように、透析患者数は増加の一途をたどっています。その最大の原因が糖尿病性腎症患者の増加です。左ページ上の図に見るように、かつて透析療法導入の最大の原因だった慢性糸球体腎炎が、１９８０年代以来大きく減少してきたのに対して、糖尿病性腎症は年々増加し、２０１７年現在、約43％に達しています。

糖尿病は初期には自覚症状がありませんが、高血糖が続くと、あちこちの血管に動脈硬化が起こり、血管壁がかたく厚くなり、内腔が狭くなります。その結果、進行すると、神経障害や目の網膜の障害などさまざまな合併症が起こります。

腎臓内の血管にも動脈硬化が起こります。また、メサンギウム基質(19ページ参照)が拡大するために、毛細血管が圧迫され、血中に過剰にあるブドウ糖によって、糸球体の濾過機能にかかわるメサンギウム細胞の代謝に異常が生じます。そのため、発症後15年を経過するころになると尿タンパクがみられるようになり、腎臓に障害が及び、糸球体の濾過機能が低下してきます。

早期治療は微量アルブミン尿の検査

タンパク尿が検出されるのは糖尿病性腎症がある程度進行してから、病期でいうと第３期（顕性腎症期）ですが、その前から尿中にごく少量のアルブミンというタンパク質が出てきます（23ページの表参照）。これが「微量アルブミン尿」で、糖尿病性腎症の早期発見の重要な指標とされています。微量アルブミン尿が検出されるのは、糖尿病発症から7年後くらいといわれていますが、この段階で適切な治療を行えば、腎不全の進行を遅らせることも可能です。

アルブミンは体タンパク質を構成する小さなタンパク質のひとつで、微量アルブミン尿の検査では、20～30㎎で陽性反応を示します。ただ一般の健康診断では行わないので、糖尿病の患者さんは月に1回の一般的な尿検査のほか、３～6カ月に1回は微量アルブミン尿の検査を受けるようにします。

●透析療法導入患者の主要原疾患の割合推移

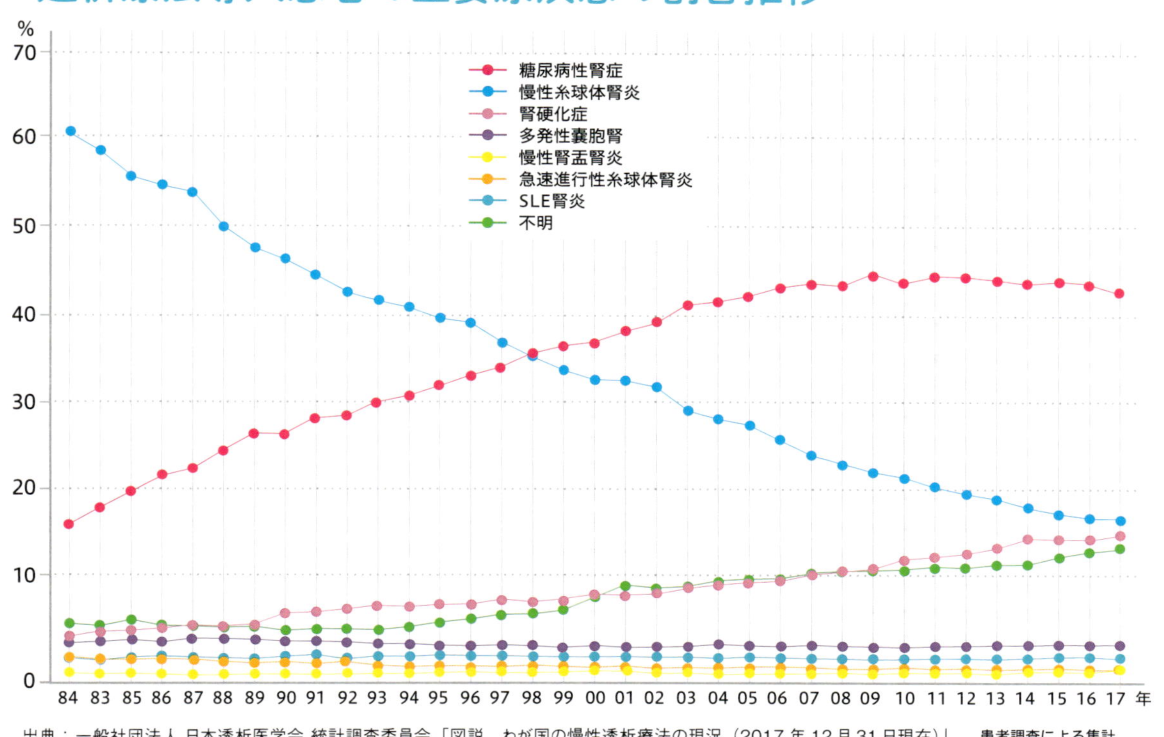

出典：一般社団法人 日本透析医学会 統計調査委員会「図説　わが国の慢性透析療法の現況（2017 年 12 月 31 日現在）」　患者調査による集計

●糖尿病性腎症の病期分類 2014

病期	尿アルブミン値 (mg / 日またはmg /gCr)	腎機能・GFR (eGFR) (mL/分/1.73㎡)	有効な治療法
第 1 期 (腎症前期)	正常アルブミン尿 (30 未満)	30 以上	血糖コントロール
第 2 期 (早期腎症期)	微量アルブミン尿 (30 ～ 299)	30 以上	厳格な血糖コントロール 降圧治療
第 3 期 (顕性腎症期)	顕性アルブミン尿 (300 以上) あるいは 持続性タンパク尿 (500 以上)	30 以上	厳格な血糖コントロール 降圧治療、タンパク質制限
第 4 期 (腎不全期)	問わない	30 未満	降圧治療、低タンパク食 透析療法導入

出典：糖尿病性腎症合同委員会報告より引用・改変

治療の柱は、血糖と血圧のコントロール

糖尿病性腎症になっても、初期から血糖と血圧をコントロールできれば、腎不全には至りません。

血糖コントロールの目標はヘモグロビンA1c(HbA1c)7・0%未満です。HbA1cとは、1〜2カ月間の平均的な血糖の状態を示す値です。血糖値は検査前日の食事、運動、体調などで変化しやすいのですが、HbA1cはそのような影響を受けにくく、安定した血糖状態がわかります。

高血圧は血管のダメージを高める危険因子です。肥満、脂質異常症、喫煙も、糖尿病性腎症を促進するリスクになります。

そこで、これらを集約的にコントロールすることが、糖尿病性腎症の発症と進行を抑えるうえで効果があるとされ、血糖値や血圧、血清脂質の目標値、生活習慣の修正目標が推奨されています(25ページ参照)。

糖尿病と腎症の進行も抑える新薬が登場!

糖尿病性腎症の管理目標は、食事と運動、生活習慣の改善で達成することが基本です。それらの改善だけではコントロールできない場合、経口血糖降下薬やインスリン、降圧薬(ACE阻害薬、ARBなど)が使われます。

最近、注目されているのは経口血糖薬の新薬、SGLT2阻害薬です。この薬は、腎臓からブドウ糖を排泄させて血糖値を下げます。さらに、糸球体と尿細管にかかる酸化ストレスを減らし、糸球体の過剰な働きを抑える結果、タンパク尿を減少させて腎機能の低下を防ぎ、高血圧の改善効果も認められたと報告されています。つまり、糖尿性腎症が進行する仕組みに働きかけることで、糖尿病と腎臓病を総合的に抑えることができる治療薬として期待されているのです。

病期が進行してきたら低血糖によるリスクに注意

薬物療法は一方で、血糖値や血圧を過剰に低下させ、むくみや高カリウム血症などの副作用を招くリスクがあります。

特に注意が必要なのは、糖尿病性腎症が第3期以降に進行したときに低血糖になりやすいことです。低血糖は、高齢者では転倒や認知症、フレイル、サルコペニア(62ページ)などの老年症候群への悪影響が指摘されており、重症低血糖は心血管疾患のリスクとなると報告されています。

そこで、高齢者や合併症がある人は、HbA1c8・0%未満(下限7・0%)を目安に、患者さんの状況に応じて個別に目標を設定するよう求められています。

高齢者や余病のある人、低血糖になった経験がある人は、自分に適した血糖値の目標はどのくらいなのか、専門医と相談しましょう。

●糖尿病性腎症の発症・進行を抑えるための管理目標

生活習慣の修正	適切な体重管理、運動、禁煙、塩分制限など
血糖の目標値	HbA1c 7.0%未満
血圧の目標値	収縮期血圧130㎜Hg未満 かつ 拡張期血圧80㎜Hg
血清脂質の目標値	LDLコレステロール120㎎/dL未満、 HDLコレステロール40㎎/dL以上、 中性脂肪（早朝空腹時）150㎎/dL未満

資料／「エビデンスに基づくCKD診療ガイドライン2018」

非典型的な糖尿病関連腎疾患が増加！

糖尿病性腎症は、アルブミン尿が検出されるとともに腎障害が進行します。ところが、アルブミン尿が検出されないまま、腎障害が進行する糖尿病患者さんがおり、近年、増加しています。

この非典型的な糖尿病関連腎疾患のメカニズムはまだ不明ですが、加齢や高血圧に伴う動脈硬化、脂質異常症が関係しているのではないかと考えられています。ただ幸い、この非典型的なタイプは、糖尿病性腎症に比べて、心血管疾患を合併したり、透析療法や腎死にまで進行することは少ないと報告されています。

なお、糖尿病性腎症に推奨されている管理目標が、非典型的タイプに有効か否かはまだ検証されていません。しかし、高血糖、高血圧、脂質異常症の改善は腎機能を守る基本。無駄にはなりません。

糖尿病がなくても発症する肥満関連腎臓病

肥満そのものが原因となって発症する腎臓病です。肥満をもたらすエネルギー過剰と代謝の亢進に加え、内臓脂肪の細胞から分泌されるアンジオテンシノーゲンが増加する結果、糸球体濾過量が増大して糸球体の血圧も上昇します。この状態が続くと糸球体が肥大し、巣状（分節性）糸球体硬化症が起きてタンパク尿が検出されます。

肥満関連腎臓病は、自覚症状がないまま進行し、タンパク尿が検出されて診断されたときは、腎障害がかなり進行している例が少なくありません。早期に発見すれば、減量するだけで腎障害が改善されます。定期的に尿検査や血液検査を受けて早期発見に努めましょう。

IgA腎症

免疫グロブリンAが腎臓に沈着することにより糸球体に炎症が引き起こされ、腎機能障害から腎不全に至るリスクの高い病気です。特に日本人に多く見られます。

IgAを含む免疫複合体が腎臓に沈着して発症する

IgAは、粘膜などを外敵から守る免疫グロブリンの一種です（27ページMEMO参照）。IgA腎症は、このIgAが糸球体のメサンギウム領域に沈着し、糸球体の濾過機能が低下する慢性糸球体腎炎です。日本人などアジア人に多く、日本人の一次性糸球体疾患の中で最も多い病気です。

発症のメカニズムは、病原体が体内に入ってきたときに、IgAが病原体と結合して免疫複合体になり、それが腎臓に沈着して発症すると考えられています。その他、特殊な構造を持つIgAが抗原となり、これに対する抗体が結合した「免疫複合体」が腎臓に沈着するというメカニズムも報告されています。

進行が速いので、早期の発見と治療が重要

IgA腎症は、初期には無症状で、腎機能も正常なため、健康診断での血尿や蛋白尿から発見されることが少なくありません。血中のIgAの値を調べると、約半数の人が315mg／dL以上になっています。

その後も腎機能に異常が出ない人も多くいますが、一部の人が血尿とタンパク尿が増加、血圧も上昇して腎機能が低下していきます。

発症から20年の間に30～40％の人が透析療法を導入するといわれています。

1日に1g以上の尿タンパクが出ている場合、腎機能低下や収縮期高血圧が認められる場合には、腎機能障害が進むスピードが速いと考えられています。したがって、このような例では、早期に積極的な治療を開始し、注意深く経過を見守ることがたいせつです。治療により腎機能障害の進行を抑制できることもあります

ステロイド投与などの治療で改善することも

IgA腎症の治療方法は、初期の段階であれば、減塩・禁煙などの生活指導と、降圧薬（ACE阻害薬、ARBなど）、副腎皮質ステロイド薬などの薬物療法がメインです。

根治治療として近年、日本で普及しているのは、口蓋扁桃の摘出

●こんな人は腎機能障害の進行が速い

1日に1g以上の尿タンパク

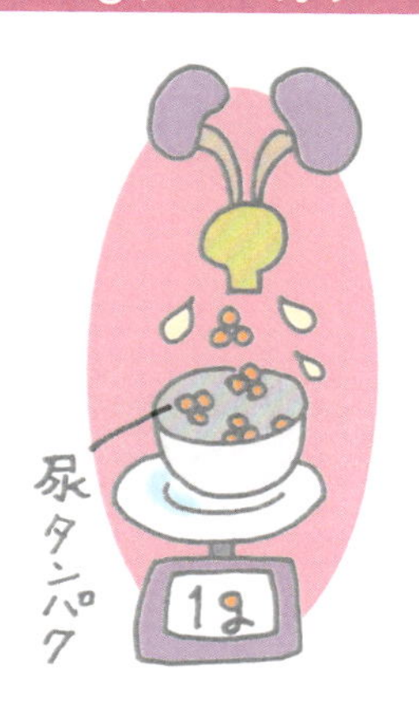

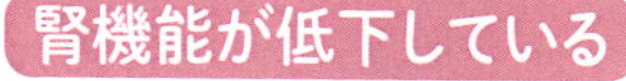

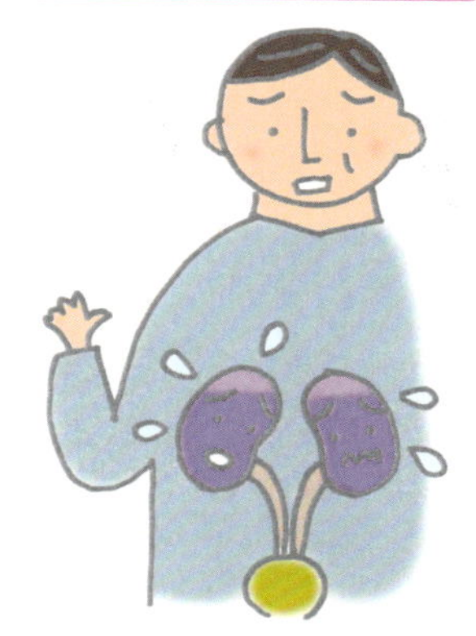

収縮期血圧が高い

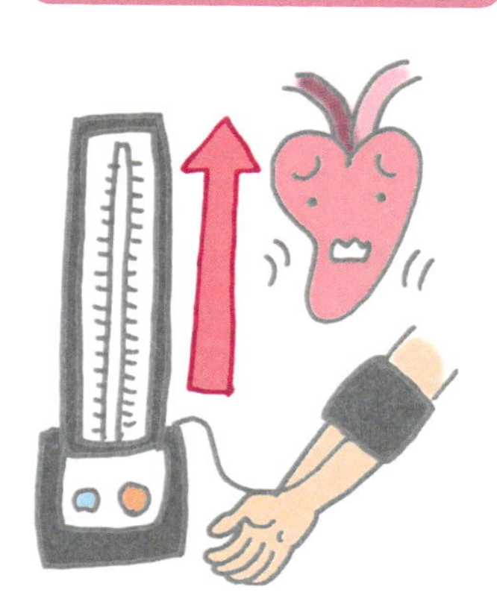

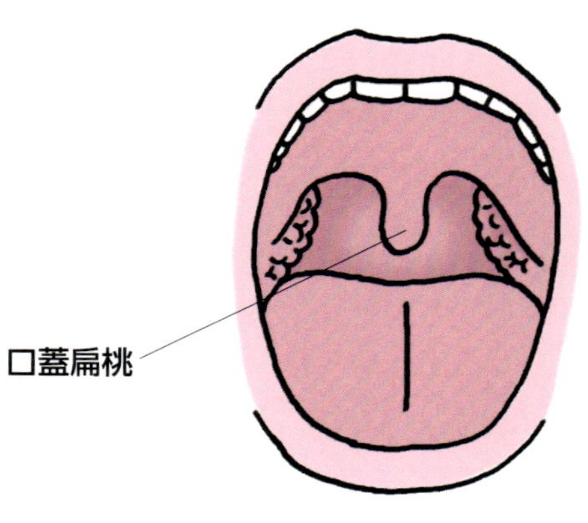

MEMO 免疫グロブリン（Ig）とは

免疫グロブリン（immunoglobulin = Ig）は、免疫機能の中心的役割を担うタンパク質。白血球のうちリンパ球の一種、B 細胞で産生され、抗原と結合することで抗原を撃退する。免疫グロブリンには G、M、A、D、E の5種類があるが、IgA は血液、唾液、鼻汁、腸管などにあり、粘膜を外敵や異物から守っている。

術と、副腎皮質ステロイド薬を点滴で投与するステロイドパルス療法との組み合せです。

口蓋扁桃はのどにあるリンパ器官で、ここで腎炎を引き起こすIgAがつくられていると考えられています。この口蓋扁桃を摘出することで、IgA腎症の原因を排除する治療法です。実際、発症早期に扁桃を摘出すると、多くの症例でタンパク尿と血尿が消失します。

ただ、この治療法で効果があるのは、糸球体に半月体などの急性炎症が見られる場合です。腎臓の硬化が進行していたり、肥満の人などにはあまり効果がないとみられています。

なお、口蓋扁桃の摘出術は、海外ではあまり普及していません。国内では現在、IgA腎症の約40%が摘出術を受けていると報告されていますが、医療機関によって対応が異なります。最も適した治療法はどれなのか、医師とよく相談してみてください。

膜性腎症・腎硬化症・急速進行性糸球体腎炎

発症の原因や経過は異なりますが、どれも、早期に適切な治療をしないと、腎不全に至ることが多いので注意しましょう。

膜性腎症

体内に存在する何らかの抗原が抗体と結合して「免疫複合体」となり、糸球体の基底膜に沈着して血中のタンパク質を尿中にもらさないためのバリア機能が低下、多量のタンパク尿が出る病気です。

多くは原因不明ですが、B型やC型肝炎ウイルス、悪性腫瘍、膠原病、薬なども原因になります。

ネフローゼを引き起こすと、腎静脈に血栓（血のかたまり）ができる、腎静脈血栓症という合併症が起きることがあります。10～20％の人は副腎皮質ステロイド薬や免疫抑制薬が無効なネフローゼ症候群を呈し、末期腎不全にまで進むと考えられています。

腎硬化症

高血圧により腎臓の血管がかたくなり、腎臓への血流が減少して腎臓が萎縮、腎機能が低下する病気です。軽症から中等症の高血圧で発症する良性腎硬化症と、拡張期血圧１３０㎜Hg以上の高血圧に合併する悪性腎硬化症があります。

良性腎硬化症は、軽度のタンパク尿と顕微鏡的血尿以外は自覚症状がありませんが、腎不全を防ぐため、早期から治療を始めます。

悪性腎硬化症では著明な高血圧に伴う腎臓の細い動脈の壊死（えし）、血管炎、狭窄（きょうさく）により急激に腎臓の障害が進み、血尿、タンパク尿、尿沈渣（ちんさ）異常などのほか、頭痛、吐きけ、嘔吐（おうと）、眼底出血や網膜の浮腫による視力障害なども見られます。

急速進行性糸球体腎炎

血尿、タンパク尿、貧血などが起こり、数週間から数カ月で腎機能低下が進行して腎不全に至る病気です。乏尿、むくみ、高血圧のほかに、全身の血管の激しい炎症（全身性血管炎）による症状として、発熱、倦怠感、関節痛、筋肉痛、喀血などを伴うこともあります。感染症や膠原病などいろいろなものがきっかけとなりますが、自己の組織成分を敵と見あやまることによって作られる抗体（自己抗体）や、免疫複合体が糸球体の基底膜に沈着することから発症します。多くの場合、腎生検で半数以上の糸球体に半月体が見つかります。

急速に進行する病気なので、早期発見、早期治療がたいせつです。

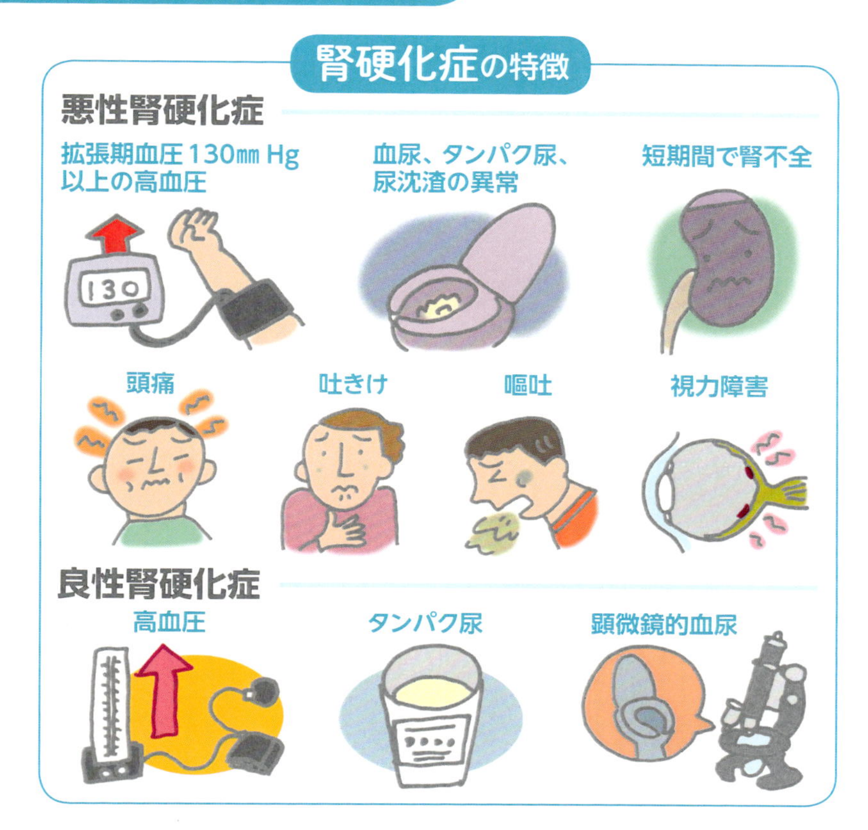
腎硬化症の特徴
悪性腎硬化症
拡張期血圧130㎜Hg以上の高血圧
血尿、タンパク尿、尿沈渣の異常
短期間で腎不全
130
頭痛
吐きけ
嘔吐
視力障害
良性腎硬化症
高血圧
タンパク尿
顕微鏡的血尿

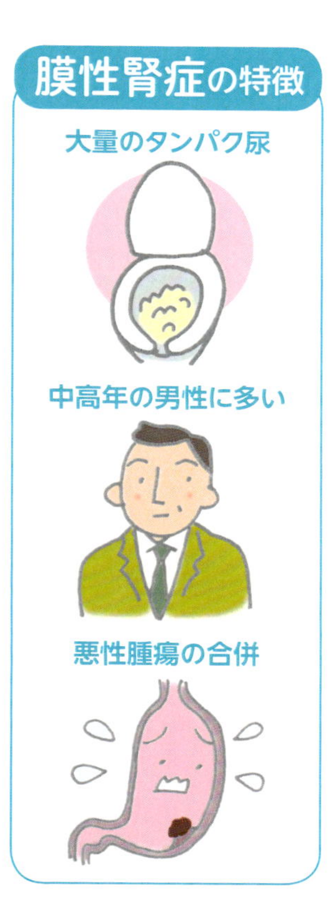
膜性腎症の特徴
大量のタンパク尿
中高年の男性に多い
悪性腫瘍の合併

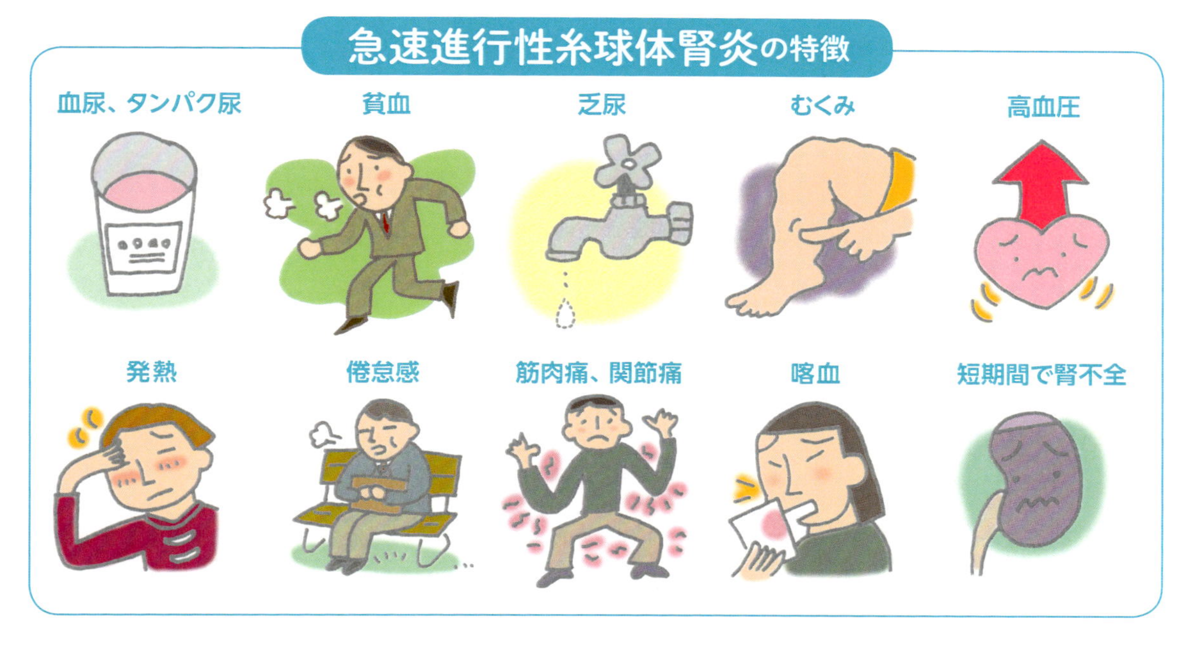
急速進行性糸球体腎炎の特徴
血尿、タンパク尿
貧血
乏尿
むくみ
高血圧
発熱
倦怠感
筋肉痛、関節痛
喀血
短期間で腎不全

腎不全

腎不全とは、腎臓が本来の役割を果たせないほど機能が失われた状態です。急速に腎機能低下が進む「急性腎不全」と、長期間にわたってじわじわと進行する「慢性腎不全」があります。

腎臓には老廃物の除去、水分と電解質の調節、血中の酸・アルカリの調節、ホルモンの産生という働きがあります。腎不全になると、これらの機能が果たせなくなります。その結果、老廃物が体内にたまって尿毒症という状態になり、いろいろな組織が障害されるようになります。

●急性腎不全

大けがやショック心筋梗塞などが原因に

急性腎不全は、心不全、脱水や熱中症、事故や手術による大出血などにより、腎臓に送られる血流が悪くなった場合に起こります。腎炎や薬物などにより腎臓が障害を受けたり、前立腺肥大、前立腺がん、膀胱がん、尿路結石などにより、尿路が閉鎖した場合などにも起こります。

そのほか、急激な血圧低下（ショック）、重度の感染症、薬物アレルギーも急激な腎機能の低下の原因にあげられます。

症状は、尿量の減少、無尿、むくみ、頭痛、吐きけ、嘔吐、意識障害、不整脈などです。

急性腎不全は、すぐに治療しないと生命の危険が生じます。31ページに紹介した症状があらわれたら早急に病院に行きましょう。

早期に原因を取り除くことができれば、機能が回復します。ただ、腎機能が回復しないと透析療法に移行せざるを得ないこともあります。

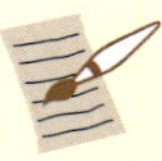

腎盂腎炎

膀胱に感染した細菌が、尿路を伝わって腎盂に入り込み、腎臓全体に炎症が起こる病気。悪寒、高熱、背中の痛みやだるさなどの症状が見られる。健康な尿は無菌状態だが、肛門のすぐ近くにある尿道は大腸菌が侵入しやすいので、それが膀胱にも感染して膀胱炎を引き起こすことが多い。特に女性は尿道が短いので細菌が感染しやすい。しかも、排尿をがまんしたり、水分の摂取量が少ないと、いっそう細菌が繁殖しやすくなる。

感染した細菌に効く抗生物質や抗菌薬を投与すれば1～2週間で治るが、慢性化すると腎不全に至ることもあるので、きちんと治療をすることがたいせつ。水分を多めにとると細菌を洗い流してくれる。

●急性腎不全の原因

心不全

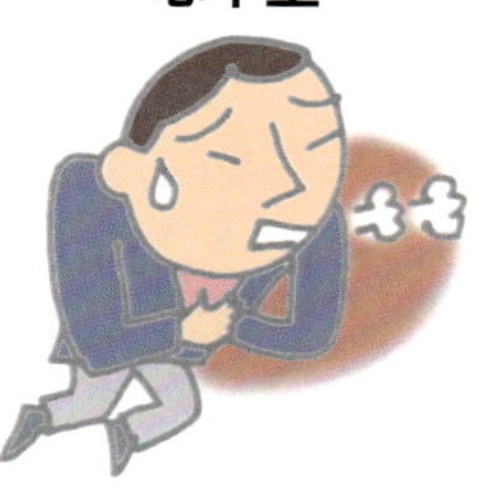

脱水・熱中症

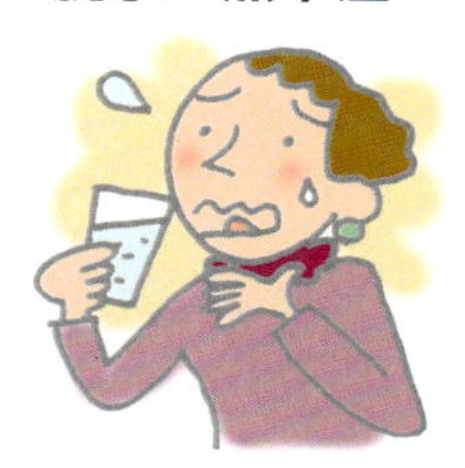

事故

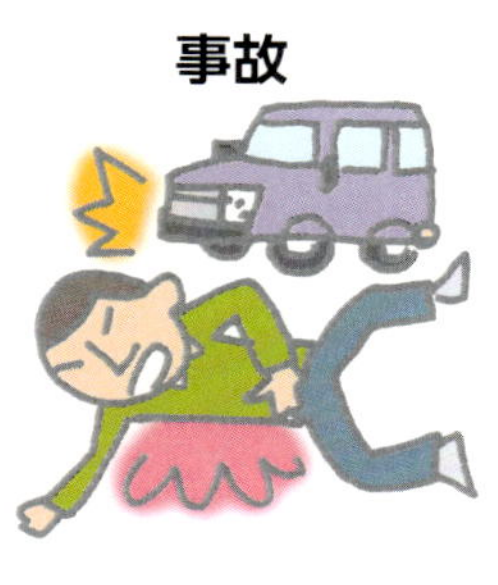

手術で大出血

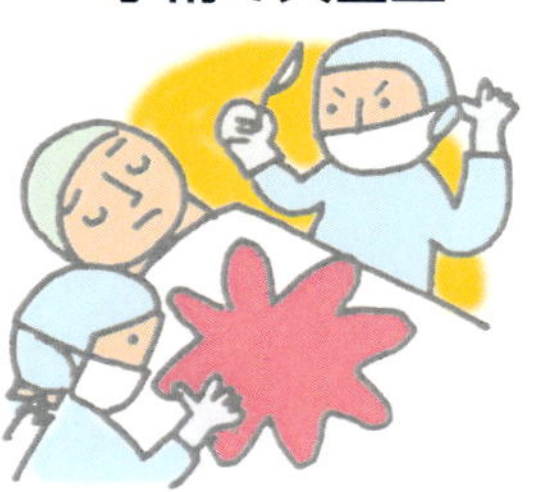

ショック（血圧低下）

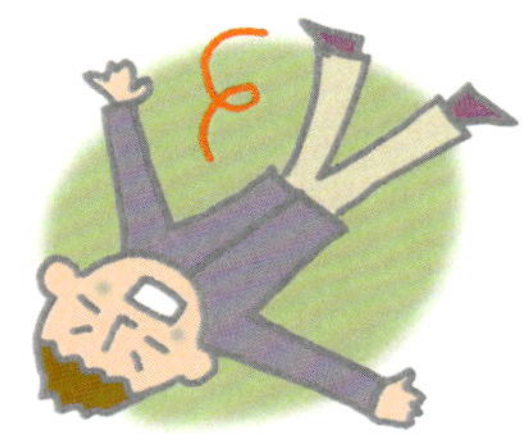

前立腺肥大・前立腺がん

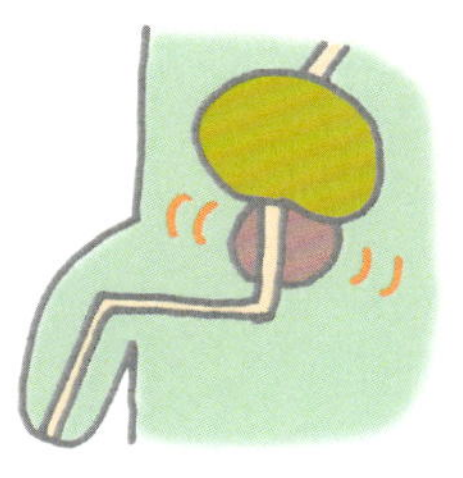

膀胱がん・尿路結石

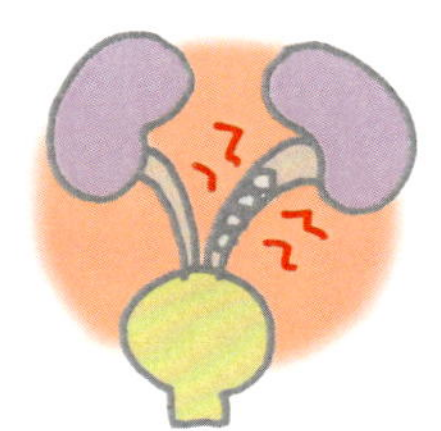

急性腎不全の症状

尿量の減少・無尿

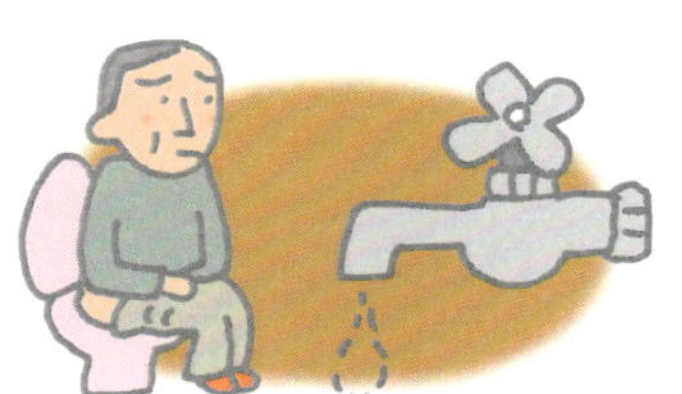

不整脈

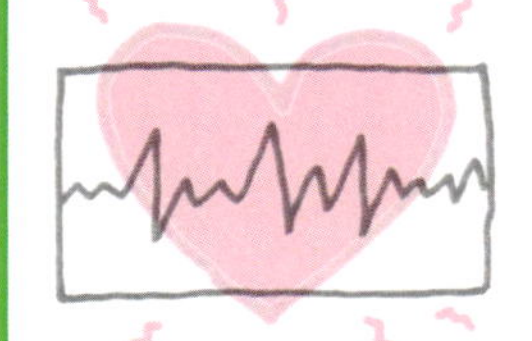

むくみ

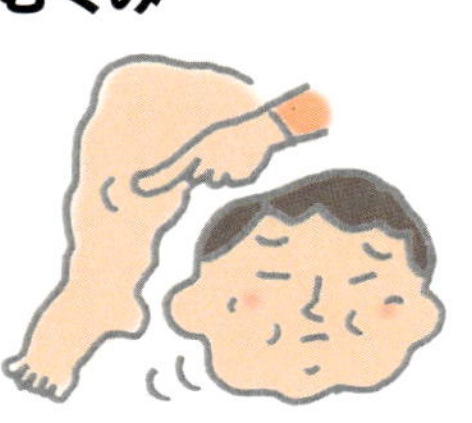

頭痛

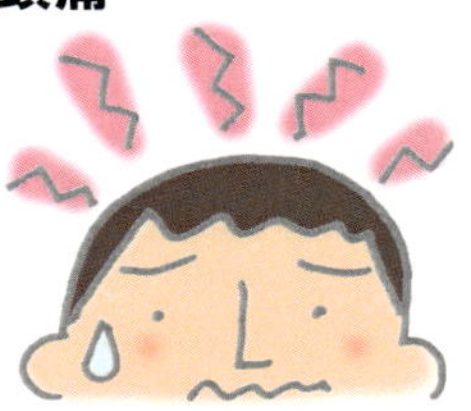

吐きけ

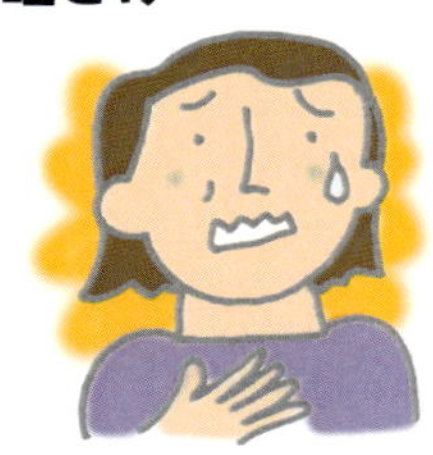

嘔吐

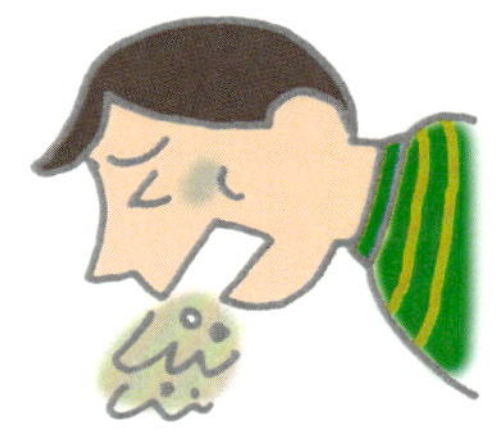

意識障害

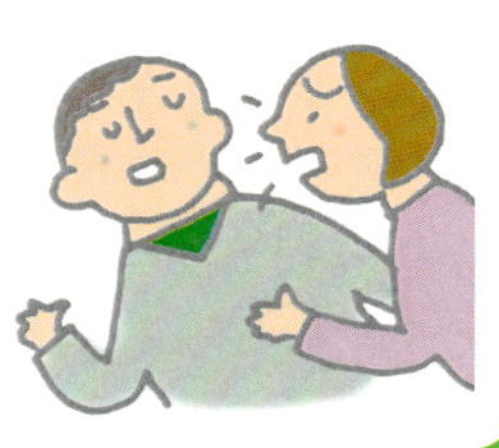

ただちに治療が必要

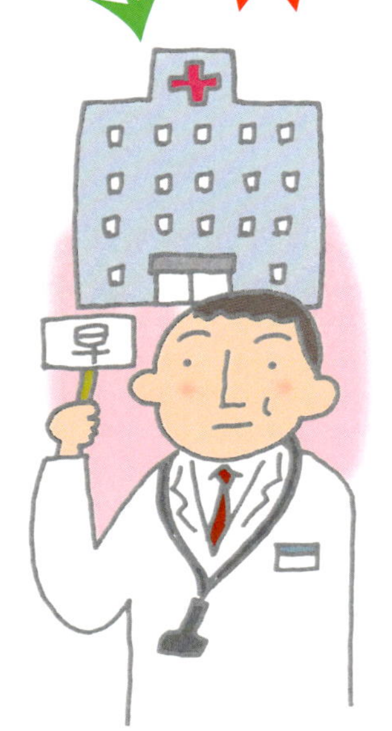

●慢性腎不全

腎臓の機能低下を防ぎ、さまざまな合併症の治療も必要

慢性腎不全は、さまざまな腎臓病により、数年~数十年の長期にわたって徐々に腎機能の低下が進行して、腎機能が損なわれてしまった状態をいいます。

腎機能のレベルを病期ステージで分類した慢性腎臓病（CKD、36ページ参照）では、糸球体濾過値（GFR）が30mL／分／1・73㎡未満のステージ4以降が、慢性腎不全の段階となります。

急性腎不全は早期に根治治療ができた場合は、腎臓の機能を回復させることができます。一方、一度、慢性腎不全になると、腎臓の機能を元に戻すことはできません。

慢性腎不全の治療の目標は、腎臓の残っている機能をできるだけ維持することです。

また、慢性腎不全になると、さまざまな合併症（33ページ参照）が起こるため、その治療も必要です。

治療は、薬物療法、食事療法、生活指導、運動療法などの組み合わせです（53ページ参照）。

末期腎不全に至る時間は個人差が大きい

慢性腎不全が進行すると、腎機能の低下を抑えることができなくなります。この状態を末期腎不全といい、放置すれば尿毒症や心不全など、命にかかわる症状が起こるため、その前に、透析療法か腎臓移植を選択する必要があります。

注目したいのは、慢性腎不全と診断されてから透析療法に移行する期間は個人差が大きいという報告です。治療をきちんと受けており、生活習慣や食事などの健康管理に注意している人ほど、透析療法に移行するまでの期間が長く、最短の人と最長の人では10年近い差があると報告されています。

●尿毒症

末期腎不全が進行すると、尿素窒素やクレアチニンなどの毒素が血液中にたまって、尿毒症と呼ばれる症状が起きます。

尿毒症になると、尿毒素により臓器の活動が低下するため、食欲不振、吐きけや嘔吐、下痢や倦怠感などの症状があらわれます。放置して進行すれば意識障害や下肢のしびれ、むくみや息切れ、皮下出血や鼻出血、不整脈など、全身のあらゆるところにさまざまな症状があらわれます。放置すれば、数日または数週間で死に至るため、透析療法の技術が未熟だった時代には、命を落とす人も少なくありませんでした。

大切なことは、慢性腎不全になったら、尿毒症の兆候があらわれる前に、透析療法を導入するか腎臓移植ができるよう、早めに準備をしておくことです。

●慢性腎不全の合併症

高血圧	体内の水分や塩分の排泄が十分にできないため
高カリウム血症	カリウムの排泄が滞るため。しびれ、脱力感、味覚異常、不整脈などの症状があらわれ、重症化すると心停止の危険が
心不全・肺水腫	体内の水分量が過剰になり、心臓の負担が増し、肺に水分がたまる。むくみ、動悸、息苦しさ、せき、痰などが出る
高窒素血症	腎臓が排泄できなかった老廃物が血液中に増加するため。無症状で推移し、高度になると尿毒症を招く
代謝性アシドーシス	健康なときは弱アルカリ性の血液成分が、腎機能の低下により酸性に傾く。高カリウム血症を促進する
貧血	腎臓でつくられる造血ホルモンのエリスロポエチンが減少するため。動悸、息切れなどが生じる
高リン血症	腎臓によるリンの排泄が減少するため。関節痛、目の充血、皮膚のかゆみなどが生じることがある
二次性 副甲状腺機能亢進	腎機能の低下によりカルシウムの吸収を促すビタミンDの活性化ができなくなり、血中カルシウム濃度が低下。それを補うために副甲状腺ホルモンの分泌が促進されるため骨からカルシウムが流出する。高リン血症も副甲状腺の機能を亢進するため、カルシウムとリンのバランスが崩れ、繊維性骨症を招く

参考資料：一般社団法人全国腎臓協議会　ホームページ　http://www.zjk.or.jp

尿毒症を疑わせる症状

嘔吐　　下痢 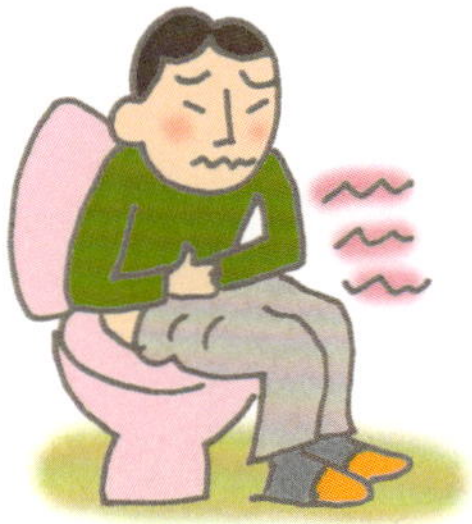　　食欲不振 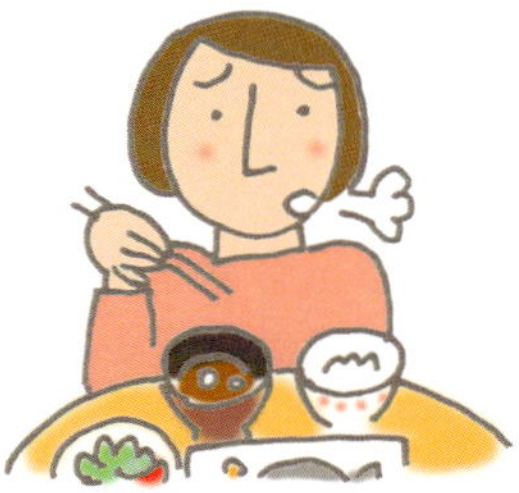　　吐きけ

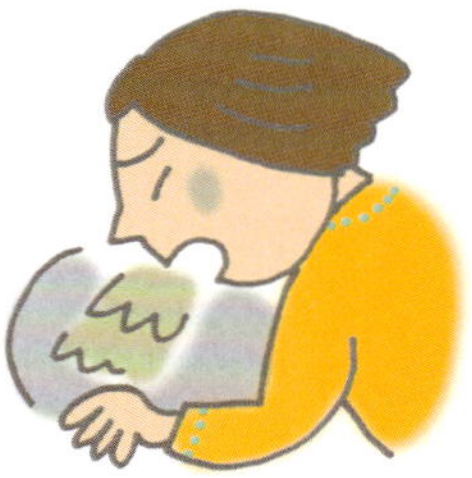

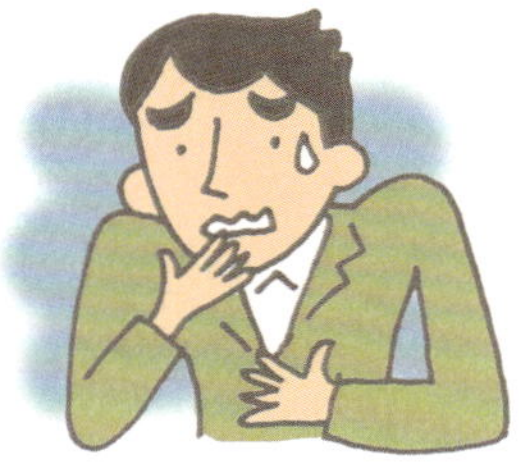

腎臓病 Q&A

Q. 父がIgA腎症で、その後腎不全に。遺伝の可能性は？

遺伝性の腎臓病としては、液体の含まれた袋状嚢胞が多数できる多発性嚢胞腎、幼児期や学童期の血尿に始まって20歳ころ腎不全になるアルポート症候群、生まれつき糸球体の基底膜がうすい菲薄基底膜症候群などが知られています。糖尿病性腎症も、遺伝的になりやすい体質があるといわれており、その原因である糖尿病も遺伝との関係の深い病気です。IgA腎症は一般的には遺伝性の病気ではありませんが、まれに家族内で発病することもあります。それ以外の腎臓病は、遺伝との明確な関係は指摘されていません。

一方、IgA腎症は上気道感染が関係しているのではないかとの説があり、収縮期血圧が高いと予後が悪いとの報告があります。かぜをひいたときは完全に治す、適度な運動と食事に気をつけて高血圧にならない生活をするなどの心がけが、広い意味では予防につながります。IgA腎症に限らず、腎臓病の多くは早期には自覚症状がありません。年に1回は、学校、職場、自治体などで健康診断を受けて、腎臓をチェックしましょう。

Q. 子どもが微小変化型ネフローゼ症候群に。幸い退院して、近々復学しますが、注意することは？

微小変化型ネフローゼ症候群は子どもに多く、治りやすいが、再発もしやすいという特徴があります。そのため、治療薬の副腎皮質ステロイド薬も、徐々に量は減らしながらも、1年間は飲み続けることが多いでしょう。

主治医から退院後の生活指導をされるはずですから、それを守り、無理をさせないようにします。学校では、体育はしばらく見学が中心で、運動系のクラブ活動なども休止することになるでしょう。また、副腎皮質ステロイド薬の減量中は、常に再発の可能性を考えて、試験紙により早朝尿のタンパクの有無をチェックすべきです。

家族は子どもの様子をよく見て、尿に多量の泡が出た（タンパク尿の可能性）、むくみが生じたなど、再発を疑わせる症状が出たときは、すぐに受診させます。

十分睡眠をとる、規則正しい生活をする、栄養バランスのとれた食事をさせるなど、生活習慣にも気を配ってください。

Part 2

慢性腎臓病(CKD)の診断と治療

末期腎不全が世界中で増えています。その背景にあるのは、予備群である慢性腎臓病(CKD)の増加です。日本は、末期腎不全の治療法である透析療法を受けている患者の、人口に対する割合が世界で最も高い国です。増加の一途をたどる透析患者を減らすには、慢性腎臓病の段階での適切な治療が必要です。

ＣＫＤは慢性に経過する腎臓病の総称

末期腎不全の患者が世界でも日本でも、じわじわと増え続けています。その予備群であるＣＫＤの日本人の患者は１３３０万人と推計され、新たな国民病と言われています。

腎臓の機能のレベルでステージ（病期）を分類

慢性腎臓病（ＣＫＤ Chronic Kidney Disease）とは、糖尿病性腎臓病、IgA腎症などの慢性糸球体腎炎、高血圧による腎障害（腎硬化症）、多発性嚢胞腎（腎臓に水のたまった袋がたくさんできるために腎機能が低下していく遺伝性の病気）など、さまざまな原因によって生じる、慢性に経過する腎臓病の総称です。２００２年に米国で提唱され、腎臓の機能がどの程度維持されているかによってステージを分けるのが特徴です。

このような考え方が提唱されたのは、腎臓病を早期に発見して治療を開始することで、末期腎不全への進行、心血管疾患などの合併症を防ぐことができるからです。

ＣＫＤと診断される基準は、腎臓の障害の存在と糸球体濾過値（ＧＦＲ）の低下のいずれか、あるいは両方が３カ月以上持続することです。

腎障害の指標として最も重視されるのはタンパク尿です。国際的には分子量の小さいアルブミン尿が使われますが、日本ではタンパク尿も指標に使われます。

糸球体濾過値（ＧＦＲ）は、１分間に、糸球体が血液を濾過する量です。糸球体濾過値を正確に調べるには、イヌリンという糖質の一種を点滴して蓄尿して測定することによって計算するイヌリン・クリアランスまたはクレアチニン・クリアランス（46ページ参照）という検査を行います。しかし、蓄尿などの手間がかかるため、通常は血清クレアチニン値をもとに推算する方法を用います（47ページ参照）。

ＣＫＤのリスクは原因疾患によって異なる

ＣＫＤの重症度は、原因疾患、ＧＦＲ、タンパク尿区分を合わせたステージで評価されます。タンパク尿区分は、糖尿病ではアルブミン尿区分、その他の原因疾患ではタンパク尿の量によって分類されます。

たとえば、糖尿病でＧＦＲ区分がＧ２、タンパク尿区分はＡ２の微量アルブミン尿なら、「糖尿病Ｇ２Ａ２」と表記します。

注目したいのは色で示したリスクの違いです。ＧＦＲ区分は同じでも、タンパク尿区分が高度になるほどリスクは上昇します。

●CKDの診断基準

1 尿異常、画像診断、血液、病理で腎臓の障害の存在、特に0.15g/gCr以上のタンパク尿（または30㎎/gCr以上のアルブミン尿）の存在が重要

2 糸球体濾過値（GFR）が60mL/分/1.73㎡

1、**2**のいずれか、または **両方が3カ月以上持続** する

●CKDのステージ分類

原疾患		タンパク尿区分		A1	A2	A3
糖尿病		尿アルブミン定量（㎎/日） 尿アルブミン/クレアチニン比 （㎎/gCr）		正常	微量 アルブミン尿	顕性 アルブミン尿
				30未満	30～299	300以上
高血圧 腎炎 多発性嚢胞腎 移植腎 不明　その他		尿タンパク定量（g/日） 尿タンパク/クレアチニン比 （g/gCr）		正常	軽度 タンパク尿	高度 タンパク尿
				0.15未満	0.15～0.49	0.50以上
糸球体濾過値（GFR）区分 （mL/分/1.73㎡）	G1	正常 または 高値	90以上			
	G2	正常または 軽度低下	60～89			
	G3a	軽度～ 中等度低下	45～59			
	G3b	中等度～ 高度低下	30～44			
	G4	高度低下	15～29			
	G5	末期腎不全	15未満			

緑　のステージを基準に、黄　、オレンジ　、赤　の順にステージが上昇するほどリスクは上昇する。

出典：日本腎臓病学会編「CKD診療ガイド2012」（KDIDO CKD guideline2012を日本人用に改変）

CKDの最大のリスクはメタボリックシンドローム

CKDは、先天的、あるいは遺伝的な腎臓の障害や腎臓病も原因になりますが、最大のリスクは生活習慣病の集積したメタボリックシンドロームです。

メタボは全身の血管を傷める悪の連鎖

メタボリックシンドロームは、高血圧、高血糖、脂質異常のうちの2つに、内臓脂肪の蓄積が加わると判定されます。

高血圧、高血糖、脂質異常はいずれも、腎臓の血管に動脈硬化を招いて、腎硬化症や糖尿病性腎臓病のリスクを高めます。

内臓脂肪が蓄積すると脂質異常が悪化するとともに、脂肪細胞が分泌するアディポサイトカインという生理活性物質の分泌異常が起るために、インスリンの働きが悪化して高血糖が進行し、脂質異常や高血圧も助長されます。

その結果、全身の血管に動脈硬化が起きて、腎臓の血流を悪化させ、糸球体の濾過機能を低下させ、CKDを発症させるのです。

メタボによるCKDの発症リスクは2倍以上

メタボリックシンドロームになると、単純な肥満に比べて、CKDの発症率は2倍以上に跳ね上がります。さらに、CKDを発症した場合には、CKDの進行を早め、末期腎不全に移行するリスクが高まると報告されています。

メタボリックシンドロームの原因は、内臓脂肪がたまりやすい食習慣と運動不足による肥満、食塩や脂質の過剰摂取、過度の飲酒、喫煙や過度のストレスなどです。

生活習慣を改め、体重を5％減らしましょう。それだけで内臓脂肪が減り、高血圧・高血糖・脂質異常は改善し、アディポサイトカインの分泌も改善されます。

新たなリスクとして注目される高尿酸血症

最近、CKDのリスクとして注目されているのが高尿酸血症です。

尿酸は、肉や内臓、卵、魚卵などに含まれるプリン体が分解されるときにできる老廃物です。

尿酸が血液中に増えると、痛風腎、腎結石、尿路結石などを起こします。そればかりか、動脈硬化を促進してCKDを進行させるリスクとなると報告されています。

高尿酸血症も、内臓脂肪の蓄積により、プリン体の代謝異常が生じて促進されます。高尿酸血症と診断されたら、メタボリックシンドロームにも注意しましょう。

●CKDの発症・進行のリスク

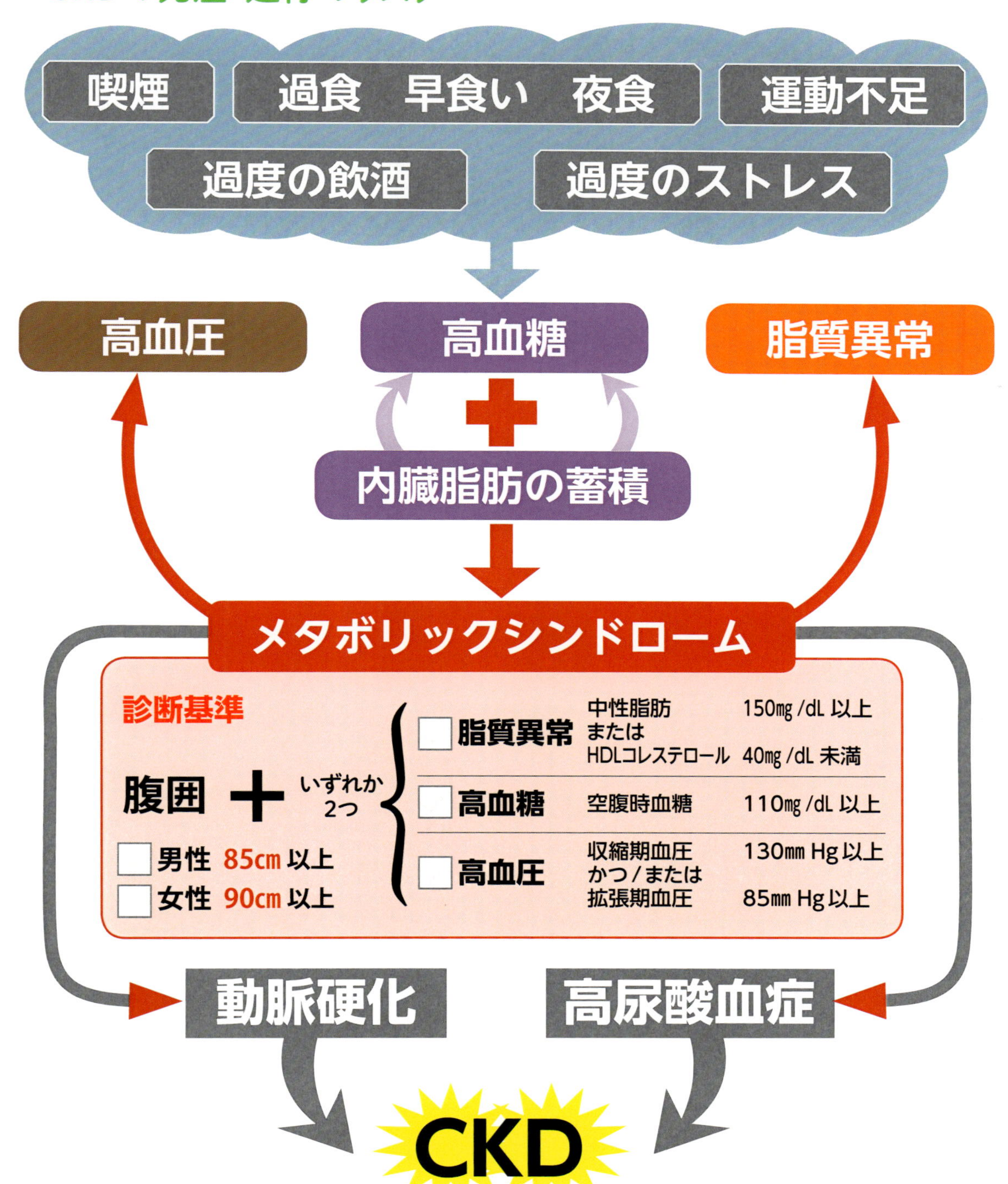

CKDは心血管疾患のリスクを高める

CKDが進行すると心血管疾患のリスクが上がります。心血管疾患も、CKDと同じく、メタボリックシンドロームを原因として発症するためです。CKDを確実に治療することが、心血管疾患の予防につながります。

CKDは心血管疾患の発症率も死亡率も上昇させる

CKDが進行して末期腎不全になると、腎移植か透析療法を行わない限り、生命の維持がむずかしくなります。

それだけではありません。CKDになると、心筋梗塞や心不全、脳卒中などの心血管疾患の発症率が高まり、死亡率も上昇します。

米国での調査で、腎機能のレベルと、死亡・心血管事故（心筋梗塞や狭心症など）、入院の頻度の関係を調べたところ、CKD患者ではいずれの項目も高くなっていました。糸球体濾過値が低下して症状が悪化している人ほど、リスクが高かったとも報告されています。

41ページの図は、日本人を対象にした調査結果です。やはり、CKDがあると、心血管疾患の発症率が高くなることが明らかです。

CKDと心血管疾患の共通項はメタボリックシンドローム

CKDによって心血管疾患のリスクが生じる一方で、心血管疾患がある人は腎機能が低下していることが多いと報告されています。ある調査では、心筋梗塞の患者の3分の1はCKDのステージG3以上に進行しており、心筋梗塞の最初の発作から3年以内に2度目の発作を起こす率も、CKDのステージが進行するほど高くなると報告されています。

このように、CKDと心血管疾患の合併率が高いのは、ひとつには、ともにメタボリックシンドローム（内臓脂肪型肥満を共通の要因とする高血糖、脂質異常症、高血圧が生じる状態。38ページ参照）が発症の危険因子となっているからです。

メタボリックシンドロームによって進行する動脈硬化は、心血管疾患の最大のリスクです。

また、CKDが進行して腎性貧血、リンやカリウムなどの電解質の異常などが起こると、血管内皮細胞に障害が生じて血栓ができやすくなり、心血管疾患のリスクがさらに高くなります。

ステージG3bから合併症のリスクが急上昇

CKDの重症度は糸球体濾過値（GFR）によって分類されてお

●CKDがあると、心血管疾患の発症率が上がる

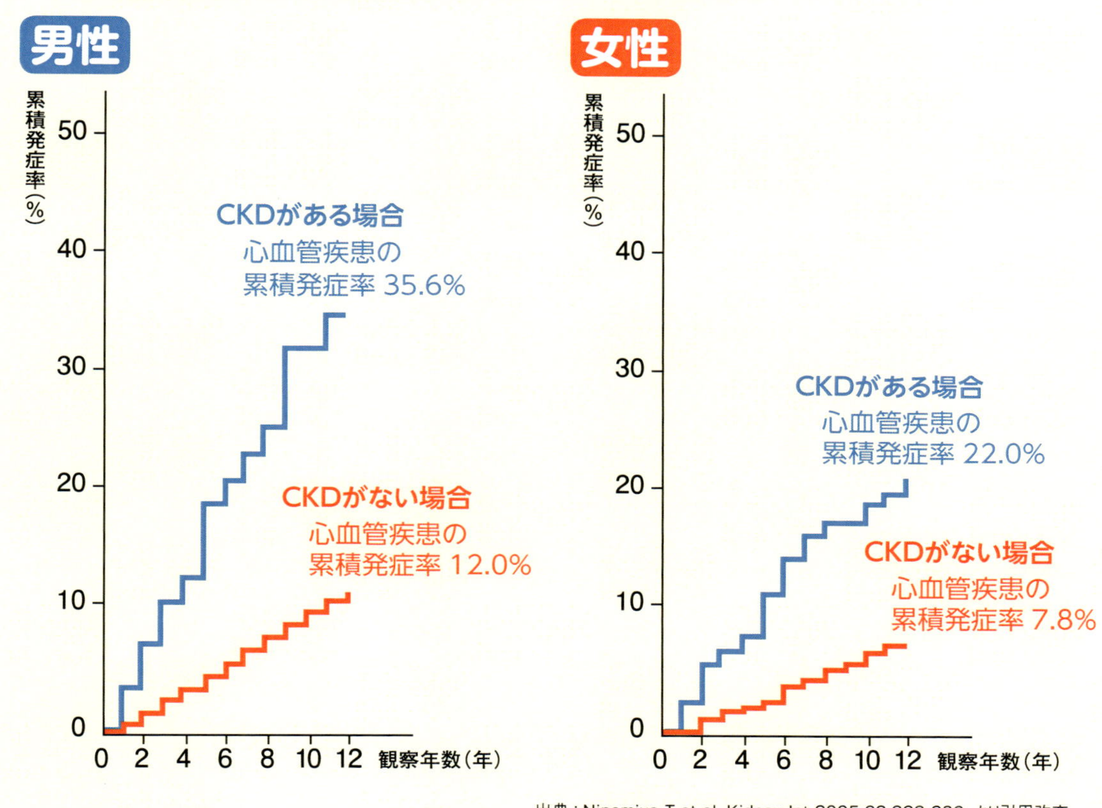

出典：Ninomiya T.et al.,Kidney Int 2005;68:228-236. より引用改変

り、ステージG3は、GFRが45～59のG3aと、30～44のG3bに分けられています。

これは、GFRが45未満になると、心血管疾患などによる死亡、末期腎不全への進行や急性腎障害の罹患率が急激に増加するためです。

合併症が発症するリスクが高いのは65～75歳ですが、40歳未満の若年者では、ステージG3のGFR60未満でも合併症のリスクが上昇すると報告されています。

いずれにしても、CKDと診断されたら、心血管疾患の合併も視野に入れて、早めに腎臓専門医の治療を受けるようにしましょう。

MEMO 血管内皮細胞とは

血管の内側の表面をおおう細胞。血圧や血流の変化、さまざまな刺激物質の侵入に対して、血管を拡張、あるいは収縮する物質を作り出して血圧を調整し、血栓の形成や血液の凝固を防ぐ働きを持つ。したがって、血管内皮細胞が障害されると、動脈硬化が進行し、心血管疾患のリスクが高まる。

腎臓病の検査と診断

腎臓病は自覚症状が出にくい病気です。早期に適切な治療を受けるために、健康診断を定期的に受けて早期発見しましょう。

尿検査――尿からのサインです

肉眼的検査

目で見て尿の変化を調べる最も基本的な検査です。

乳白色の場合は膀胱炎や腎盂腎炎などの尿路感染症、赤やコーラ色であれば血尿が疑われます。

定性検査

尿に試験紙をひたして、色の変化を見ます。健康診断や初診の際のスクリーニングとして行われます。検査項目は尿タンパク、尿糖、ビリルビン、ウロビリノーゲン、潜血反応、ケトン体です（43ページの表参照）。

尿タンパクが±の場合、腎臓病が疑われるので、定量検査でタンパク量を測定します。

尿糖が±以上の場合は糖尿病を確認するため、血液検査で血糖値を調べます。

ケトン体は脂肪酸の分解産物です。糖尿病により血糖値のコントロールがうまくいかず、糖尿病が重症化した場合、あるいは、飢餓状態や繰り返す嘔吐などでも陽性になることがあります。

なお、潜血反応は、女性は健康でも±になることがあります。ただ±のときは、男女とも再度尿検査を受けましょう。

定量検査

定量検査では、タンパクやアルブミン、糸球体濾過機能を調べるために、蓄尿や早朝尿、または随意尿を使って、クレアチニンや尿素窒素などの濃度を測定します。

尿タンパクは、1日の尿量中、150㎎以上の場合、腎臓に異常があると診断されます。

糖尿病患者では、糖尿病性腎症を早期発見するために、アルブミン尿の検査をします。蓄尿のほか、随意尿を使って、尿中クレアチニン濃度に対する尿中アルブミン濃度の比で診断する場合もあります。3回の測定中2回以上に、クレアチニン1g中に尿アルブミン30～299㎎で微量アルブミンが陽性です。

尿沈渣

尿タンパクが陽性になった場合に行う精密検査です。尿を遠心分離器にかけて顕微鏡で赤血球、白血球、上皮細胞、円柱（43ページ参照）などの沈殿物を調べます。

●尿の定性検査の基準値と、陽性のとき疑われる病気

検査項目	基準値	陽性のとき疑われる病気
尿タンパク	－	±以上なら、腎機能低下が起こる多くの腎臓病
尿糖	－	±以上なら、糖尿病、糖尿病性腎症
ビリルビン（※）	－	±以上なら胆石、肝炎、肝臓がんなど
ウロビリノーゲン（※※）	±	＋以上なら肝臓病や溶血など、－では胆道の閉塞
潜血反応	－	±以上なら腎炎、尿路結石
ケトン体	－	± 以上なら重症な糖尿病、下痢、脱水、嘔吐、つわり、飢餓状態など

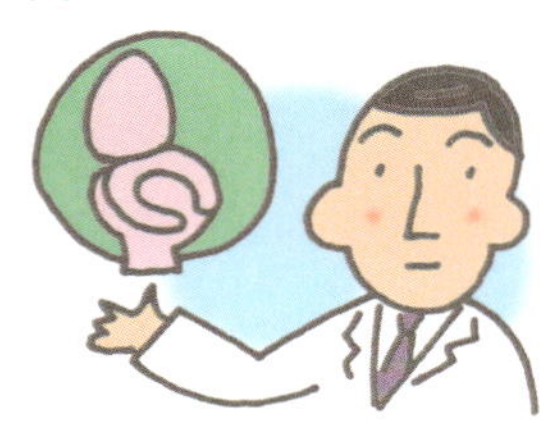

※ビリルビン…赤血球に含まれるヘモグロビンが肝臓や脾臓でこわされてできる胆汁色素。肝障害や胆道閉塞があると、血中で増え、尿にも排泄される。

※※ウロビリノーゲン…ビリルビンが腸に排泄され、腸内細菌によって分解されてできる物質。健康な人の尿にもわずかに見られるため基準値が±。

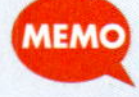

採尿の方法

尿はとる時間によって含まれる成分が異なるので、疑われる病気により以下の採尿方法から適切な方法が選択される

随時尿 受診の際、その場でとる尿で、健康診断や初診時などにはこの方法で採尿する。なお、排尿のし始めには尿道口や周囲の細菌が入りやすいので、最初と最後の尿を捨てて中間尿をとる。

早朝尿 起床後、朝一番にとる尿。就寝中に尿が濃縮されるので、タンパクを検出しやすい。学校検尿で用いられる。

蓄尿 1日、あるいは一定時間ためた尿。腎臓の機能を詳しく調べるために行われる。

尿の異常をいち早く知るために

家庭でも検尿を

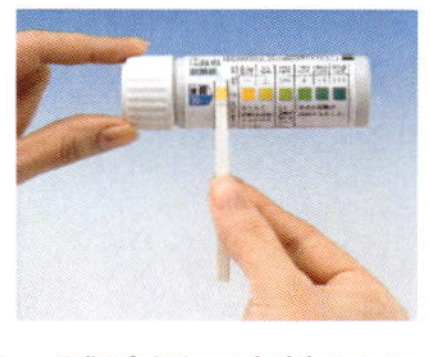

潜血、尿タンパク、尿糖などを自分で検査できる試験紙が薬局で販売されています。試験紙に直接尿をかけ、試験紙の色の変化で尿タンパクや尿糖の量を判定します。トイレで簡単にできますし、すぐに反応が出ます。健康な人でも半年に1度くらいは検査して、腎臓の状態をチェックしましょう。

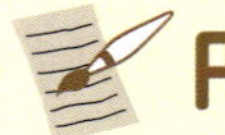

円柱

円柱とは尿細管から分泌される成分と、尿中のアルブミンなどのタンパクがゲル状に固まり、尿細管を通ってくるときに、尿細管の内腔の形状になったもの（尿細管内腔の鋳型）。正常な人にも認められることがあるが、円柱に含まれている成分により、次のような病気が疑われる。

- **上皮円柱…急性尿細管壊死（尿細管上皮細胞の一部分が死滅すること）、糸球体腎炎など**
- **赤血球円柱…急性糸球体腎炎、膜性増殖性腎炎、IgA腎症など**
- **白血球円柱…腎盂腎炎などの感染症**
- **ロウ様円柱…ネフローゼ症候群、腎不全など**
- **脂肪円柱…ネフローゼ症候群など**

血液検査——腎臓をはじめ、多くの臓器の情報が得られます

血液一般検査——

血液中の赤血球数、白血球数、血小板数、ヘマトクリット値（※）、ヘモグロビン（血色素）量を調べます。基準値は45ページの表に示したとおりです。血液一般検査は、全体的な健康状態を知る手がかりとして、必ず最初に行います。

急性腎盂腎炎などの細菌感染が起こると、白血球が増加します。また、腎不全になると貧血になるので、赤血球数、ヘモグロビン量、ヘマトクリット値などで、貧血の有無を判断します。

※一定量の血液中に含まれる赤血球の容積の割合を示す数値（%）。

血液生化学検査——

血液を遠心分離器にかけると、血球などの重い成分は下に沈みます。上澄みの液体を血清（血漿〔けっしょう〕）といい、ここに含まれる成分を調べるのが、血液生化学検査です。

◆血清クレアチニン

クレアチニンは筋肉のクレアチンという物質からできる代謝物質で、尿中に排泄されます。腎機能が低下すると糸球体の濾過量が少なくなり血中の濃度が高くなります。そのため、腎臓の濾過機能を知る重要な指標とされます。

ただ、筋肉量の多い人では濾過機能が正常でも高くなることがあり、高齢者や筋肉量の少ない人は濾過機能が低下していても正常値を示すことがあります。また、腎機能の低下が軽いうちは異常値があらわれにくいので、クレアチニン・クリアランスなどの詳しい検査（46ページ参照）も行います。

◆血清尿素窒素

尿素窒素は食物中のタンパク質の代謝最終産物で、尿に排泄されます。腎臓の濾過機能が低下すると、血中の値が高くなります。そのため、クレアチニン同様、濾過機能低下をはかる指標とされています。尿素窒素も濾過機能の低下が軽いうちは異常な数値とはなりません。

◆血清中の電解質

電解質は尿細管で再吸収され、水分や血圧の調整にもかかわっているので、腎臓の検査では重要な項目です。一般にナトリウム、カリウム、カルシウム、リンなどを測定します。

特に重要なのはカリウム値の変化です。腎機能が低下するとカリウムの排泄が悪くなり、血中のカリウムが増えて「高カリウム血症」になることがあり、適切な治療をしないと生命にもかかわります。

リンも腎機能が低下すると尿から排泄されにくくなり、血液中に増加する「高リン血症」になり、骨がもろくなる腎性骨異栄養症な

どを引き起こすことがあります。

◆その他の検査

血清尿酸…… 尿酸は、細胞の核を構成する核酸が分解されるときにできるプリン体の代謝産物で、腎機能が低下すると血中濃度が高くなり、「高尿酸血症」になります。「高尿酸血症」は、痛風腎や腎結石などの原因になります。さらに最近、動脈硬化を引き起こして、CKDを進行させる危険因子となることが報告されています。

血清総タンパク・血清アルブミン…… 総タンパク、アルブミンは、ともに血液中のタンパク質です。ネフローゼ症候群では大きく低下し、特にアルブミンの低下はむくみの原因となります。

このほか、血糖、血清コレステロール、血清中性脂肪も調べます。いずれもCKDの発症リスクとなる糖尿病、脂質異常症、メタボリックシンドロームのサインです。

●血液検査の基準値

	検査項目	基準値	単位
血液一般検査	赤血球数（RBC）	男 427～570　女 376～500	$\times 10^4/\mu L$
	白血球数（WBC）	39～92	$\times 10^2/\mu L$
	ヘモグロビン量（Hb）	男 13.5～17.6　女 11.3～15.2	g／dL
	ヘマトクリット値（Ht）	男 39.8～51.8　女 33.4～44.9	%
	血小板数（PLT）	15.5～36.5	$\times 10^4/\mu L$
血液生化学検査	クレアチニン（Scr）	男 0.7～1.1　女 0.5～0.8	mg／dL
	尿素窒素（BUN）	8.0～22.0	
	尿酸（UA）	男 3.1～6.9　女 2.2～5.4	
	総タンパク（TP）	6.5～8.0	g／dL
	アルブミン（Alb）	3.8～5.3	g／dL
	随時血糖 空腹時血糖	140未満 65～109	mg／dL
	ヘモグロビンA1c（HbA1c）	4.6～6.2	%
	総コレステロール（TC）	120～219	mg／dL
	LDLコレステロール（LDL-C）	70～139	
	HDLコレステロール（HDL-C）	40以上	
	中性脂肪（TG）	30～149	
	フェリチン（※）	男 20～250　女 5～120	ng／mL
	ナトリウム（Na）	135～148	mEq／L
	カリウム（K）	3.5～4.8	
	カルシウム（Ca）	8.5～10.2	mg／dL
	無機リン（IP）	2.5～4.5	

※フェリチンとは水溶性の鉄貯蔵タンパクで、組織中の鉄の濃度により変化することから、鉄欠乏性貧血をはじめとする鉄代謝異常の指標となる。

腎機能検査 —— 腎臓の病気が疑われるとき、糸球体や尿細管の機能を詳しく調べる検査です

クレアチニン・クリアランス——浄化機能を調べる

クレアチニンは、筋肉が活動したときの代謝産物です。血中のクレアチニンは糸球体で濾過されて尿に排泄されます。そこで、血中と尿中のクレアチニンを測定すれば、濾過能力を調べることができます。体に負担がかからないので、広く行われています。なお、クリアランスとはバーゲンなどのキャッチコピーでもよく見かけますが、「一掃する」という意味です。

この検査では、尿を1日、あるいは数時間ためて、その間に血清クレアチニンの濃度を測定します。ためた尿量と尿中のクレアチニン濃度も測定し、これらの数値を計算式にあてはめて、1分間あたりの血液濾過量を算出します。

正常値は1分間に１００mLです。つまり、健康な腎臓は、1分間に血液１００mL中のすべてのクレアチニンが糸球体から濾過されたことになり、血液をきれいにしているということです。

ところが、濾過機能が低下してくると、この量が少なくなっていきます。たとえば、この値が50mL／分になると、1分間に50mL中のクレアチニンしか濾過できなくなり、正常な糸球体の半分程度の働きしかできないということになります。

尿細管の機能を調べる2種類の検査

尿細管の機能を調べる検査には、「PSP試験」と「フィッシュバーグ尿濃縮試験」があります。

PSP試験は、排尿してからPSP（フェノールスルフォンフタレイン）という赤い色素を静脈注射し、15分後、30分後、60分後、１２０分後に採尿して、色素がどのくらい排泄されたかを調べる検査です。この中で重要なのは15分後で、このとき、尿中の色素が20～50％排泄されていれば正常です。

フィッシュバーグ尿濃縮試験とは、検査前日の夕食後から飲食を控え、排尿してから就寝し、翌朝の起床時から1時間おきに尿をとり、尿の比重や浸透圧を測定する検査です。水の比重を1としたとき、正常な尿の比重は1・０２２以上ですが、尿細管の尿を濃縮する能力が低下すると、比重が下がっていきます。

ただし、最近では、これらの2つの検査はあまり行われなくなっています。

●クレアチニン・クリアランスの方法

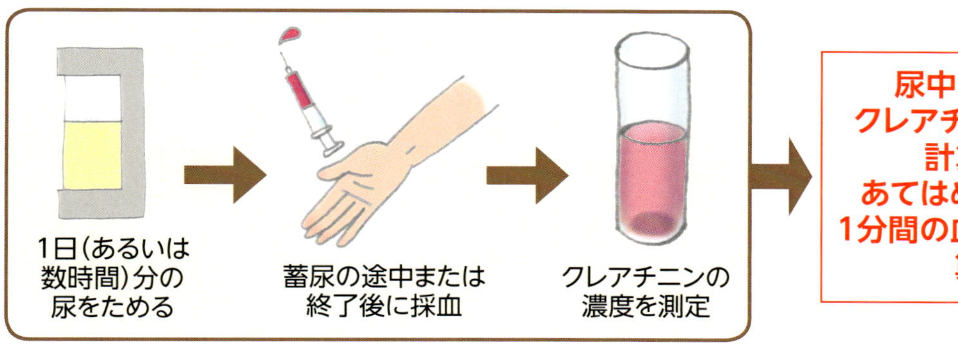

尿中と血中のクレアチニン濃度を計算式にあてはめることで、1分間の血液濾過量を算出

●クレアチニン・クリアランスの評価

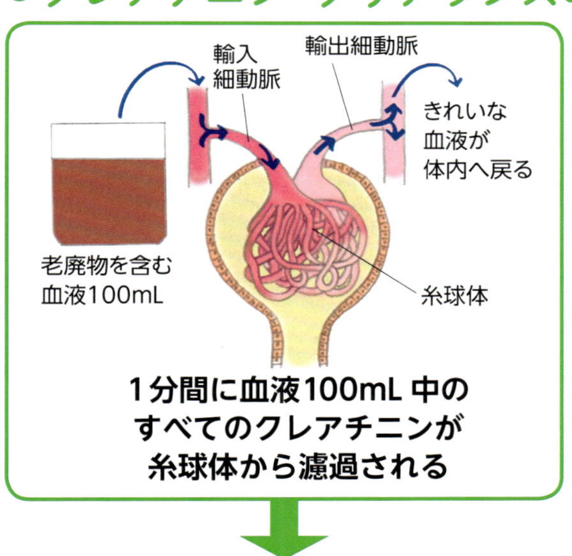

1分間に血液100mL中のすべてのクレアチニンが糸球体から濾過される

↓

正常と判断

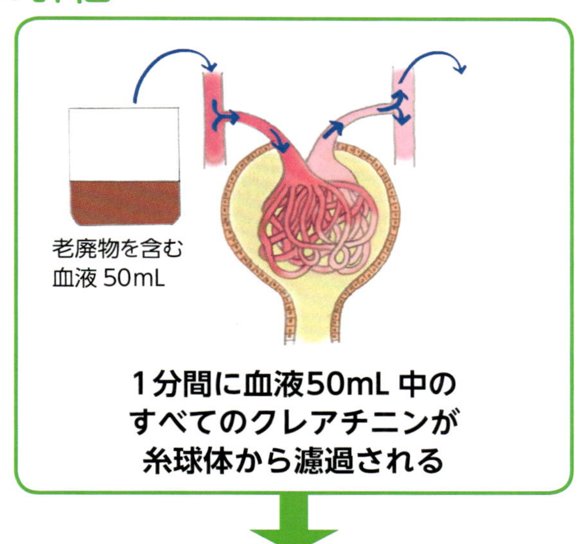

1分間に血液50mL中のすべてのクレアチニンが糸球体から濾過される

↓

濾過機能が1/2に低下と判断

MEMO 日本人の糸球体濾過値(GFR)の推算式

eGFR =推算糸球体濾過値

男性の場合

eGFR ＝ 194 ×(血清クレアチニン値)$^{-1.094}$ ×(年齢)$^{-0.287}$

女性の場合

左の数値に0.739を掛けたもの

※実際には左の計算は非常にむずかしいので、日本慢性腎臓病対策協議会のホームページの自動換算ソフト(http://j-ckdi.jp/ckd/check.html)を利用するのがおすすめ。

※クレアチニン・クリアランスとの関係を計算する式：GFR=0.719 ×(クレアチニン・クリアランス値)

参考：日本腎臓学会 CKD 対策委員会疫学ワーキング　2008.1.23

画像検査

——特に、腎臓の萎縮の有無、尿路の形態異常、結石、腫瘍などの診断に用いられます

超音波検査——最もよく行われる画像検査

人には聞き取れない高周波の音波を使った検査で、体に負担もなく、比較的簡単にできて、多くの情報が得られることから、画像検査で最もよく行われています。エコー検査ともいいます。

標的とする臓器の上の皮膚にゼリーを塗り、その上にプローブ（探触子）という発振器を当てて動かしながら、ポイントを決めて撮影します。腎臓の形や腫れ、結石、多発性嚢胞腎などの診断に有用です。

CT検査——輪切り状の断面画像

X線とコンピューターを組み合わせて、人体を輪切りにした断面を撮影します。最近では、らせん状に高速回転しながら連続撮影する「ヘリカルCT」、一度の回転で複数の枚数を撮影する「マルチスライスCT」も普及しています。数秒間に64枚の撮影ができる「64列マルチスライスCT」も使われるようになりました。

X線を照射するとはいえ、数秒間で撮影できるので、照射量は少なく、安全に行える検査です。しかも、超音波検査より鮮明で詳細な画像が得られるので、超音波検査で嚢胞、結石、腫瘍などが見つかったときに行われます。

X線検査（腹部単純撮影）——基本的な画像検査

おなか側から腎臓を撮影する単純X線撮影で、腎臓から膀胱までの画像が得られます。立った姿勢と、仰向けに寝た姿勢で撮影することで、遊走腎（ゆうそうじん）（立ち上がったときに腎臓が大きく下がる状態）、結石の診断に役立ちます。

その他の画像検査——磁気や造影剤を使った検査

MRI検査（核磁気共鳴画像診断）……磁気を使って、縦横斜めなど、人体の自在な断面画像を得ることができます。

なおペースメーカーなどを埋め込んでいる人は検査できません。

造影剤を使った検査……ヨード造影剤を静脈に注射してからX線撮影をする「経静脈性腎盂造影」、「腎血管造影」があります。

ただ、すでに腎機能が低下している患者にヨード造影剤を使用すると、造影剤腎症が発症するリスクがあります。そこで、発症を防ぐガイドラインが設けられています。

核医学的検査……ラジオアイソトープ（放射性同位元素）を静脈注射してから撮影する検査です。

●腎臓病の画像検査では超音波検査とCT検査がよく使われる

超音波検査

検査したい臓器の上の皮膚にゼリーを塗り、そこにプローブという発振器を当てて動かしながら撮影。腎臓の形の異常や腫れ、結石、多発性嚢胞腎などの診断に有用。

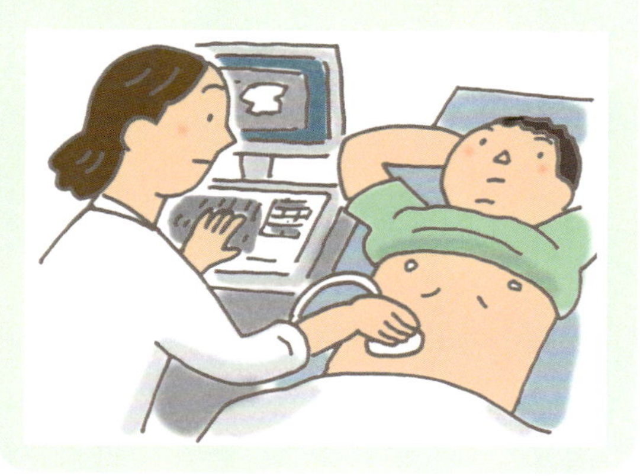

CT検査

X線とコンピューターを組み合わせて人体の断面の画像を撮影。超音波検査より詳細な画像が得られる。超音波検査で嚢胞、結石、腫瘍などが見つかったときに行う。

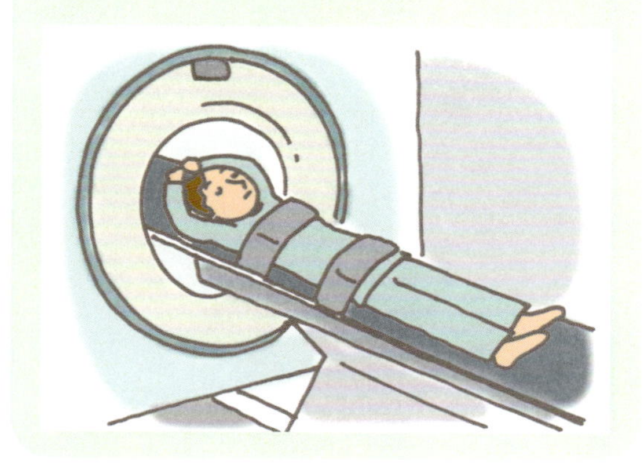

CT検査の種類

CT検査

観察したい断面ごとに位置を決め、1枚ずつ輪切りの状態で撮影する。

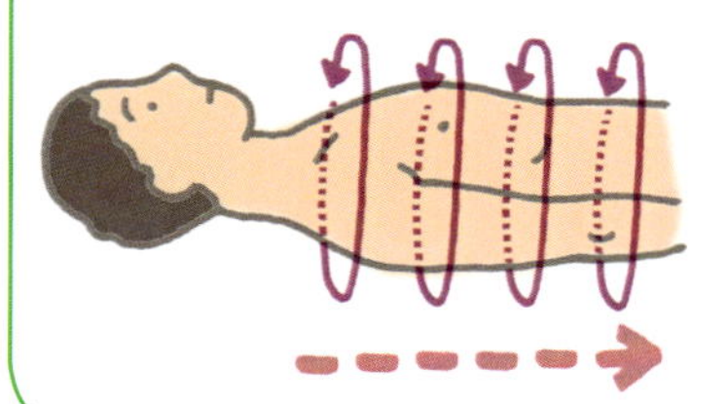

ヘリカルCT検査

連続してらせん状に撮影する。短時間で一気に多くの画像が撮影できる。

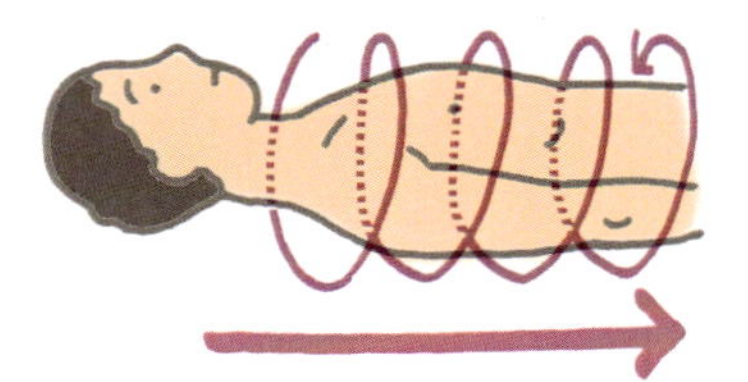

マルチスライスCT検査

一度に複数枚を撮影する。臓器の立体的な画像も撮影できる。

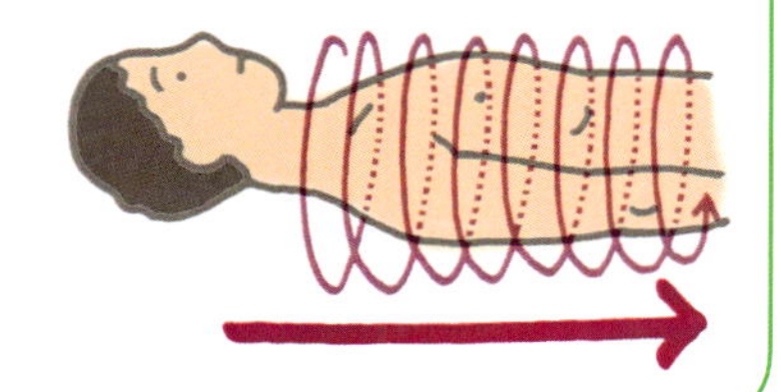

腎生検――糸球体腎炎やネフローゼ症候群などの診断後、適切な治療法を決めるときに行います

より正確な診断と治療方針を決めるため

生検（バイオプシー）とは、組織の一部を採取して、顕微鏡で直接調べる検査です。多くのがんの確定診断には欠かせない検査となっています。

腎臓病の場合も、ほかの検査で、糸球体腎炎、ネフローゼ症候群、IgA腎症、腎不全などと診断された後、確定診断をするために行われます。また、今後の見通しや適切な治療法を決めるためにも必要な検査とされます。

生検のメリットは、直接組織を調べることができる点で、画像診断でもわからなかった糸球体や尿細管の詳細な情報を得ることができます。

腎臓の中に針を刺して組織を採取する

腎生検を行うには事前の検査や生検後の安静を含め、最短でも4～5日間の入院が必要です。

患者さんはうつぶせに寝て行います。超音波で位置を確認しながら、局所麻酔後に背中から針を刺します。針の太さは鉛筆の芯くらいです。この針は二重構造になっていて、内側の針には凹んだ部分があります。針が腎臓に刺さった直後に外側の針が内側の針を包み込むように進み、凹んだ部分にはまり込んだ組織を切り取ります。この操作を2～4回繰り返します。切り取られた組織は太さが鉛筆の芯くらい、長さが1～2㎝です。

針が刺さった瞬間、衝撃や圧迫感がありますが、痛みはほとんどありません。時間は15～20分程度で、組織を採取し終えたら、20分くらい圧迫して止血します。

その後、仰向けになり、半日から1日安静にします。

腎臓の萎縮があるなど腎生検ができない人もいる

腎生検は安全に行える検査ですが、軽い出血などの合併症が約2%起こっています。出血傾向がある人や、重症な高血圧がコントロールできていない人は受けることができません。また、腎機能低下が長期間続いていて腎臓が萎縮している、多数の嚢胞がある、腎臓や周囲に感染がある、腎生検中の指示や腎生検後の安静が守れない、などの場合も受けることができません。

腎臓病 Q&A

Q. 健康診断のたびに潜血反応が陽性に。クレアチニンなど、ほかの項目はすべて正常なのですが。

尿の潜血反応が陽性なのに、ほかの症状は認められない人がいます。健康診断で見つかることが多く、「無症候性タンパク尿・血尿症候群」と呼ばれます。ほとんどは問題がありませんが、尿タンパクも陽性になるとIgA腎症などの糸球体腎炎の可能性があります。何年もたってから腎機能が低下していくこともあるので、年に1～2回尿検査などのチェックをしていく必要があります。

このほか、運動している最中や運動後にだけタンパク尿が出る「運動性タンパク尿」、立ったときや腰を曲げたときにだけタンパク尿が出る「起立性タンパク尿」などもありますが、これらは異常ではありません。

Q. 腎生検をすすめられましたが、こわい。どうしても受けなくてはいけませんか？

腎生検は血尿、タンパク尿が続いて腎炎が進行していると思われる患者さんで、IgA腎症などの確定診断と適切な治療方針の決定が必要なとき、ネフローゼ症候群の原因疾患を特定し、治療方針を決めるときなどに行われます。腎臓に針を刺して組織を切り取ると聞くと、痛みが強いのではないか、たくさん出血するのではないかと、不安になる人もいます。針を刺す前に局所麻酔をするので、苦痛を感じることはないでしょう。出血も軽く、輸血や外科処置が必要になるのは1000人に2人程度と考えられています。医師からすすめられた場合は、理由があることと思います。なぜ生検が必要なのかということと、やり方と合併症などを説明してもらい、納得したうえで受けましょう。

なお、生検を行う場合は、ほかの精密検査もすることが多いので、一般に1週間くらい入院します。生検後5～6日間は再出血しやすい時期なので、重い物を持ち上げる、しゃがんだ姿勢での排便、はげしい運動など、腹圧のかかる状態を避けます。

CKDの診療計画

腎機能低下が軽いうちは、治療によって腎機能は回復します。進行してしまうと回復はしませんが、進行をゆるやかにすることができます。治療法はCKDのステージと合併症の有無によって異なります。

CKD発症のリスクが高い場合の治療と生活

腎機能が正常で、尿検査での異常も見られない場合でも、高血圧、糖尿病、メタボリックシンドロームなど、危険因子を持っている人は、CKD発症のリスクが高いと考えられます。6～12カ月に1回程度の検査を定期的に行い、同時に、高血圧や糖尿病などの治療を受ける、睡眠を十分とる、短時間でもいいから運動を続ける、食べすぎない、栄養のバランスのとれた食事をする、禁煙するなど、リスクを減らす生活を心がけます。

ステージG1・G2の人は原因疾患の治療と生活改善を

ステージG1では少量のタンパク尿はあるものの腎機能は正常に保たれていますが、ステージG2になると軽度の腎機能低下を伴います。いずれも、ハイリスク群の注意に加えて、原因となっている病気の治療を受け、生活改善にもしっかり取り組みます。

この段階であれば腎機能が正常に戻る可能性があるので、速やかに腎機能の状態を把握することが必要です。尿検査、血液検査、胸腹部X線検査、心電図検査などを定期的に行います。超音波検査やCT検査で腎臓の形の変化や合併症の有無を確認することもあります(53ページの検査項目参照)。

ステージG3・G4の人は厳格な治療が必要に

ステージG3は軽度から中程度の腎機能低下、ステージG4は高度の腎機能低下の状態です。糸球体濾過値(GFR)が30未満になった状態を慢性腎不全、15未満を末期腎不全といいます。

ステージG3b以降は、慢性腎不全の進行が早くなり、治療を受けても腎機能が回復することは望めなくなります。したがってG3b以降の治療は、少しでも進行のスピードをゆるめ、腎不全になる時期を遅らせることが目標となります。塩分・カリウム・タンパク質の制限、摂取エネルギーの調整など、食事療法もいままで以上に厳格に行います。

腎不全になると貧血、血圧上昇、二次性副甲状腺機能亢進症などといった合併症が起こりやすくなります。したがって、これらの合併症の有無を頻繁にチェックし、合併症が起こっていることがわかったらすぐに治療します。

ステージG5まで進み末期腎不全になると、薬物療法だけでは老廃物の排除、水分や電解質、酸・アルカリの調節などができなくなり、透析療法が必要になります。この時期になったら、透析療法の準備をするとともに、腎移植について専門医から話を聞いておくとよいでしょう。

●CKDはGFRに基づく病期ステージ（G分類）ごとに診療が決まる

病期ステージ	糸球体濾過値（GFR）の数値（mL/min/1.73㎡）	診療計画
G1	90以上	CKDの診断と治療の開始 合併症の治療　CKDの進行を遅らせる治療 心血管疾患の危険因子を軽減させる治療
G2	60以上90未満	上記に加え 腎障害の進行度の評価
G3a	45以上60未満	上記に加え 腎不全合併症（貧血、血圧上昇、二次性副甲状腺機能亢進症など）を把握し治療する
G3b	30以上45未満	
G4	15以上30未満	上記に加えて 透析療法、腎移植を遅らせるための治療を行う
G5	15未満	上記に加えて 透析療法、腎移植の導入時期を考慮する

●CKD患者のフォローアップ（成人）

かかりつけ医フォローアップ検査項目

	ステージG1・G2	ステージG3～G5		
実施間隔	3～6カ月ごと	1～3カ月ごと		
検査項目	タンパク尿定性または タンパク尿定量(g/gCr)、尿潜血、血清Cr（クレアチニン）、eGFR	タンパク尿定性または タンパク尿定量(g/gCr)、尿潜血、血清Cr、eGFR、	血清尿素窒素、尿酸、アルブミン、ナトリウム、カリウム、クロール、カルシウム、	リン、ヘモグロビン、空腹時血糖（糖尿病患者のみ）、HbA1c（糖尿病患者のみ）、尿アルブミン（3カ月ごと）
血圧測定	毎診察時			
胸部X線／心電図	適宜			

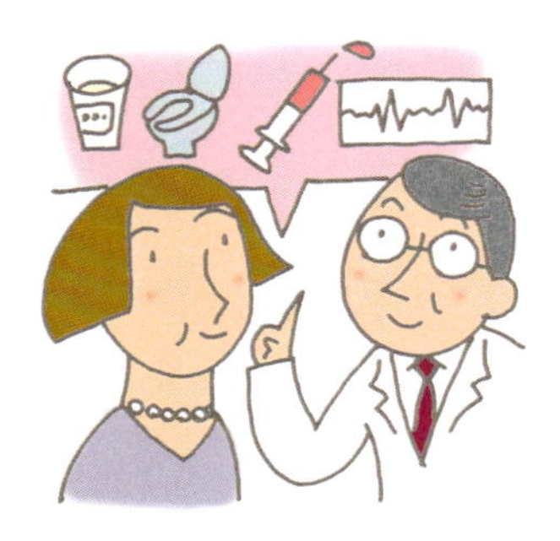

フォローアップでの注意点

1. eGFR（推算糸球体濾過値）の低下やタンパク尿の増加を認める場合は治療内容を再考する。
2. 急性増悪の要因として、過労、脱水、感染や薬剤を考慮する。
3. 血圧のコントロールが不良の場合は、腎臓専門医と相談のうえ、食塩の過剰に注意しながら降圧薬の種類や投与量を変更する。
4. 糖尿病の治療では、低血糖に注意する。

出典：日本腎臓学会編『CKD診療ガイド2012』東京医学社

病態の連鎖を断ち切るのは集学的治療

ＣＫＤに特効薬はありません。生活習慣の改善、食事指導。高血圧の治療。ＣＫＤの原因に対する治療など、複数の治療法を組み合わせた集学的治療が必要です。

ＣＫＤの原因、リスク、合併症の治療を集約して効果を上げる

ＣＫＤの治療の第一の目的は、末期腎不全への進行をできるだけ遅らせること、第二の目的は心血管疾患の発症を抑えることです。

そのためには、ＣＫＤの原因を治療するとともに、ＣＫＤの発症と進行のリスクとなる病態、ＣＫＤの進行に伴って生じる合併症など、患者さんが抱えているすべての病態を同時進行的に治療しなければなりません。

なぜなら、それらの病態が相互に影響して強め合い、ＣＫＤという病気を進行させ、心血管疾患を発症させるからです。

したがって、いまある病態の治療を、ほぼ同時進行的に行う必要があります。それによって治療効果も上がります。

治療のリスクが重ならないよう調整しながら進める

ただ、必要な治療法をすべて積極的に行えばよいとは限りません。

生活習慣の改善は、厳しく行えば行うほど効果が上がり、多くの病態の改善につながる治療です。しかし、薬物療法は副作用がつきものなので、他の薬物療法との調整が不可欠です。

食事療法にしても、厳重に実行しすぎて、低栄養になり、病気と闘う筋肉が失われては元も子もありません。

集学的治療では、そうした治療のリスクやデメリットに目配りしながら複数の治療法を組み合わせて、ＣＫＤの進行を抑え、心血管疾患の発症を防ぐという目的を達成しなければなりません。

集学的治療は、医師とコメディカルとのチーム医療で

集学的治療のリーダーは、主治医である腎臓専門医です。その他、生活習慣の改善や食事指導には、看護師と管理栄養士の助言と指導が欠かせません。また、薬物療法の副作用に詳しい薬剤師の助言が必要な場合もあります。

集学的治療にはこうした多くの専門職がかかわり、連携して治療を進めることで、より効果を上げることができます。

肥満の解消や
禁煙など、
生活習慣の改善

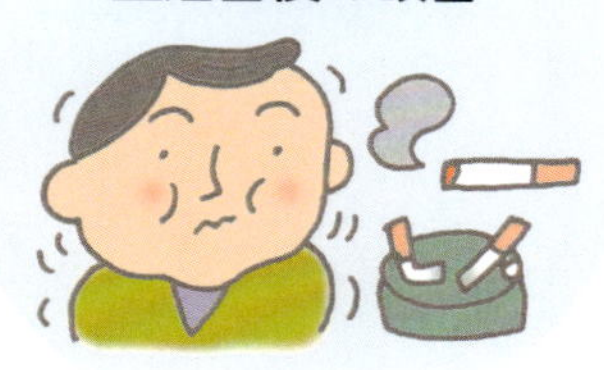

タンパク質や
塩分の制限など、
食事指導

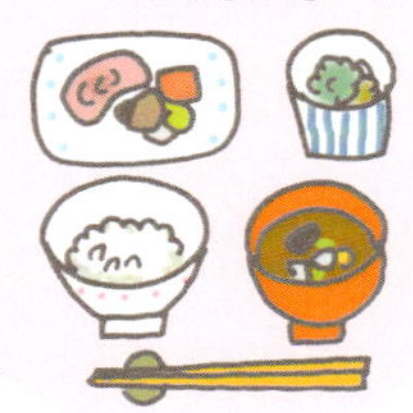

高血圧の治療

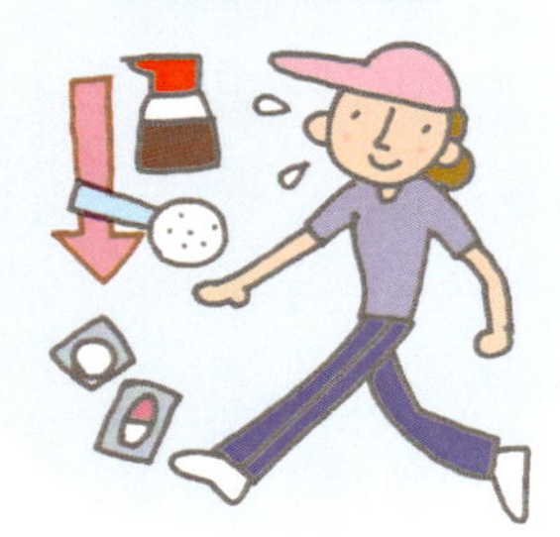

さまざまな治療法を組み合わせて、末期腎不全と心血管疾患を防ぐ

CKDの原因に
対する治療

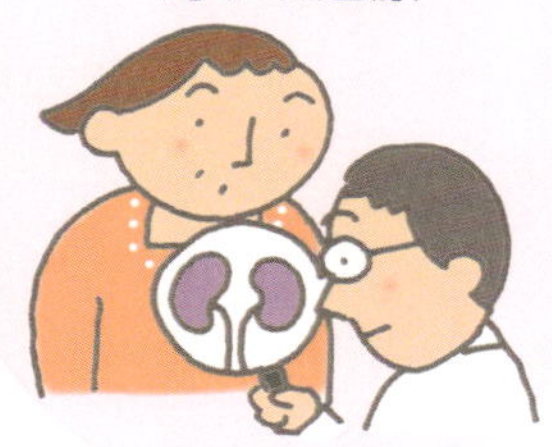

尿タンパク、
尿中微量アルブミンを
減らす

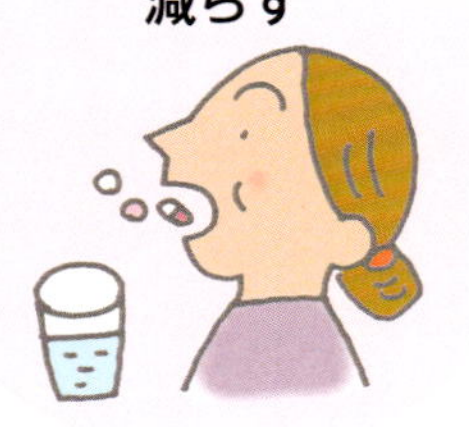

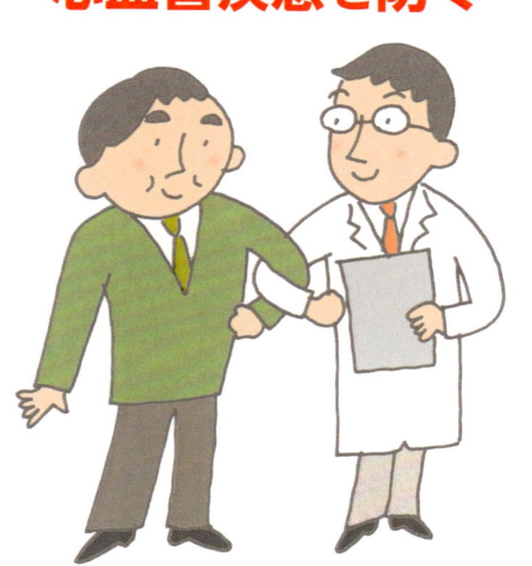

尿毒症に
対する治療

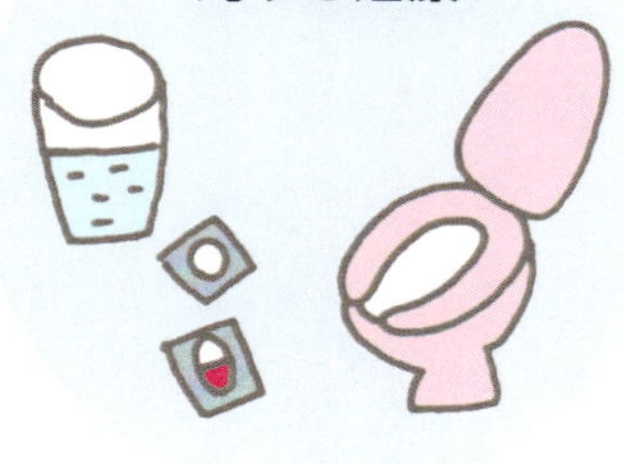

脂質異常症の
治療

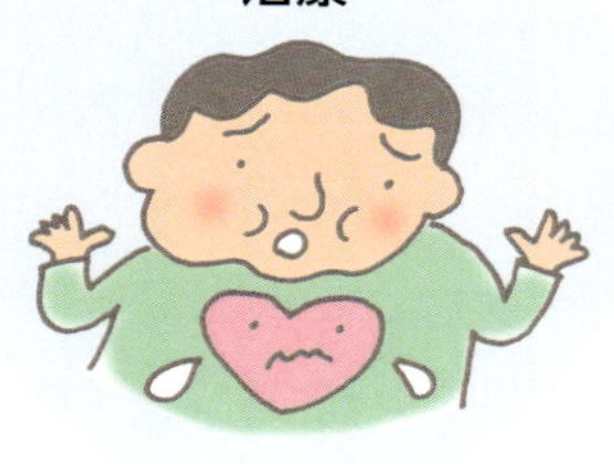

高血糖の治療

貧血に対する
治療

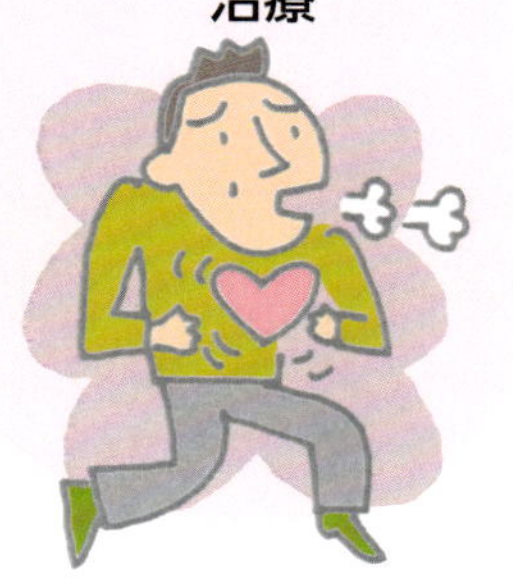

高尿酸血症の治療

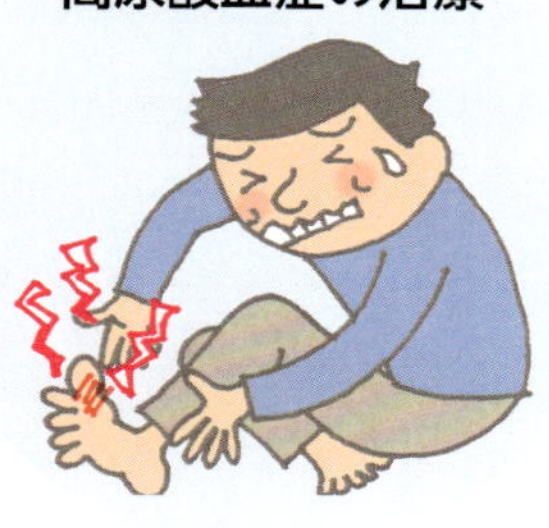

CKDの薬物療法

腎臓病では手術をするケースは少なく、治療は食事療法、生活指導、薬物療法を中心に行われます。早い段階から適切な薬を使うことで、腎機能低下の予防、症状の改善ができ、治癒することもあります。

薬の効果を上げるには正しく服用することが第一

薬は人体にとっては異物の一種なので、多くの薬が体内では肝臓で分解・解毒されて排泄されます。中には腎臓で分解されるものもあり、そのような薬は腎臓にとって大きな負担となります。医師は、腎臓への負担を考慮し、副作用が最少ですむ選択をします。患者さん自身も薬の効果を上げるために次の点に注意しましょう。

- 決められた用法・用量を守る。
- 白湯（さゆ）か水で飲む。
- 飲み忘れたときはどうするか、医師に聞いておく。
- かぜや下痢など、体調を崩したときの対処法を聞いておく。
- 気がかりや心配があるときは、自己判断せずに、医師、看護師、薬剤師などに相談する。

腎炎・ネフローゼ症候群の治療薬

● 副腎皮質ステロイド薬

副腎皮質ステロイド薬とは、腎臓の上にある副腎という臓器の皮質から分泌される副腎皮質ホルモンと同様の作用を持つ薬です。

このホルモンは、ストレスを受けたり、炎症が起こったり、本来自分の体を守るべき免疫が暴走して自分の組織を攻撃してしまったりしたときなどに、それに抵抗するために分泌されます。この薬にも、炎症を抑える作用や、免疫を抑制する作用があります。

腎臓病の中でも、免疫異常によって発症する一次性ネフローゼ症候群、IgA腎症、ループス腎炎などに使われます。

ただ、副腎皮質ステロイド薬は効果が高い反面、副作用が出やすいので、この薬を使いなれた医師の指導を受けることが必要です。

副作用は、感染症にかかりやすい、胃や十二指腸に潰瘍ができやすい、糖尿病を発症しやすい、顔が丸くなるムーンフェイス、高血圧、肥満、ニキビ、多毛、脱毛、骨粗鬆症、月経異常などさまざまです。

また、長期間使用後にいきなりやめるとリバウンドにより、強い副作用が起こることがあります。

リバウンドを防ぐ方法として、パルス療法やセミパルス療法が行われています。

パルス療法では通常、メチルプ

レドニゾロンコハク酸エステルナトリウム1000㎎を3日間点滴し、その後、プレドニゾロン30～40㎎を4日間内服した後、数週に5㎎ずつ減らします。セミパルス療法では、メチルプレドニゾロンコハク酸エステルナトリウム500㎎を3日間点滴します。

副腎皮質ステロイド薬は使い方のむずかしい薬ですが、上手に使うと高い効果が得られます。医師に説明を求めながら、賢く対応しましょう。

免疫抑制薬

副腎皮質ステロイド薬で効果があがらないときに使われるのが、免疫抑制薬です。腎移植の際にも、移植した臓器に対して拒絶反応が起きないよう使われます。

この薬は免疫を抑える作用が強いので、感染症にかかりやすくなります。ほかに腎障害、歯肉出血、歯肉の肥厚、出血性膀胱炎、脱毛、多毛などの副作用があります。

抗血小板薬・抗凝固薬

出血したときに血液を凝集して固まらせ、出血を防ぐ血小板の作用を抑えるのが抗血小板薬で、血液を凝固させる因子の働きを抑制するのが抗凝固薬です。これらは尿タンパクを減らすためや、糸球体を含む腎臓内の細い血管の血流をよくするために使われます。

副作用として出血しやすくなるので、青あざができやすいなど出血をうかがわせる症状が出たときは、薬の量を少なくすることもあります。

抗生物質・抗菌薬

抗生物質は微生物によってつくられ、ほかの微生物などの細胞の発育を阻害する薬です。抗菌薬は化学合成によってつくられる薬です。どちらにも細菌の繁殖を抑える作用があるので、細菌感染のために急性腎盂腎炎などが起こっているときに使います。

抗生物質の中には硫酸ゲンタマイシン（商品名ゲンタシン）のように、腎毒性を持つ薬もあります。腎臓病以外の病気で薬を処方してもらうときは、医師に病状を話し、腎臓に害を与えない薬を選んでもらいましょう。

MEMO 抗凝固薬ワルファリンと納豆

血液の凝固因子が体内で合成されるとき、ビタミンKがかかわっている。ワルファリンはビタミンKの働きを抑制するので、ビタミンKを含む食品をたくさん食べると、ワルファリンの効果が弱くなる。そこで、ワルファリン服用者には、ビタミンKが多く、しかも腸内でのビタミンKの合成を促す成分を含む納豆を食べないよう指導される。また、ビタミンKは植物の葉緑体で生成されるので、緑色の濃い葉物野菜に多い。これらの野菜の摂取はどの程度まで許されるのか、医師に話を聞いておくことが必要。

高血圧の治療薬

●降圧薬

高血圧の治療は、生活習慣の改善と塩分の制限が基本ですが、それだけでは改善できない場合に、降圧薬の服用を組み合わせます。

第一選択薬はＡＣＥ（アンジオテンシン変換酵素）阻害薬、または、ＡＲＢ（アンジオテンシンⅡ受容体拮抗薬）です。いずれも、腎臓からレニンが分泌されて始まる血圧上昇の経路を断ち切り、腎臓を保護する作用があります。

副作用は、ＡＣＥ阻害薬はからせき、ＡＲＢは頭痛、めまい、腹痛などです。ＣＫＤ患者にとって注意したい副作用は、ＡＣＥ阻害薬、ＡＲＢともに、高カリウム血症を招く可能性があることです。

特にＣＫＤステージＧ４、Ｇ５では高カリウム血症とともに腎機能が悪化する場合があります。そのときは早急に減量するか、カルシウム拮抗薬に変更します。

なお、ＣＫＤ患者が妊娠・出産を希望する場合は、ＡＣＥ、ＡＲＢとも胎児毒性があるため、妊娠がわかったら中止します。妊娠中は、収縮期血圧が１６０㎜Hg、拡張血圧が１１０㎜Hg以上で降圧薬による治療を開始します。使用できる降圧薬はメチルドパ、ラベタロール、ヒドララジンです。

●利尿薬

腎機能低下のため塩分や水分が体内にたまり、尿の出が悪いとき、むくみがあるときなどに使われます。塩分と水分の排泄が促されるので、降圧効果も少しあります。

利尿薬にはループ利尿薬とサイアザイド系利尿薬があり、ループ利尿薬のほうが強力です。使いすぎると脱水症状や低カリウム血症を招くことがあります。

脂質異常症・高尿酸血症の治療薬

いずれもメタボリックシンドロームの要因で、腎機能の低下を促進し、脂質異常症は心血管疾患を招く大きなリスクです。

食事療法で改善しない場合は、脂質異常症には、脂質低下薬のスタチン、エゼチミブを使います。これらの薬は腎機能の低下を防ぐ効果も期待できます。

高尿酸血症は、血清尿酸値８・０㎎／dL以上になったら、フェブキソタット、トピロキンタットなどの尿酸生成阻害薬による薬物療法を開始します。６・０㎎／dL以下を目標とし、改善すると、腎機能の低下が抑制され、尿タンパクが減少する可能性があります。

慢性腎不全の合併症の治療薬

慢性腎不全になると、腎性貧血、高リン血症、二次性副甲状腺機能亢進、代謝性アシドーシスなどの合併症が生じてきます。これらに対する薬物療法を59ページに示しました。

●CKD患者の降圧目標

糖尿病	タンパク尿	75歳未満	75歳以上
なし	(−)	140/90㎜Hg未満	150/90㎜Hg未満
なし	(+) =0.15g/gCr以上	130/80㎜Hg未満	150/90㎜Hg未満
あり		130/80㎜Hg未満	150/90㎜Hg未満

出典：日本腎臓学会「エビデンスに基づくCKD診療ガイドライン2018」より引用改変

CKD患者に推奨される降圧薬

	75歳未満			75歳以上
CKDステージ	糖尿病、非糖尿病で タンパク尿(+) =0.15g/gCr以上		非糖尿病で タンパク尿(−)	
G1～G3	第一選択薬	ACE阻害薬、ARB	ACE阻害薬、ARB、 カルシウム拮抗薬、 サイアザイド系利尿薬から選択	75歳未満と同じ
	第二選択薬(併用薬)	カルシウム拮抗薬、 サイアザイド系利尿薬		
G4、G5	第一選択薬	ACE阻害薬、ARB	ACE阻害薬、ARB、 カルシウム拮抗薬、 長時間作用型ループ利尿薬から選択	カルシウム拮抗薬
	第二選択薬(併用薬)	カルシウム拮抗薬、 長時間作用型ループ利尿薬		

出典：日本腎臓学会「エビデンスに基づくCKD診療ガイドライン2018」より引用改変

●慢性腎不全の合併症に対する薬物療法

合併症	推奨される薬物療法	配慮するべきこと
腎性貧血	赤血球造血刺激因子製剤(ESA)	ヘモグロビン量の目標値を11g/dL以上13g/dL未満とし、過剰投与を控える。
	鉄剤	鉄欠乏の目安は血清フェリチン値100μg/L未満またはTSAT20%未満。
高リン血症	リン吸着剤	リンを多く含むタンパク質の摂取制限などの食事療法を優先し、それでも不十分な場合にリン吸着剤の使用を考慮する。
二次性副甲状腺機能亢進	活性型ビタミンD製剤	活性型ビタミンD製剤は副甲状腺ホルモンの分泌を減らして尿タンパクを抑える効果が期待される。ただし高カルシウム血症を招くことがあるので慎重に投与する。
代謝性アシドーシス	重炭素酸ナトリウム(重曹)	CKDステージG4期から血液検査で静脈血ガス分析を行い、21mmol/Lを下回る場合に、重炭素酸ナトリウムを1日1.5g投与する。

資料：「エビデンスに基づくCKD診療ガイドライン2018」

腎臓を長持ちさせる生活習慣

腎臓の負担を軽くして、できるだけ長く働いてもらうためには、食事療法とともに生活習慣の改善が必要です。ポイントは、運動、禁煙、節酒です。

禁煙は必須です。お酒もできるだけ控えめに

タバコは悪性腫瘍や心血管疾患を発症させる危険因子ですが、腎臓にとっても大きなリスクです。

タバコは血管を収縮させて血流を滞らせるため、高血圧や動脈硬化を進行させ、腎障害を促進します。喫煙本数が多いほどリスクが高く、少ないほどリスクは低下します。必ず禁煙しましょう。

一方、CKD患者における飲酒の影響は明確にわかっていないものの、週にアルコール量6・9g以上の飲酒をしたCKD患者で出血性脳血管障害のリスクが高まると報告されています。これは健康人の適量1日アルコール量20g（女性は10g）の約35（約70）％です。特に動脈硬化を合併している場合は、飲酒もできるだけ控えるほうが安心です。

適度な運動をしてメタボを解消しましょう

運動が腎機能に与える影響もまだ科学的には解明されていません。ただ、CKD患者が運動を行うと、最高酸素摂取量が増加し、体重が減少することは確かです。最高酸素摂取量はCKD患者の予後を測る目安です。酸素摂取量が増加すると、生存率が上昇する可能性があります。

一方、運動が内臓脂肪蓄積に与える科学的影響もまだ解明されていませんが、CKDの最大のリスク、メタボリックシンドロームを改善する効果は明らかです。

ただ、個々の患者さんの運動の適量は、合併症の状況や身体能力、年齢などによって異なり、状況によっては逆効果になることもあり得ます。必ず専門医に相談して指導を受けて行いましょう。

社会復帰はあせりは禁物無理とストレスに注意

治療に費やした時間をとり戻そうと、あせりから体力以上に仕事をして腎臓病を悪化させる人もいます。特に、長期間入院後の復帰は慎重にしましょう。短時間の軽いレベルの仕事から始め、体調と相談しながら平常に戻していきましょう。肉体労働、飲酒接待、長時間残業、強いストレスを感じる仕事などは、配置転換を申し出ることも検討しましょう。

●CKD患者に適した身体活動――有酸素運動

CKDステージ	運動強度
G1、G2	5～6メッツ以下
G3a、G3b	4～5メッツ以下
G4、G5	3～4メッツ以下

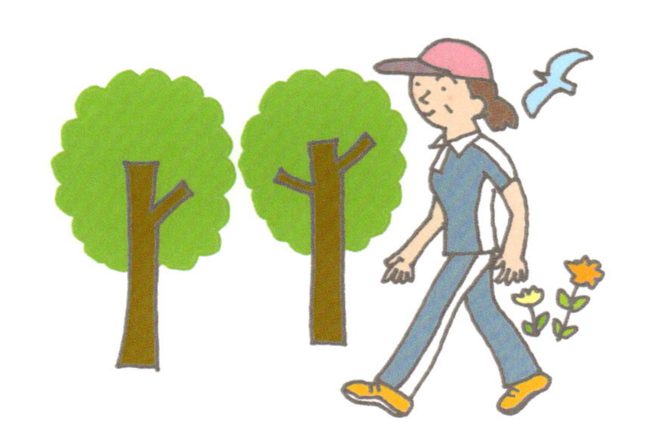

日本腎臓病学会では、上の表に示したように、運動量の目安を示す「メッツ」という単位を用いて、CKDのステージごとに運動強度を示しています。メッツは、運動強度の指数で、身体活動によるエネルギー消費量を安静時の代謝量で除したもの。メッツ3以上の運動とは、息が弾み、汗をかく程度の運動を示します。

下の表は、メッツの指数ごとに生活活動と運動の例を示したものです。同じ活動や運動でも、やり方や時間によってエネルギー消費量は大きく異なります。極度に激しい運動は腎機能の悪化を招く可能性があります。必ず医師の指導を受けて適度に行ってください。

メッツ	生活活動	運動
6.0～6.9	スコップで雪かき	ゆっくりジョギング、加重筋肉トレーニング、バスケットボール、山登り(4.1kg以下の荷物を持って)、水泳(のんびり泳ぐ)
5.0～5.9	かなり速く歩く(毎分107m)	野球、水泳(ゆっくり平泳ぎ)、アクアビクス、スキー、バドミントン、バレエ、
4.0～4.9	やや速く歩く(毎分93m)、階段を上がる、自転車に乗る(毎時16km以下)	ラジオ体操、水泳(ゆっくり背泳ぎ)、ゴルフ(クラブをかついで運ぶ)、テニス(ダブルス)、水中歩行
3.0～3.9	普通の速さで歩く(毎分76m)、階段を下る、楽な自転車走行(毎時8.8km以下)	ボウリング、社交ダンス、太極拳、ピラティス、ゴルフ(手引きカート)、自体重を使う筋肉トレーニング、体操
2.0～2.9	料理の準備、ゆっくりと歩く(毎分53m以下)	ストレッチ、ヨガ、座って行うラジオ体操、全身を使ったテレビゲーム

資料：厚生労働省「健康づくりのための身体活動基準2013」

高齢者CKDの治療で注意したいこと

透析療法を始める患者さんの平均年齢は2017年現在、69歳を超え、年々高齢化しています。そこで新たな課題となってきたのがサルコペニアとフレイルの予防です。ポイントは食事と運動です。

サルコペニア&フレイルは心身の老化衰弱状態

サルコペニアとは、ギリシャ語で「筋肉量の低下」を意味する造語です。国立長寿研究センターの「サルコペニア診療ガイドライン2017年版」によれば、「高齢期にみられる骨格筋量の低下と筋力もしくは身体機能の低下」と定義しています。

だれしも加齢とともに筋肉量は減少しますが、さらに筋力の低下、または身体機能の低下が加わるとサルコペニアと診断されます。そのまま進行すれば、転倒や骨折の危険性が増し、フレイルとなるリスクが高くなり、死亡リスクの危険性が増大します。

フレイルとは、「老衰」「脆弱」を意味する言葉です。厚生労働省研究班の報告書では、「加齢とともに運動機能や認知機能などの心身の活力が低下し、生活機能が障害され、心身の脆弱性が出現した状態」と定義されています。つまり、フレイルとは、サルコペニアに、認知機能や活力など、精神面も含めた能力の低下が加わった状態です。

CKDはサルコペニア、透析はフレイルのリスク

サルコペニアもフレイルも、加齢に伴う老化現象です。しかし問題は、加齢に伴う変化より早く、あるいはより大きな変化が起こることです。そのリスクとなるのが、活動低下、さまざまな臓器の病気、糖尿病やメタボリックシンドローム、がんなどの疾患です。

実際に、国立長寿医療研究センターのガイドラインによれば、がん患者では若くても筋肉量が減少しているプレサルコペニアの割合が高いと報告されています。

がんに次いでサルコペニアが多いのはCKD患者です。病期の進行とともにプレサルコペニアが増えて、ステージG3〜G5ではサルコペニア有病率が5・9〜14％といいます。透析を導入すると活動性が大きく低下するためか、透析患者でのサルコペニア有病率はさらに高く、12・7〜33・7％に達すると報告されています。

一方、海外での報告ですが、血液透析患者の42％にフレイルが認められ、死亡率はフレイルのない血液透析患者の2・6倍に達した

といいます。

サルコペニアの予防はまず適切な栄養をとること

サルコペニアの発症は加齢による不可抗力の部分もありますが、前述した発症のリスクを減らせば、予防・抑制することができます。「サルコペニア診療ガイドライン２０１７年版」が予防策として最も強く推奨しているのは、適切な栄養摂取です。とくに筋肉の材料であるタンパク質の摂取を推奨しています。

一方、ＣＫＤ患者はタンパク質制限が必要なので、サルコペニアの予防ができないと考えがちです。でも、腎臓の機能を守るために、タンパク質の制限は必須です。

腎機能を守りつつサルコペニアを予防するために大切なことは、タンパク質は、体の材料に効率よくなる良質タンパク質を中心に、適量(医師から指示された制限量)を守ってとり、同時に必要十分のエネルギー量をとることです。エネルギー不足は腎臓や筋肉の材料となっているタンパク質を消耗させ、ＣＫＤ、サルコペニア、どちらにとってもリスクになります。

低血糖はサルコペニアのリスクになります

日本腎臓学会の「ＣＫＤ診察ガイドライン２０１８」は、ＣＫＤを伴う高齢の糖尿病患者の血糖コントロールは、HbＡ１ｃ８・０％未満(下限７・０％)を目安に、個々の状況に応じて目標値を設定するよう求めています。

高齢の糖尿病患者が低血糖になると、認知症のほか、サルコペニアやフレイルのリスクが高まり、さらにＣＫＤを合併した場合は、リスクが増すと考えられるからです。

高齢のＣＫＤ患者さんは、エネルギー摂取量を減らしすぎる傾向があります。血糖値のコントロールには、食事を減らすより規則正しく食べることのほうが重要です。

運動は主治医の許可と専門家のケアが必要

サルコペニアの予防策のひとつは運動です。「日本サルコペニア・フレイル協会」は、サルコペニア発症後も、運動療法を行えば筋肉が増え、歩行速度が増すなどの改善効果があると報告しています。

ＣＫＤ患者も60ページに紹介したように、適度な運動により、リスクが減る効果が期待できます。ただし、ＣＫＤに心血管疾患が合併した場合は、運動強度を下げる必要があります。

また、透析患者は心臓の機能が3～4割低下しているので、運動するには主治医の許可とリハビリの専門家のケアが欠かせません。

最も重要なことは、運動療法は、必ず低栄養状態を改善してから行うことです。低栄養のままリハビリを行うと、廃用症候群、大腿骨骨折、脳卒中などのリスクが増加すると報告されています。

末期腎不全の治療法

末期腎不全に至った場合の治療法は、現在のところ透析療法と腎臓移植だけです。透析療法には血液透析と腹膜透析の2種類があり、併用が可能です。腎臓移植後に腎機能が低下した場合は、透析療法に戻ることも可能です。

末期腎不全になる前に治療法の選択と準備を

末期腎不全に進行した腎臓は回復することはできません。放置すれば、尿毒症、高カリウム血症、心不全など、命にかかわる症状が起きます。

そこで、腎臓の機能を人工的な装置で代行させるのが透析療法です。一方、他者の腎臓を移植して機能をとり戻すのが腎臓移植です。

透析療法には血液透析と腹膜透析の2種類があり、それぞれ特徴が異なりますが、いずれもさまざまな合併症を伴います。また、治療を開始する前に、ある程度の準備期間が必要です。

腎臓移植も、親族などから腎臓の提供を受ける生体腎移植と、脳

●透析療法・腎臓移植に移行する目安

腎機能10%以下　または　薬でコントロールできない以下の症状・所見

・高度の尿毒症症状（吐きけ、食欲不振など）
・体液過剰（高度のむくみ、心不全）
・高カリウム血症・強い酸血症

●透析療法・腎臓移植の相互関係

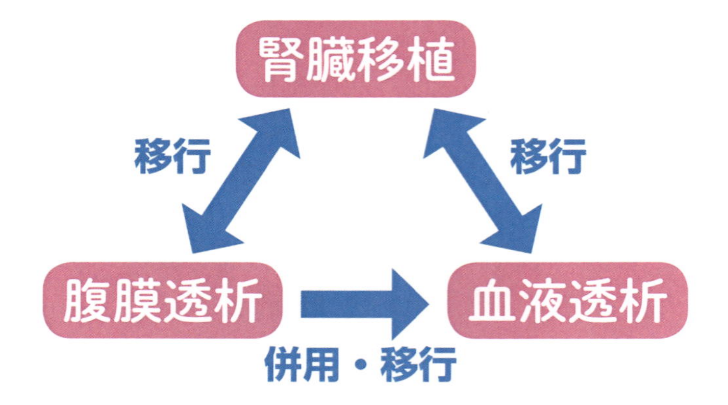

出典：日本腎臓学会、日本透析学会、日本移植学会、日本臨床腎移植学会、日本腹膜透析学会編「腎不全　治療選択とその実際 2018 年版」

死・心臓死のかたの腎臓の提供を受ける献腎移植の2種類があります。それぞれ移植するまでに多くの時間と準備が必要です。また、移植は、末期腎不全の唯一の根治治療であり、最後に目指すべき治療法と考えがちですが、必ずしも終着点にならない場合もあります。

透析療法や腎臓移植に移行する目安を64ページに示しました。そうした状況になる前に、透析療法と腎臓移植のそれぞれの特徴を検討し、自分なりの治療計画を立て、主治医と相談しながら準備を進めましょう。

透析療法と腎臓移植は移行・併用することも

透析療法も腎臓移植も、どれか1つに限って選択しなければならないわけではありません。

透析療法では、血液透析と腹膜透析を併用するハイブリッド型透析があります。また、最初に腹膜透析を行い、除去能力が低下してきたら血液透析に移行することも可能です。

腎臓移植は、透析療法を受けながら移植の機会を待って行うケースが多いのですが、最近は逆のパターンが増えています。腎不全になったら透析療法を行う前にまず腎移植を行う「先行的腎移植」という方法です。

いずれの場合も、移植後に腎機能が低下した場合は透析療法に移行します。

自分にどの方法が適しているか、十分に検討しましょう。

血液透析（HD）――体外の装置で腎機能を代行させる

腕に、血液の出入り口、内シャントをつくる

透析療法とは、腎臓が処理していた老廃物の排泄、水分と電解質の調節、酸・アルカリの調節を、腎臓以外で代行させる治療です。

血液透析では、体外に導き出した（脱血）血液を「ダイアライザ」という装置できれいにして、体内に戻します（返血）。そのための血液の出入り口を「バスキュラーアクセス」といい、多くの場合、腕の前面にある橈骨（とうこつ）動脈と橈側皮（とうそくひ）静脈を直接つないでつくります。これを「内シャント」といいます（67ページ参照）。

血液透析では1分間に200mLもの血液を取り出すため、太い血管が必要です。動脈と静脈をつなぐと、血圧の高い動脈から低い静脈に血液が勢いよく流れるので静脈が太くなります。必要な太さになるまで時間がかかるので、可能なら透析開始の2週間くらい前に内シャントをつくるようにします。

なお、緊急の場合や、血管が細くて内シャントをつくれない、人

工血管移植直後で針を刺せないときなどは、大腿静脈、内頸静脈、鎖骨下静脈などにダブルルーメンカテーテル（脱血と返血の2つのルートがあるカテーテル）を入れて透析を行います。

標準的な方法は1回4時間で週3回

透析1回にかかる時間は3〜5時間です。それを1週間に3回、医療機関に通院して行います。

週3回の通院は大変ですが、夜間も行っている医療機関もあり、仕事を続けることも可能です。また、家庭透析（在宅透析）といって、自宅にダイアライザを設置し、自分で行う、もしくは家族の手で血液透析を行う方法もあります。

ダイアライザは腎機能を完璧には代行できない

ダイアライザ内には、直径約0・2㎜サイズの透析膜の管が約1万本入っています。その周囲には透析液供給装置から透析液が流れてきて、体外から取り出した血液がこの管の中を通過するときに、透析液と接する仕組みです。

透析膜には小さな穴があり、透析液と血液の間の濃度や圧の差により、分子量の小さな水分とクレアチニンや尿素窒素などの老廃物、ナトリウム、カリウム、リンなどが透析液に流れていきます。一方、分子量の大きな血球成分、タンパク質などは通過できずに血液の中に残ります。こうして浄化された血液が体内に戻されます。

しかし、透析療法は腎機能を完壁には代行できません。そこで食事制限（79ページ参照）が必要です。リンやアミロイドなど、十分に除去できない物質もあり、ホルモンの産生やビタミンDの活性化も代行できません。

ドライウエイトを算出し、水分の摂取量を制限する

また、水分の摂取量も制限します。透析で除去できる水分には限度があり、水分をとりすぎると血液量が増えて心臓や血管に負担がかかるからです。

そこで、透析終了直後の目標体重として「ドライウエイト」（体に余分な水分がなく、血圧が正常で、胸郭の幅に対する心臓の横幅の比である心胸比が50％以下の場合の体重）を算出し、次回の透析までの体重増加をその5％以内にとどめるようにします。1日の水分量は、その増加量から食事でとる水分を除いて算出します。

ドライウエイトは筋肉量の変化などで変わります。透析導入時には体力がなく筋肉量が少なくても、透析導入後に運動などで筋肉量が増えると、ドライウエイトも変わります。ときどき医師に算出し直してもらいましょう。それに基づいて、1日の水分摂取の適量も算出してもらい、必ず守りましょう。

●血液透析の方法

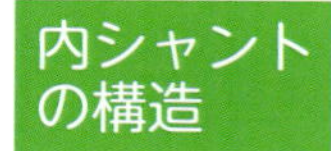
内シャント
の構造

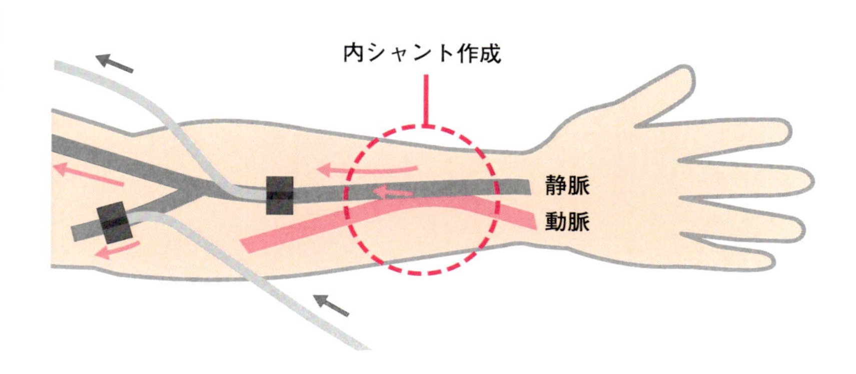
内シャント作成
静脈
動脈

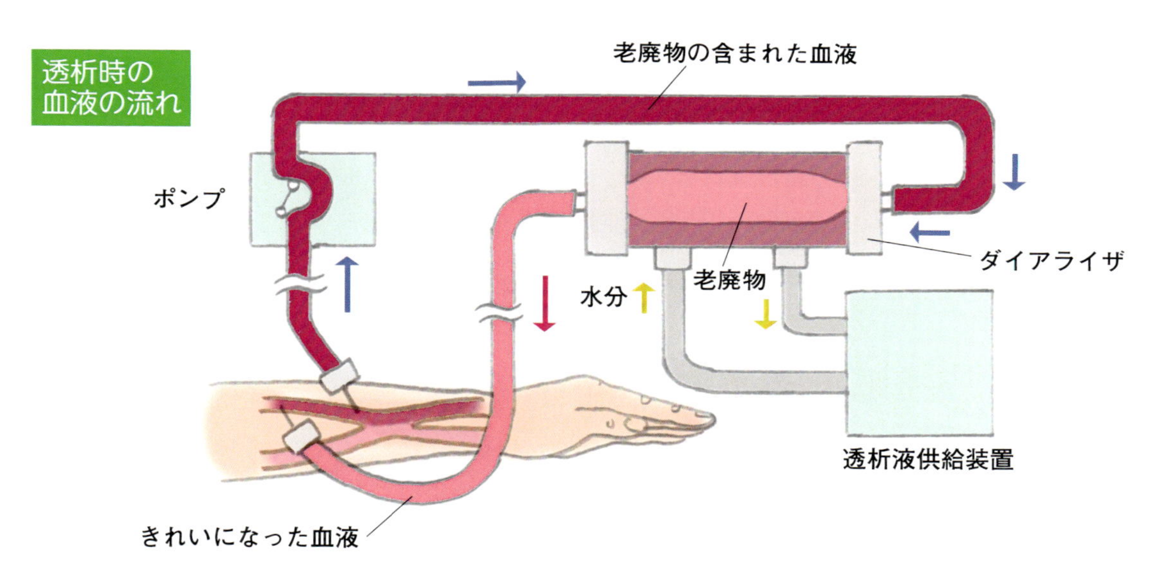
透析時の
血液の流れ
老廃物の含まれた血液
ポンプ
ダイアライザ
水分
老廃物
透析液供給装置
きれいになった血液

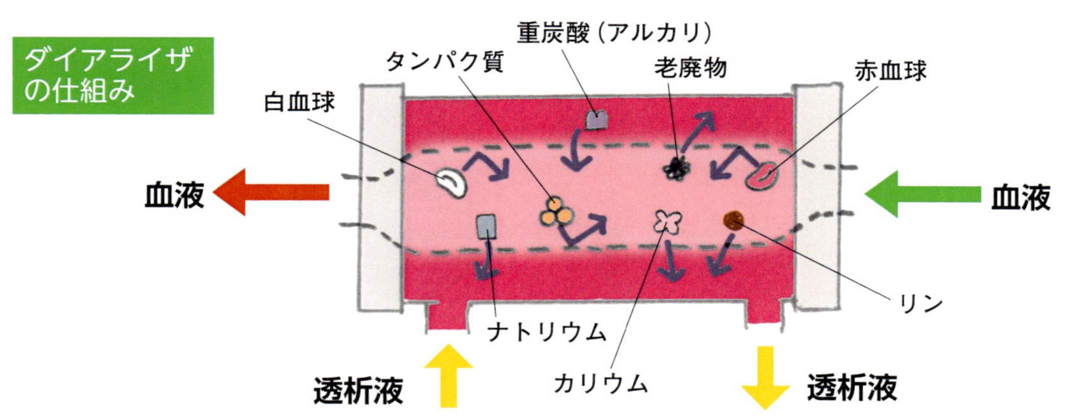
ダイアライザ
の仕組み
重炭酸（アルカリ）
タンパク質
老廃物
赤血球
白血球
血液
血液
リン
ナトリウム
カリウム
透析液
透析液

腹膜透析――体への負担は少ないものの、長期間はできません

自分の腹膜を使って透析を行います

血液透析が人工の透析装置を使うのに対して、患者自身の腹膜を使って透析をするのが腹膜透析（PD）です。

まず手術をして、透析液を出し入れする専用のカテーテルを腹腔内に挿入します。このカテーテルの先を体外に出し、1・5～2L入りの透析液バッグにつなぎます。

この透析液バッグをおなかより高い位置につるすと、透析液が自然に腹腔内に流れ込みます。そして透析液が腹腔内に貯留している間、老廃物や余分な水分などが腹膜を通って透析液の中に移動します。

老廃物を含む古い透析液は空のバッグに取り出します。カテーテルを空のバッグにつなぎ、バッグをおなかより下に置けば、古い透析液は自然にバッグの中に流れ落ちます。

CAPDは1日4回、APDは1日1回のケア

腹膜透析には、持続携帯式腹膜透析（CAPD）と自動腹膜透析（APD）があります。

CAPDでは透析液の交換にかかる時間は約30分で、通常、1日に4回交換します。交換のタイミングは通常、朝食時、昼食時、夕食時、就寝前で、大がかりな装置がいらないので、外出先でも交換できます。通院も、状態が安定していれば月に1回程度ですみます。

APDは、自動腹膜灌流装置（サイクラー）を使って、透析液の交換を就寝中に行う方法です。就寝前に透析液バッグとチューブをセットすれば、寝ている間に血液が浄化されます。翌朝、老廃物の入った透析液バッグと回路を取り外します。

透析液の交換が1日1回ですむので通勤者には好都合ですが、毒素の除去率はCAPDを下回るとされています。

感染を防ぐケアが必須。5～8年が限度です

腹膜透析はCAPDもAPDも、血液の浄化を長時間かけて継続して行うので、心血管系への負担は少なくてすみます。さらに、血液透析に比べて残った腎臓の機能を温存できます。そのため、透析導入後も数年間は、ある程度の尿量を維持できます。

腹膜透析は、カテーテルの先端から感染しやすいので、透析液交換時にていねいに手を洗うなど、清潔に保つことがたいせつです。したがって自宅でそうした管理を徹底できることが、腹膜透析導入の条件といえます。

なお、透析バッグの交換を自力

●腹膜透析（PD）の仕組み

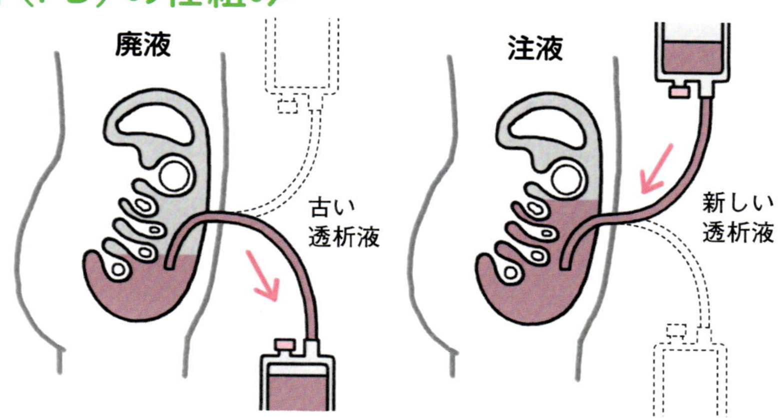

持続携帯式腹膜透析（CAPD）の生活サイクルの例

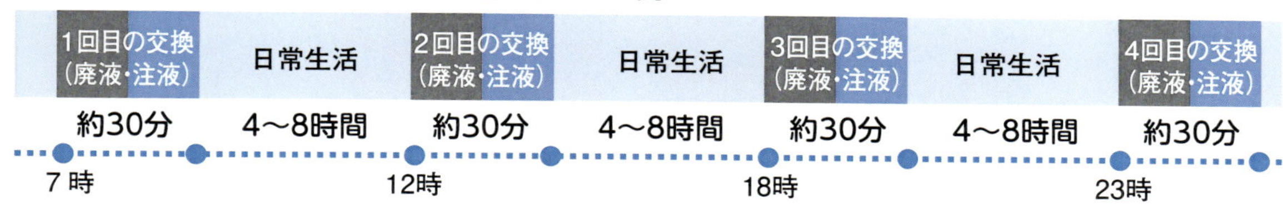

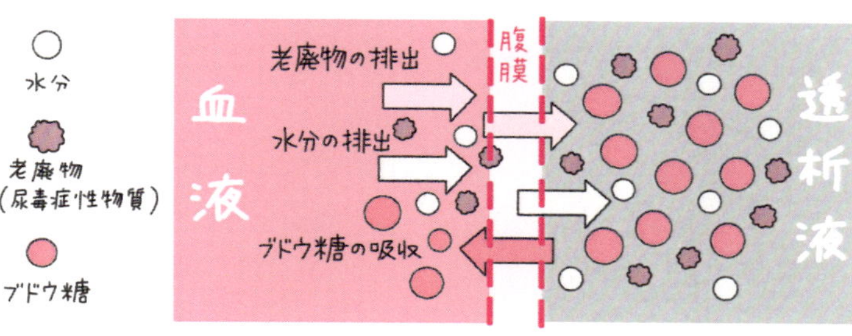

で行うことがむずかしい高齢者や障害者のために、バッグの交換と殺菌を自動的に行える機器もあります。

自身の腹膜で透析できる限界は10年

腹膜透析の最大のリスクは、腹膜透析液の刺激が長期間続くと透析力が低下し、腹膜の劣化から腹膜が癒着して腸が動かなくなる被囊性腹膜硬化症などの重篤な合併症が生じる可能性があることです。

そのため、腹膜透析は10年が限度とされており、その後は血液透析に移行するか、腎臓移植を選択する必要があります。

ただ、近年は、腹膜への刺激が少ない透析液の開発が進められています。実際、数年前までは、腹膜透析の限界は5～8年でしたが、前述したように、すでに10年まで伸びています。今後はさらに長期間、腹膜透析が可能になることはまちがいないでしょう。

透析療法の合併症 ── 透析療法が長期間になるほど起こりやすい

血液透析で起こる合併症

◆不均衡症候群

透析の最中や終了後12時間以内に、頭痛、吐きけ、嘔吐、けいれんなどが起こることがあります。これは透析によって急に老廃物が除去されたため、血液と脳細胞の間の老廃物濃度に差が生じるせいです。ただし、透析に慣れてくると起こらなくなります。

◆不整脈

心臓病がある場合、急激な除水による循環血液量の減少や電解質変化が起こり、透析中に脈が乱れることがあります。

◆血圧低下

定期的に体内の水分を抜くために起こる症状で、自覚症状として、あくび、吐きけ、嘔吐、頭痛、動悸、冷や汗などがあらわれます。

特に、高齢者、糖尿病や心機能障害、貧血、低栄養がある場合に、より発症しやすくなります。

◆筋けいれん

透析中に足がつったり、筋肉がこわばったりすることがあります。不均衡症候群や血圧低下と同じ原因から生じると考えられます。

腹膜透析で起こる合併症

◆腹膜炎

透析バッグ交換時に細菌が腹腔内に侵入して、腹膜に炎症が生じると、腹痛、排液の濁り、発熱などが起こります。

◆カテーテルの感染

カテーテルの出口や皮下トンネルに病原菌が入り、膿が出たり肉が盛り上がったりします。

◆カテーテルの機能不全

カテーテルの先端の位置が悪かったり、つまったりすると、廃液不良が生じます。

MEMO 内シャントのトラブルと予防

血液透析では、65ページで紹介したように、自分の血管、または人工血管を使って内シャントを作ります。注意したいのは、透析期間が長くなるにつれて、内シャントに感染や狭窄が生じるトラブルが起こることです。

感染は自己血管より人工血管でより起りやすく、炎症や腫れが生じます。その場合は抗生物質を投与して治療します。

狭窄は自己血管でも起こりやすいトラブルです。狭窄が疑われる場合は超音波検査で確認後、カテーテルを入れて先端を膨らませて、血管を広げます。

また、針を刺す皮膚の部分に瘤ができやすいので注意が必要です。日常生活でも重い荷物を腕にかけてつるすなど、腕を圧迫するような行為は避けましょう。

◆非嚢性腹膜硬化症

腹膜が劣化して癒着すると、腸管の働きが悪くなって、嘔吐や腹痛などが起ります。

血液透析と腹膜透析に共通に起こる合併症

◆貧血

腎臓が分泌していた造血ホルモン(エリスロポエチン)が十分に分泌されないため、また、老廃物により赤血球の寿命が短くなるため貧血になりがちです。疲れやすい、動悸、息切れなどの症状が起こります。

また、腎不全によって腸からの鉄分の吸収が悪くなり、透析の操作や採血などにより鉄分が不足するため、鉄欠乏性貧血も生じます。

◆腎性骨異栄養症

腎不全の合併症である二次性副甲状腺機能亢進(33ページ参照)により、骨からカルシウムが溶出されやすくなり、骨がもろくなる線維性骨炎が生じやすくなります。

一方、高齢や糖尿病の合併、活動の低下などにより、副甲状腺ホルモンの分泌が不足した場合も骨がもろくなります。こうした状態を腎性骨異栄養症といいます。

さらに、血液中に増えたリンやカルシウムが血管や内臓に蓄積する異所性石灰化が生じると、動脈硬化症、弁膜症、関節炎、結膜炎などが起りやすくなります。

◆透析アミロイド

透析で十分に除去できなかったアミロイドという物質が全身の骨や関節、内臓に沈着するために、さまざまな症状が起こります。しびれや痛み、知覚低下などが生じる手根管症候群のほか、バネ指、手首や肩関節などに嚢胞ができたりします。

◆感染症

腎不全になると免疫力が低下するため、感染症のリスクが高くなります。シャント部の感染だけでなく、尿路感染症、結核、かぜからの肺炎にもかかりやすくなり、透析患者さんの死因の第2位となっています。衛生に注意するほか、体力が低下しないよう、必要十分な栄養をとりましょう。

◆悪性腫瘍

長期間、透析療法を受けている人は悪性腫瘍の発症率が高いと報告されています。腎不全による発がん物質の蓄積や免疫機能の低下などが原因だとされています。

◆動脈硬化症

透析療法に、高血圧、脂質異常症、カルシウム代謝異常などが重なると動脈硬化が起りやすく、手足がしびれる閉塞性度脈硬化症、脳卒中、心筋梗塞などを発症しやすくなります。

唯一の根治療法、腎移植

腎移植は末期腎不全に至った場合の、唯一の根治療法です。最近では、免疫抑制薬をはじめとする医学の進歩により、生着率や生存率がとても高くなっています。

日本では、献腎移植より生体腎移植が多い

腎移植には、生存している家族や血縁者から腎臓を提供される「生体腎移植」と、脳死・心停止されたかたから腎臓を提供される「献腎移植」の2つの方法があります。臓器を提供する人を「ドナー」、提供を受ける人を「レシピエント」といいます。

2016年に、日本臓器移植ネットワークに登録している腎臓移植希望者は1万2828人いました。しかし、この年度に、腎移植を受けることができた人は1648名にすぎません。そのうち、生体移植が占める割合が約89%を占め、献腎移植は200例弱です。

米国では腎臓移植の半数が献腎移植ですが、日本の場合、献腎移植を受けられるのは登録者の2%弱にすぎずないうえ、登録から移植までの待機期間は平均14年といわれています。これは、臓器提供の意思を示している人が少ないためです。

こうした状況を打破しようと、2010年に施行された改正臓器移植法では、臓器提供の意思表示がない場合に限り、家族の承諾があれば臓器提供が可能になりました。また、死後に臓器提供をする意思表示に、親族を優先する意思を登録できるようになりました。

約90%の移植腎臓が5年以上機能している

移植した腎臓は、レシピエントにとっては本来は異物なので、免疫機能により、その腎臓を壊して取り除こうとします。この拒絶反応を抑える免疫抑制薬の進歩により、拒絶反応は大きく減少しました。

移植した臓器がレシピエントの体内で機能している割合を、生着率といいます。近年、優れた免疫抑制薬が登場して、生着率は飛躍的に延びました。

たとえば、2010年以降の5年間の生着率は、生体腎移植で94・3%、献腎移植で88・0%となっています。

最近では赤血球血液型（ABO）や白血球血液型（HLA）が一致していなくても移植することも可能になっています。

ただし、移植が成功しても、中には移植した腎臓が機能しなくなり、透析療法に戻ったり、再度移植することもあります。

腎臓移植を受けるための条件と注意

クロスマッチ陽性のドナーから献腎移植はできない

腎臓移植のレシピエントになる基本的条件は、手術に耐えられる体力と心肺機能が備わっていることです。そのため、年齢制限はないものの、実際には70歳くらいまでと考えられています。

また、術後、免疫抑制療法を受けなければならないので、治療中または治癒後間もない悪性腫瘍がある場合、慢性または活動性の感染症がある場合は受けられません。

ドナーとレシピエントの血液型や遺伝型が一致・適合するか否かは、拒絶反応の有無に影響する重要な条件です。現在は一致・適合しなくても移植は可能ですが、遺伝子の型を示す組織適合抗原（ＨＬＡ抗原）は、適合しているほど移植後の腎臓の機能は良好です。

もうひとつ、ドナーのリンパ球に対して特異的な抗体ＤＳＡがないことも重要です。クロスマッチという検査をして、あるドナーに対するＤＳＡ抗体が陽性だった場合、そのドナーから献腎移植を受けることはできません。

ただ、生体腎移植であれば、クロスマッチ陽性でも、血漿を交換して抗体を除去するなどして、時間がかかりますが移植できます。

先行腎移植は、ステージＧ４になる前から準備を

65ページに紹介したように、近年、透析療法より前に腎臓移植を行う先行的腎移植が増えています。

先行的腎移植は、透析療法後に行う腎移植に比べて、生着率がよく、合併症も少ないためです。透析療法中に生じる心血管系合併症が、移植手術の安全性や術後の腎機能に大きく影響するからです。

先行的腎移植のメリットを生かすには、成人ならＣＫＤステージＧ４のＧＦＲ15mL／分、小児なら20～30mL／分で、移植の準備に入るようすすめられています。準備期間が必要なので、Ｇ４に至る前から心づもりをしておくと安心です。なお、先行的腎移植は、２０１３年から献腎移植でも希望することができます。

MEMO 献腎移植を受ける手続きと費用

注意したいのは、待機期間中の登録更新料、移植後のコーディネート料と実費などの負担が大きいことです。ただ、実費以外は住民税非課税世帯では免除されます。

1. 主治医の紹介を受けて移植施設を受診する。
2. 移植に備えて血清を保存する。待機中、定期的に行う（費用は自己負担）。
3. 日本臓器移植ネットワークに登録する（新規登録料3万円）。
4. 毎年、登録を更新して待機（更新料年間5000円）。
5. 移植施設から臓器提供の連絡を受け、腎移植を受ける。
   - **手術・治療費は健康保険適用**
   - **コーディネート料10万円**
   - **臓器運搬費、摘出医師派遣費は実費支払い**

問い合わせ先：日本臓器移植ネットワークのホームページ（http：//www.jotnw.or.jp）

ドナーになる条件と注意

●生体腎移植が認められる血族と姻族

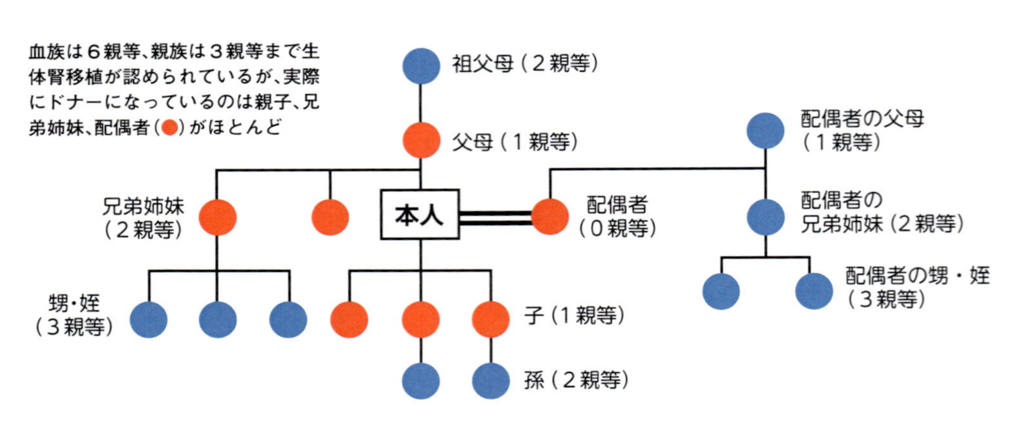

生体腎移植のドナーは配偶者と姻族、6親等以内

日本で生体腎臓移植のドナーとして認められているのは、上の図に示したように、父母、兄弟姉妹、子などの6親等以内の血族、あるいは配偶者とその3親等以内の姻族です。

ドナーにはその他、以下のような倫理的・医学的条件があります。

- **心身とも健康な成人**
- **2つの腎臓が良好に機能している**
- **全身性の活動性感染症、悪性腫瘍などにかかっていない**
- **手術の安全性、リスクを十分に理解し、医学的ケアを行える**

なお、年齢の制限や健康状態などの基準は設けられていません。したがって医師により、あるいは移植施設により、判断が異なることもあります。一般に、腎結石がある場合や70歳以上の高齢者は慎重に検討されます。

合併症のリスクや健康への影響は一生続く

ドナーが受ける腎臓の摘出術は安全性が高く、死亡事故が起こる危険性は皆無といえます。ただ、手術による感染やヘルニアなどの合併症が起こる可能性は数％のレベルであります。

より大きなリスクは、腎臓が1つになることの影響です。そのために、腎機能は手術前の70～75％に低下します。健康であればそれ以上低下することはありませんが、ドナーになった人は、高血圧や尿タンパクが認められたり、肥満になったりする頻度が高いとされます。

ドナーになる前に、自身の腎機能はもちろん、メタボリックシンドロームなど、生活習慣病の可能性についても検査を受けて、術後のリスクとケアについて、医師から十分な説明を受けましょう。

移植後の生活とケア

腎臓移植後の生活のポイント

- 規則正しい生活リズムを保つ
- 栄養のバランスよい食事をとる
- 減塩する（1日6g未満）
- エネルギーの過剰摂取を避け、肥満を防ぐ
- 禁煙する
- 飲酒は控えめにする
- 適度に運動する
- 身体を清潔に保つ
- 外出時はマスクをする
- うがい、手洗い、歯みがきを励行する

免疫抑制薬は生涯、飲み続ける必要がある

移植した他人の腎臓は、自分の体にとっては「異物」です。したがって、手術後も、拒絶反応が起きないよう、免疫抑制薬を飲み続ける必要があります。移植後、何年たったとしても、免疫抑制薬をやめたとたんに拒絶反応は起こります。

免疫抑制療法は、弱すぎれば拒絶反応が起き、強すぎれば細菌やウイルスに対する抵抗力が低下して感染症が起きやすくなり、副作用による高血圧や糖尿病、脂質異常症などの代謝障害が悪化します。

したがって免疫抑制薬の処方は個々の患者さんの状況に応じて微妙に調整されています。確実な効果を得るために、処方された量と時間を正確に守りましょう。

移植後も生活習慣病の改善は必須

移植後の生活のポイントを上の表にまとめました。

最も注意したいのは細菌、ウイルス、真菌などによる感染症です。感染が全身に広がれば移植腎臓にも及びます。発熱やせき、痰、むし歯や歯周病、膀胱炎など、炎症の兆候があらわれたら軽いうちに受診して治すことがたいせつです。

また、前述したように、免疫抑制薬の副作用により代謝障害が起こり、高血圧、高血糖、脂質異常症、高尿酸血症などの生活習慣病が悪化しやすくなります。これらを放置すると腎機能が徐々に落ちていく慢性移植腎腎症が起こることがあります。この症状については確実な治療法がないので、血圧や血糖値をコントロールして腎機能の低下を遅らせることがたいせつです。もし進行したら透析療法に移行します。

腎臓病Q&A

Q. 慢性腎臓病です。妊娠・出産する場合に どんなリスクがありますか？

妊娠すると、健康な人でも血液量が増えるために腎臓の負担が増し、妊娠後期に至ると、妊娠高血圧症候群を発症することがあります。

妊娠前にCKDと診断されている場合は、妊娠高血圧症候群だけでなく、早産や、胎児発育遅延、低体重児出産などの妊娠合併症のリスクも高くなります。

昔は妊娠中毒症と呼ばれた妊娠高血圧症候群は、妊娠20日から分娩後12週に高血圧（収縮期血圧が140㎜Hg以上、または拡張期血圧が90㎜Hg以上）が生じる場合は妊娠高血圧、高血圧と病的なタンパク尿（1日300㎎以上）が認められる場合は妊娠高血圧腎症といいます。

妊娠高血圧症候群の問題は、子宮と胎盤をつなぐ血管の血圧が異常に上昇することです。そのために血管壁が壊れてタンパク尿やむくみが生じ、赤血球が壊れ、血小板も減少します。最もこわいのは血管の異常な収縮によって生じる子癇発作と早期の胎盤剥離で、いずれも母子ともに命の危険が生じます。

無事に出産できた場合でも、CKDがステージG3以上に進行している妊婦さんは、出産後、腎機能が低下して、透析療法に移行する可能性もあります。

Q. 無事に出産するための条件は？ そのために、どんなことに注意すればいいですか？

CKDの患者さんも、リスクはあるとしても、一定の条件がととのえば妊娠・出産は可能です。条件は、原因となった腎臓病によって異なりますが、基本的に、症状が安定しており、腎機能の低下が軽度にとどまっていることが必須です。

たいせつなのは、妊娠する前に腎臓病専門医に相談をして、妊娠・出産ができる条件がととのっているかどうかを検討してもらうことです。条件がととのっていない場合は、治療計画を立ててもらい、必要なコントロールを確実に行ってから、妊娠を目指しましょう。

妊娠後も引き続き、腎臓病専門医による管理を継続する必要があります。

CKDの治療薬の中には、胎児に与える影響を軽減するために、薬剤を変更・軽減しなければならないこともあります（58ページ参照）。その結果、治療効果が低下する場合は、食事療法を厳しくする必要があります。腎臓の負担が増えないよう胎児の成長に必要な栄養をとるためにも、管理栄養士による食事指導が欠かせません。

妊娠期を無事に乗り切って出産を迎えるためには、腎臓専門医と産婦人科医の連携が不可欠です。また、管理栄養士、薬剤師など、多くの専門スタッフの支援も必要です。

なお出産は、早産や低体重児出産に備えて、新生児集中治療室（NICU）のある病院を選びましょう。産後も、腎臓専門医による管理が欠かせないことはいうまでもありません。

Part 3

食事療法入門

食事療法は、CKD（慢性腎臓病）の進行を防ぐための治療の要です。腎臓の仕事量を減らすことができる確実な方法だからです。そのために何をどう制限しなければならないのか、まず、全体像をつかみましょう。

食事療法の目的と基本

食事療法の成否は、患者さんの意欲によって決まります。まず、なぜ食事療法が必要なのかを理解し、そのうえで、食事の何を調整しなければならないかを確認しましょう。それが意欲の源になります。

食事療法の目的は腎臓の負担軽減

慢性腎臓病（ＣＫＤ）は、放置すれば少しずつ腎機能が低下していきます。そのスピードをできるだけゆるやかにして腎臓を長持ちさせるには、腎臓の負担をできるだけ減らす必要があります。

腎臓は日々、体内でできた老廃物、水分や塩分を処理しています。腎臓の負担を減らすには、その仕事量を減らすことです。それができるのが食事療法です。薬物療法だけでは、病気の進行を食い止めることはできません。しかし、食事療法をきちんと行えば、確実に腎機能の低下はゆるやかになり、腎障害が軽いうちであれば、健康な腎臓に戻すこともできます。

食事療法の基本は、塩分の制限と適正体重維持

腎臓は血液中の水分やナトリウムなどの電解質を濾過し、再吸収することで、体内の水分や電解質の濃度をほぼ一定に保ち、血圧を調整するホルモンを産生しています。

腎機能が低下するとまずナトリウムの排泄が悪くなるので、高血圧やむくみが生じます。腎臓の糸球体毛細血管の血圧も高くなるため、腎臓の負担も増します。

そこで、塩分を1日6g未満に抑えると、体内に滞る水分や電解質が減り、体液のバランスや血圧の改善が望めます。それによって、腎臓の負担が軽減されるわけです。

肥満、高血糖や糖尿病、脂質異常症も腎臓に負担を与えて腎機能を低下させます。特に内臓脂肪が蓄積するメタボリックシンドローム（39ページ参照）では、血圧や血糖値が上昇するためにさらにリスクが増します。

ただし、摂取エネルギー量が不足すると、体を構成している体タンパク質が破壊されてエネルギーに利用され、この場合も老廃物が増えて、腎臓の負担が増します。したがって、適量のエネルギーを摂取することが重要です。それは、82ページに示すように、それぞれの身長に見合った適正体重を維持できるエネルギー量です。

タンパク質も、適量をとることが重要

食品中のタンパク質は消化・吸収されると腎臓に運ばれ、体に必

要なアルブミンやアミノ酸は再吸収され、尿素窒素などの老廃物は尿に排泄されます。

多量のタンパク質をとると、塩分を多くとったときと同様に、糸球体毛細血管の血圧が上がるため、腎臓の負担が増し、尿タンパクも増えます。

ただ、タンパク質は体の主材料なので、腎機能を守るためにも適量は必要です。CKDの人のタンパク質の適量は、健康な人より少ないものの、良質な動物性タンパク質を主体に、エネルギーも過不足なくとることが必須条件です。

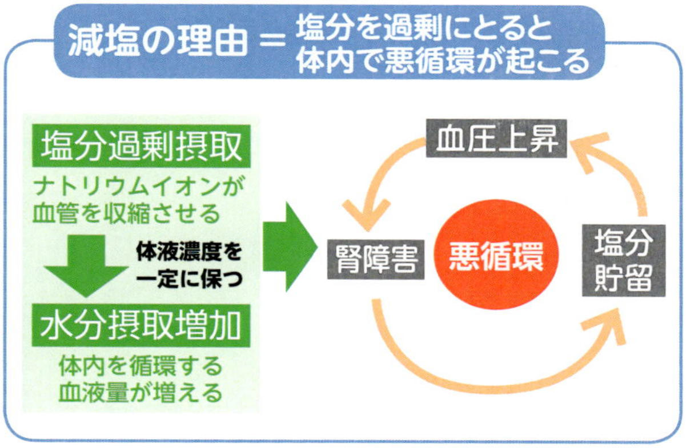

むくみがあれば、塩分と水分の制限を強める

むくみは塩分のとりすぎによって起こります。塩分を1日6g未満に抑えてもむくみがあらわれる場合は、腎機能がさらに低下しているので、より制限を強くすることを検討します。

ただし、腎機能が高度に低下した患者さんでは、極端に塩分を制限すると、腎機能に悪影響が生じます。そこで、尿量が減少していなければ、飲料水だけで1日1000〜1500mLは飲むようにします。

血清カリウム値により、カリウム制限をする

食品中のカリウムも余剰分は尿に排泄されますが、腎機能の低下が進むと排泄が滞るため、血中濃度が上昇します。高カリウム血症が進むと不整脈を招く危険がある（33ページ参照）ので、カリウムの摂取量を減らします。制限量は患者さんの血清カリウム値によって異なるので、医師の指示に従います。

なお、透析療法に移っても、血液透析でカリウムは除去できますが、透析をしない日は、尿が出ないためカリウムの処理ができないので、カリウムの摂取制限が必要です。

透析療法では、リン摂取量を制限する

腎臓は、体内にあるビタミンDを活性型に変えることで、血液中のリンとカルシウムを調整して骨の代謝にもかかわっています。

腎機能が低下するとビタミンDの活性化が滞り、カルシウムとリンのバランスが悪くなるため、骨の代謝にも影響が出ます。透析療法では、血液透析でも腹膜透析でも、リンの処理は十分にできないため、リンの摂取量は制限されます。

CKDの進行と食事療法の経過

CKDの進行に従って、食事療法がどのように変化していくか、料理例で紹介します。病気が進行するにつれて制限が厳しく複雑になり、治療用特殊食品を使わざるを得なくなります。

改善
ステージG1・G2
リスクが高い人
【注】特は治療用特殊食品。
176〜183ページ参照。
CKDの進行とともに食事はこう変わる
CKD ステージ G1・G2
1食分 800kcal
タンパク質 27g
塩分 2.1g
❶玄米ごはん180g
❷焼きのり
変更
❸冷凍ハンバーグ80g
きのこおろしソース、
ほうれん草とにんじんのソテー
❹特だしわりぽんず
❺ポテトサラダ
（レタス、トマト、ブロッコリー）
間食
•バナナ 1本
•加糖ヨーグルト（普通脂肪）
健康食
1食分 800kcal
タンパク質 27g
塩分 3.4g
❶玄米ごはん180g
❷コンソメスープ
（玉ねぎ、にんじん、ベーコン）
❸冷凍ハンバーグ80g
きのこおろしソース、
ほうれん草とにんじんのソテー
❹ポン酢じょうゆ
❺ポテトサラダ
（レタス、トマト、ブロッコリー）
間食
•バナナ 1本
•加糖ヨーグルト（普通脂肪）

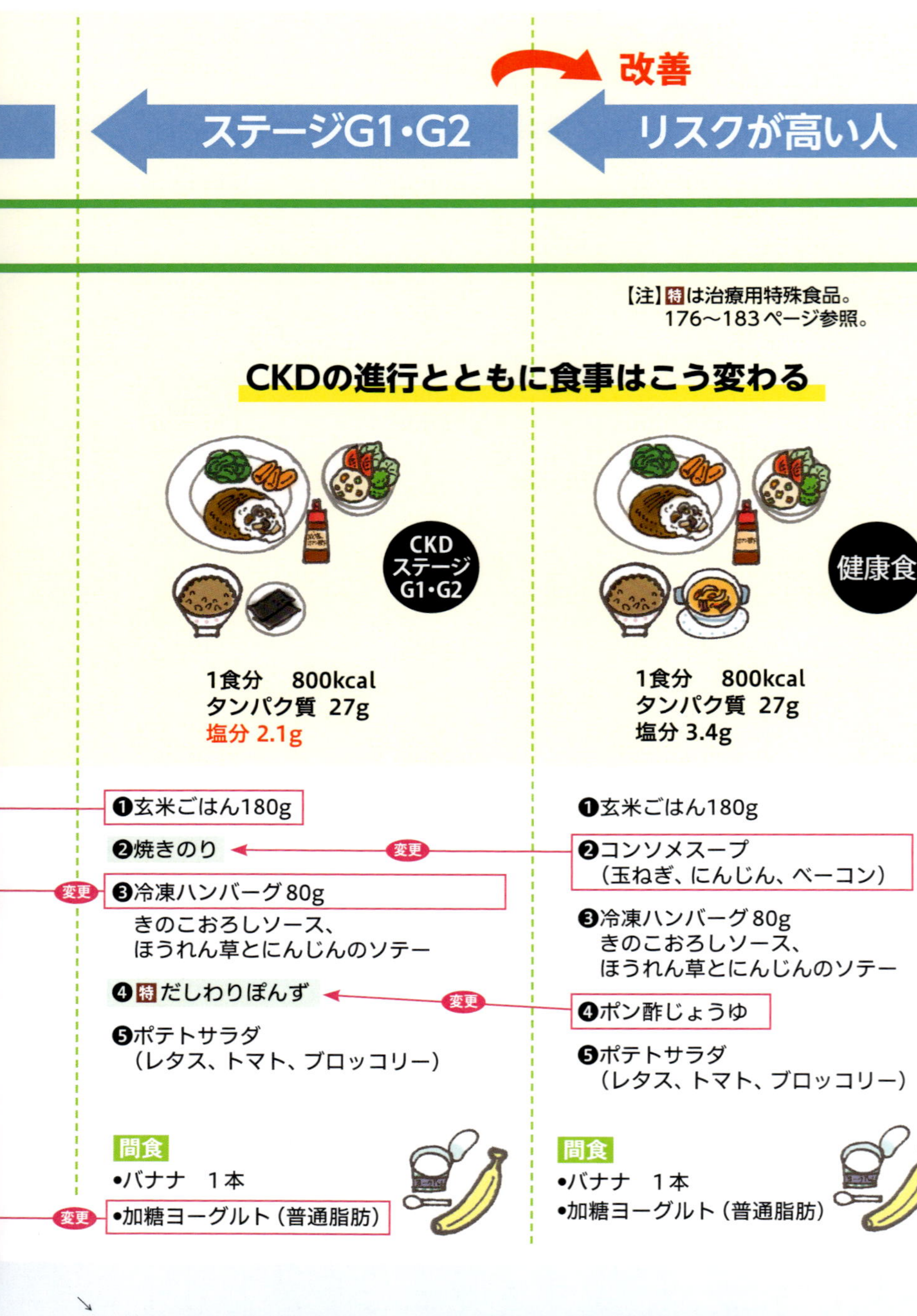

↘
にとどまることができます。しかし、ステージG3b以降は腎機能の長期的な維持がむずかしくなります。食事療法ができるのは、いまの腎機能をできるだけ長く維持し、CKDの進行を遅らせることにすぎないからです。

ステージG5	ステージG4・G3b	ステージG3a
尿毒症が進行しないよう、透析療法、腎移植を検討する	機能の維持と血圧の安定をめざす	進行阻止

- 塩分の制限（G5〜G3a以降）
- 摂取エネルギーの調整（G5〜G3a以降）
- タンパク質の制限（G5〜G3a）
- カリウムの制限（G5〜G4・G3b）
- リンの制限（G5）

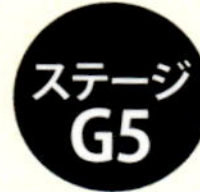
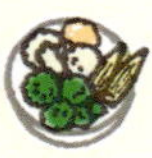
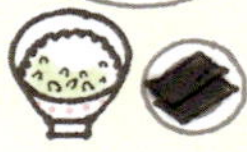

ステージG5

1食分　800kcal
タンパク質 12.9g
塩分 1.5g
カリウム 500mg未満
リン 600mg未満

❶特 低タンパクごはん　180g
❷焼きのり
❸うずら卵と野菜の串揚げ（うずら卵1個、玉ねぎ、ゆでキャベツとゆでにんじん、レモン、特 減塩ソース）
❹ゆで野菜のサラダ（カリフラワー、ブロッコリー、ヤングコーン、マヨネーズ）

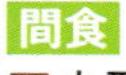
間食
特 丸型ニューマクトンビスキー1袋（2枚）
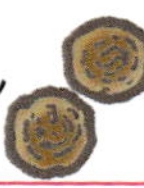

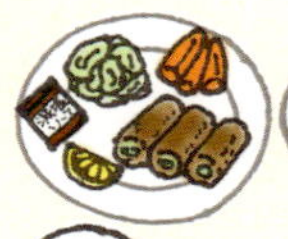
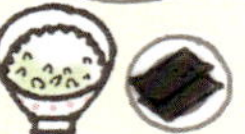

ステージG3b・G4

1食分　800kcal
タンパク質 18g
塩分 1.5g
カリウム G3bは650mg、G4は500mg未満

❶特 低タンパクごはん　180g
❷焼きのり
❸豚肉のアスパラ巻きフライ（豚ロース肉40g、グリーンアスパラガス、ゆでキャベツとゆでにんじん、レモン、特 減塩ソース）（変更）
❹ゆで野菜のサラダ（カリフラワー、ブロッコリー、ヤングコーン、マヨネーズ）

間食（変更）
•みかん（缶詰め）50g
•特「元気ジンジン」1パック
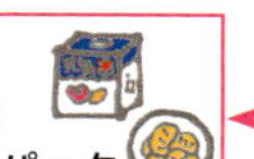

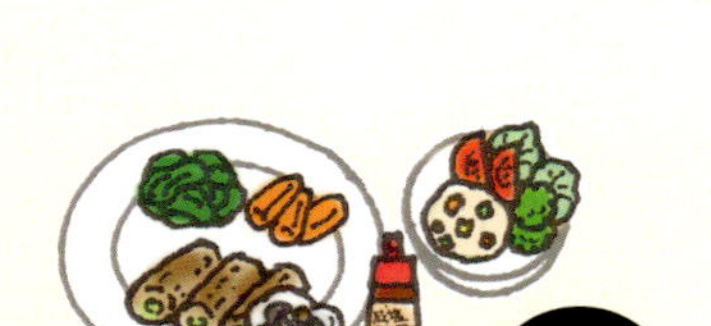

ステージG3a

1食分　800kcal
タンパク質 19g
塩分1.3g

❶特 低タンパクごはん　180g（変更）
❷焼きのり
❸豚肉のアスパラ巻きフライ（豚ロース肉 40g、グリーンアスパラガス、きのこおろしソース、ほうれん草とにんじんのソテー（変更）
❹特 だしわりぽんず
❺ポテトサラダ（レタス、トマト、ブロッコリー）（変更）

間食
•バナナ　1本
•野菜ジュース 小1パック

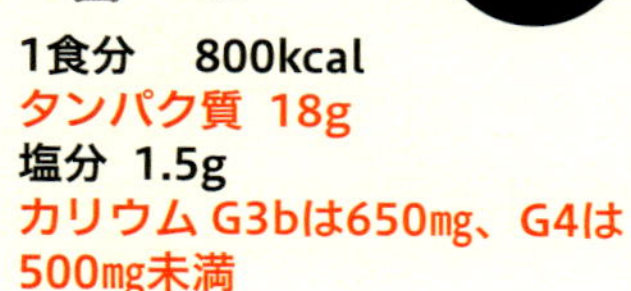
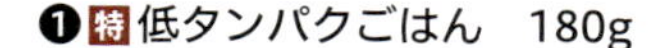
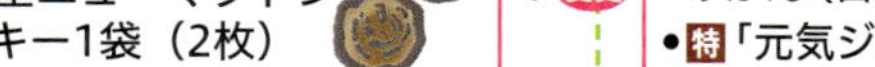

ステージG3aの食事療法は、腎機能を守る防波堤

腎臓病の食事療法も、ステージG1・G2のうちは、生活習慣病を改善する健康食と大差なく、家族と同じ食事をとることができます。しかし、ステージG3以降はタンパク質の制限が加わるのでより厳密な栄養管理が必要となります。そうなると治療用特殊食品を使わないと食事作りがむずかしくなります。効果の点でも早期治療が得策です。食事療法を徹底すれば、ステージG1・G2なら腎臓の機能改善が望めます。ステージG3aでも、機能低下を阻止してステージG3 ↗

自分の適量をチェックしよう（ステージG1～G5）

※透析療法中の適量は162ページ参照。

あなたの適量は医師が指示します。その指示量がどう決められたのかを確認しましょう。CKD以外の合併症の有無、既往症、生活スタイルなどによって、個人差がありますが、基本的な計算方式を知ることで、個人差についても理解しやすく、食事療法に積極的に取り組もうという自覚と意欲につながります。

出典：日本腎臓学会編「慢性腎臓病に対する食事療法基準2014年版」より一部改変して引用

1 塩分摂取量の基本は1日3g以上6g未満とする

塩分は「付加食塩量」。
食品中に含まれる天然の塩分は除き、調理のために添加する食塩量をさす。

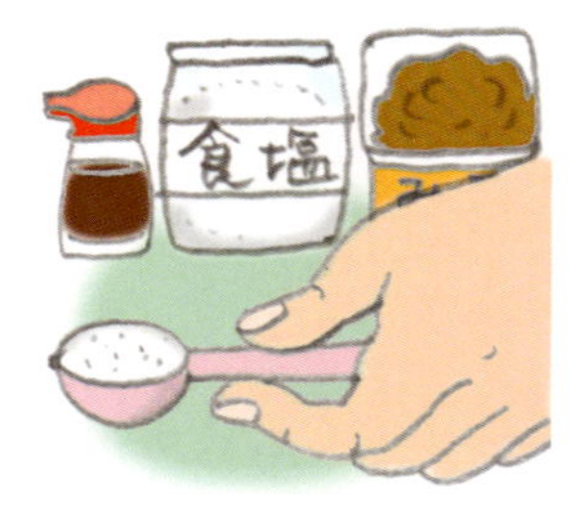

- ステージG1・G2で、高血圧がなく、尿タンパク量が1日0.5g未満であれば、男性1日8g未満、女性1日7g未満まで増加できる。
- 高血圧、尿タンパク量1日0.5g以上のG1・G2、ステージG3以降では、ナトリウムの保持能力も低下するので、1日3g以上6g未満とする。
- ステージG4・G5で、むくみが強い場合は1日3g以上5g未満とする。

2 肥満を解消し、摂取エネルギーを過不足なくとる

1日の総摂取エネルギー量 [　　] kcal ＝ ★標準体重 [　　] kg × ※25～35kcal

※BMI25以上の肥満者は20～25kcalで計算する。BMIとはボディ・マス・インデックス（体格指数）。

★標準体重[　　]kg ＝ 身長[　　]m × 身長[　　]m × 22

BMI[　　] ＝ 現在の体重[　　]kg ÷［身長[　　]m × 身長[　　]m］

3 タンパク質の摂取量を制限する

●尿タンパク量が1日0.5g以上のステージG1・G2、および、
尿タンパク量が1日0.5g未満のステージG3aの人は

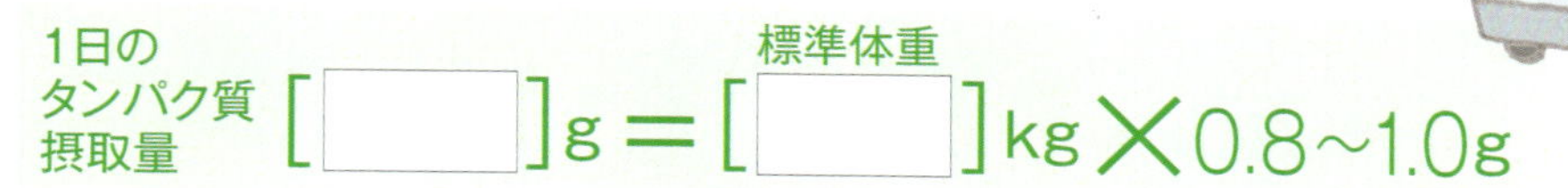

●尿タンパク量が1日0.5g以上のステージG3b、およびステージG4・G5の人は

1日のタンパク質摂取量 [　　　]g＝[　　　]kg×0.6〜0.8g
（[　　　]kg：標準体重）

●ステージG5で医師が超低タンパク食が必要と認める場合は、
標準体重1kg当たり0.5g以下とする。

4 高カリウム血症の可能性がある場合はカリウムを制限する

●ステージG1・G2・G3aは特別な指示がなければ制限は不要。
●ステージG3bの1日のカリウム摂取量は、2000mg以下。
●ステージG4・G5の1日のカリウム摂取量は、1500mg以下。

5 高リン血症がある場合は医師の指示に従う

●透析療法を行っている場合は特に注意する。

6 水分は、過剰摂取と極端な制限を避ける

●むくみが強く、尿量が減少している場合は、医師の指示に従い、水分の摂取量を制限する。
●透析療法を行っている場合は制限が必要。

脂質はとりすぎないようにする

脂質の適量は、健康な人と同様、総摂取エネルギー量の20〜30%。

1日の脂質の摂取量 [　　　]g＝[　　　]kcal×0.20〜0.25÷9kcal
（[　　　]kcal：総摂取エネルギー量）

食べたものを記録してみよう

まず、自分の食生活を見直すことから始めましょう。記録してみると問題点が見えてきます。その自覚が食事療法の第一歩です。

まず１週間、食事を記録してみましょう

これまで食事は、費用や手間などの条件を考えるとしても、自分の欲求に従って、気ままに選んでいたかもしれません。食事療法では、医師の指示量による制限を最優先にしなければなりません。でも、指示どおりにやればよいという受身の姿勢では、欲求不満がつのって長続きしません。

そこでおすすめしたいのが、自分の食事を記録することです。まず１週間、３食だけでなく、お菓子も飲み物も、口にしたものをすべて書き出してみましょう。

書いてみると、自分の食行動の特徴が見えてくるはずです。同じものが何回も出てきたり、昼食はいつもめん類だとか、お菓子が思ったより多いなど。そうした気づきが第一歩です。

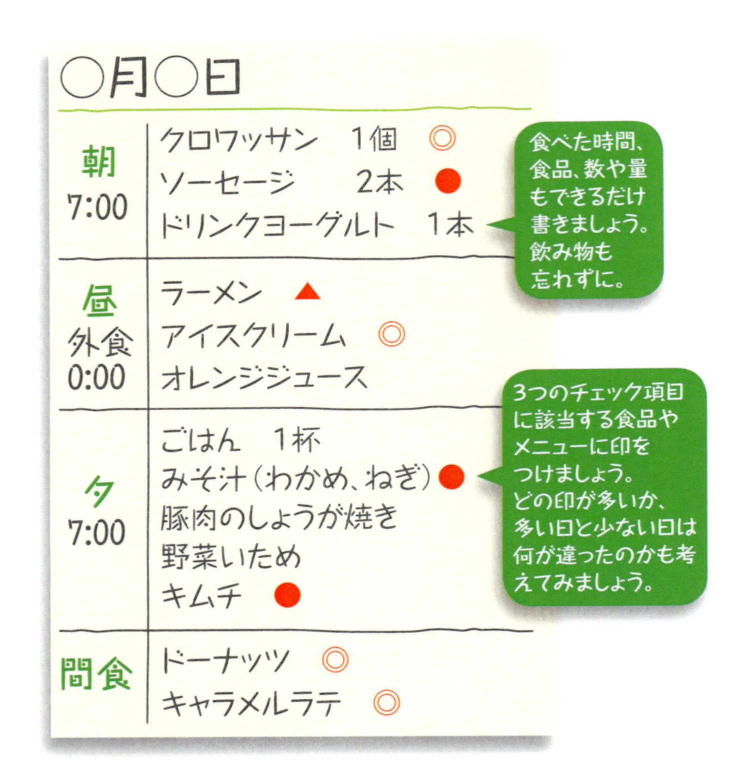

チェックしたら、自分なりの代替案を考えてみましょう

食事を記録したら、左ページに示した３つのチェック項目に照らして、該当する食品やメニューに印をつけてみましょう。CKDの食事療法で制限しなければならない塩分やエネルギー量の多いものをチェックするわけです。

こうして記録とチェックを繰り返していると、１週間もしないうちに、あなたの食行動が変わってくるかもしれません。買おうとした食品や注文しようとしたメニューが、チェック項目にあったと気づくからです。

そこで、代わりに何を選んだらよいか、考えてみましょう。本書に掲載した正解を知る前に、自分なりに考えてみることで、正解を知ったときの納得度が上がります。納得できれば、不満は自然に消えていくものです。そうなれば食事療法の効果もぐんと上がります。

●食事記録でチェックしたい3項目

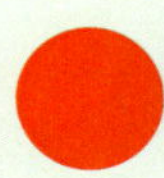

塩分の多い食品・メニュー

加工食品に塩分が多いことに注目しましょう。できるだけ手作りを心がけるだけで、減塩効果があります。手作りでも、汁物は一定の濃度がないとおいしくないので、塩分が高くなりがち。汁の量を減らす工夫（95ページ参照）が必要です。

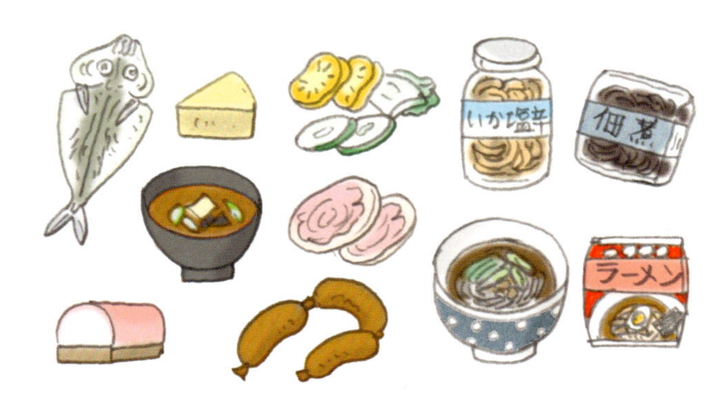

干物　チーズ　漬け物　塩辛　つくだ煮　練り製品　ハム
ソーセージ　汁物　めん類（そば、うどん、ラーメン）即席めん

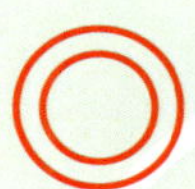

高エネルギー食品

洋菓子は高エネルギーのうえ、血糖値や中性脂肪を上げやすいので要注意です。脂肪の多い肉や魚も要注意。魚の脂肪は健康によいといっても、とりすぎれば血糖値や中性脂肪を上げます。

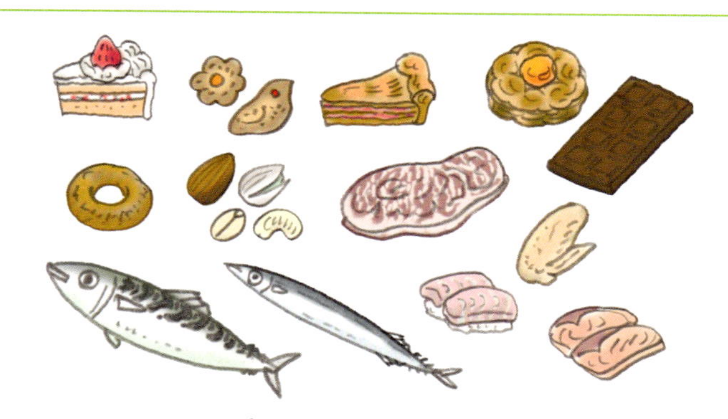

ケーキ　クッキー　パイ菓子　ペストリー類　チョコレート
揚げ菓子　ナッツ類　霜降り肉　鶏の皮　さば　さんま　はまち
まぐろのとろ

高塩分・高エネルギーの外食メニュー

チェックしたいのは、こってり味が人気のメニュー。こってり味の正体は高脂肪・高塩分。味のバランス上、主食の量も多くなるので、高エネルギーになります。CKD の食事療法に照らすと、１品で塩分は１日分近く、エネルギー量は２食分にもなるメニューも少なくありません。

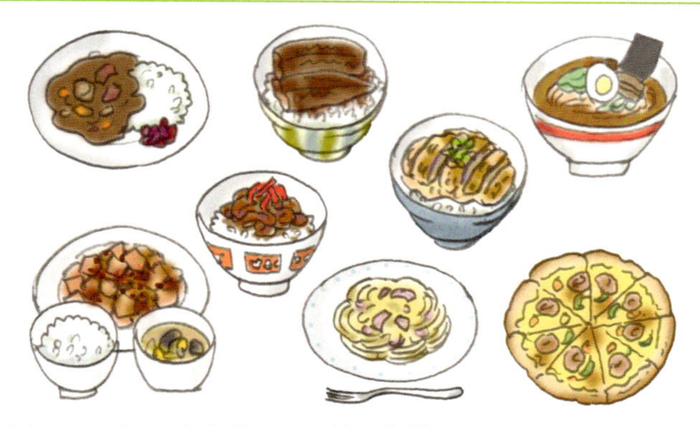

カレーライス　うな丼　カツ丼　牛丼
中華料理の定食（酢豚、マーボーどうふ、チンジャオロースーなど）
ラーメン　ピザ　パスタ

あなたはどのタイプ？　塩分のとり方チェック

食事の選択以上に、塩分は無意識にとってしまっているものです。自分がどんなとり方をよくしているか、チェックしてみましょう。どこを修正すれば減塩しやすいかが見えてきます。

自分に該当すると思われる□に✔チェックを入れてください

	チェック欄✔	
1		□ 和食が好き
2		□ 食べてみる前に、料理にしょうゆやソースをかけてしまう
3		□ 家族や友人から、濃い味が好きだと言われる
4		□ カレー、シチュー、おでんなどの煮込み料理が好き
5		□ 薄味に挑戦したが、長続きしなかった
6		■ １日１杯以上、みそ汁、すまし汁、スープを飲む
7		■ ごはんには漬け物やつくだ煮を欠かさない
8		■ ハムやウインナソーセージ、チーズをよく食べる
9		■ 魚は刺し身より、干物や西京漬けなどの味のついているものをよく食べる
10		■ カップめんやインスタントスープをよく利用する
11		○ 昼は外食が多い
12		○ 夕食は家より外でとることが多い
13		○ コンビニやファーストフードをよく利用する
14		○ 朝食は会社で食べることが多い
15		★ 人から「よく食べるね」と言われる
16		★ 外食では１人分では足りないことがある（回転ずしは５皿以上）
17		★ １日３回以上、食事をする
18		▲ スポーツ飲料や野菜ジュースを毎日500mL以上飲む
19		▲ 調理にインスタントだしのもとをよく使う
20		▲ ごはんよりパンやめん類をよく食べる
21		◎ 調味料は減塩製品を利用している
22		◎ 刺し身や焼き魚、揚げ物などは調味料をあまり使わずに食べる
23		◎ みそ汁や漬け物はあまり口にしない
24		◎ 外食を控え、自炊を心がけている

集計してみましょう

1. チェックがついた各マークの小計は?

□(　　)個　■(　　)個　○(　　)個　★(　　)個
▲(　　)個　◎(　　)個

2. ◎以外のチェックの総合計は?

個

評価 & アドバイス

◎以外のチェックの総数は塩分摂取量に比例

0～5個 …… 現在のところ、大きな問題はありません。引き続き、この調子でがんばりましょう。

5～10個 …… CKDを進行させないために、食事をはじめ、生活習慣の見直しをしましょう。

10個以上 …… 医師や栄養士による栄養指導が必要です。改善しなければ、CKDの進行が心配されます。

数の多いマークは、食生活の傾向を示しています

□が多い …… 濃い味つけを好む傾向があります。酸味や香り、辛味など、いろいろな味を楽しみましょう。

■が多い …… 汁物や漬け物、加工食品など、塩分の多い食品を好んで食べています。これらに代わるメニューや食品を考えましょう。

○が多い …… 外食が多く、そのために塩分摂取量が多くなりがちです。外食の選び方を考えましょう。

★が多い …… 食べすぎです。薄味でもたくさん食べたのでは元も子もありません。節食を心がけて。

▲が多い …… 見えない塩分が積み重なって塩分摂取量が多くなりがち。スポーツ飲料やパン、調味料にも塩分があることを忘れずに。

◎が多い …… 塩分摂取量のコントロールができています。引き続き塩分控えめを心がけましょう。

減塩に成功するための６つのメソッド

減塩は、自分が長年親しんできた塩味のベースを改めること。腎臓を守るには慣れるしかありません。でも、おいしさを犠牲にしない方法を選べば、苦痛なく減塩できます。その６つのメソッドを紹介します。

「食塩１日6g」はこれまでのほぼ半分！

CKDの食事療法では、塩分は１日6g未満と指示されます。日本人の成人の塩分摂取量は平均9.9g。ただし、男性は10.8g。60代に限れば11.4gです。これまでの半分とイメージしてください。

日本人の食塩摂取量の平均値（20歳以上）

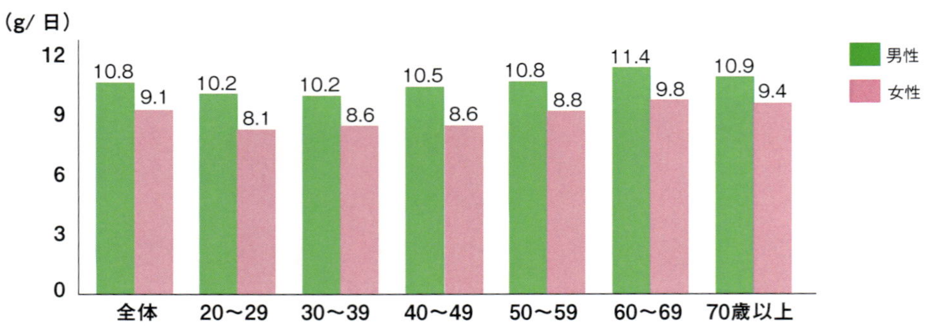

出典：厚生労働省「平成29年国民健康・栄養調査報告」

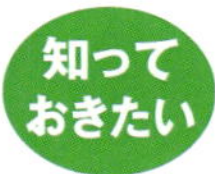

塩分とナトリウムの関係

腎機能が低下すると体内のナトリウムの排泄が悪くなるから、塩分を控えなければならない、といわれます。ところが加工食品などの栄養表示を見ると、「ナトリウム」と「食塩相当量」とが併記されていて、ナトリウムと食塩は同じではないの?と、とまどうかもしれません。まずは、食塩と塩分とナトリウムの関係をよく理解しましょう。

塩分 ＝ 食塩相当量

NaCl

ナトリウム Na^{+}　　塩素 Cl^{-}

食塩とは

ナトリウム(Na)と塩素(Cl)の化合物、塩化ナトリウム(NaCl)を主成分とする調味料。体内では水にとけ、それぞれがイオンとして機能している。

ナトリウムとは

食塩の主成分となるほか、生鮮食品や海藻などの天然食品のほとんどにミネラルのひとつとして含まれる。生体内では、ナトリウムイオンとして、体液の浸透圧(※)や量の調節などに働く。

塩分とは

食品中の塩化ナトリウムの量を示す。加工食品では、調味料の食塩に加えて、食品に含まれるナトリウムから計算した食塩相当量を合わせた数値を示す。ただし、0.1g未満は0と表示される。

※浸透圧の例…2つの水溶液が、一部の成分だけを通す膜で仕切られているとき、双方の水溶液に濃度差があると、低濃度側から高濃度側に水分が移動しようとして圧力が生まれる。

【計算式：ナトリウム量から食塩相当量を出す方法】

食塩相当量(g)＝ナトリウム(mg)× 2.54 ÷ 1000

食塩相当量　約1g　　＝ナトリウム400mg
食塩相当量　約0.25g＝ナトリウム100mg

と覚えておくと便利です

【実例：実際の食品の栄養表示】せんべい1枚22gあたり

エネルギー	タンパク質	脂質	炭水化物	ナトリウム	食塩相当量
82.9 kcal	1.7g	0.1g	18.6g	167mg	0.42g

外食・調理済み食品を控えよう

▲……調理済み食品・市販食品　●……外食メニュー

●なべ焼きうどん
●焼肉定食
●豚しょうが焼き定食
●焼き魚定食
●オムライス
●うな重
●えびマカロニグラタン
●スパゲッティ・カルボナーラ

25　30　タンパク質（g）

↘ダイエットのための外食カロリー BOOK』（主婦の友社）、『腎臓病食品交換表』（医歯薬出版）

外食は調整できるメニューを

外食は総じて高塩分・高エネルギー。どんぶり物はタンパク質も多めなので、控えるほうが無難です。

定食物も高塩分・高タンパク質ですが、みそ汁や漬け物を残せば塩分が、魚や肉を残せばタンパク質が減らせます。外食に頼らざるを得ない人は、そうした調節のきくメニューを選び、何を残せばよいか、何が足りないかを考えて食べるようにしましょう。

調理済み食品は表示をチェック

調理済み食品は一般に、タンパク質はそう多くありませんが、意外に塩分が多いもの。左の図を参考に、パッケージの表示をしっかりチェックして選びましょう。生鮮食材を組み合わせて、使用量を減らすなど、使い方も工夫してみましょう。

●外食と調理済み食品の、塩分とタンパク質の目安

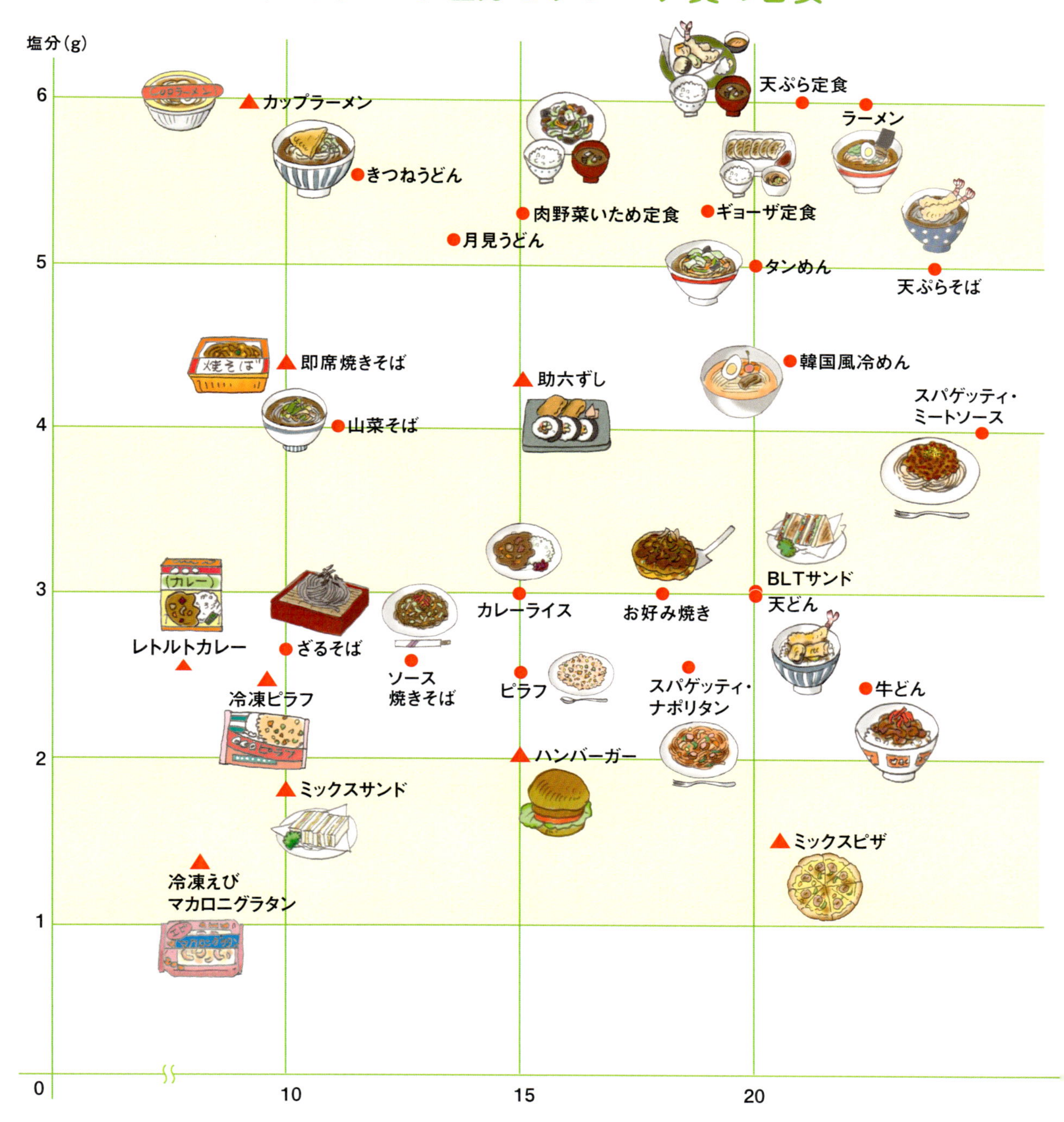

注）図は、それぞれのメニューの１人分の塩分とタンパク質の目安量を示しています。外食は同じメニューでも、店によって具も味つけもさまざまです。そこで以下の資料を参考に平均的な値を目安量としました。調理済み食品は定番商品の栄養価を目安にしています。

資料：『毎日の食事のカロリーガイドブック』『外食のカロリーガイド』（以上、女子栄養大学出版部）、『目で見る！　毎日の食事カロリー辞典』（Gakken）、『決定版 ↗

食材も調味料も正確にはかろう

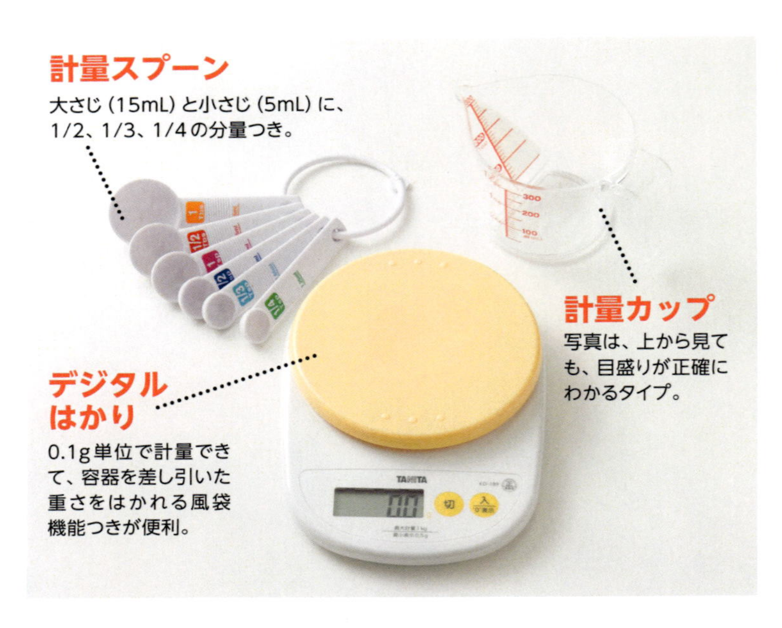

計量スプーン

大さじ（15mL）と小さじ（5mL）に、1/2、1/3、1/4の分量つき。

計量カップ

写真は、上から見ても、目盛りが正確にわかるタイプ。

デジタルはかり

0.1g単位で計量できて、容器を差し引いた重さをはかれる風袋機能つきが便利。

食材の正味重量が味つけの基準

味かげんは、食材に対する調味料の割合で決まります。したがって、調味料を調整する第一歩は食材の重量を正確にはかることです。

食材は必ず、味をつける状態、つまり皮や骨などを除いた正味の重量をはかります。汁物の味は水分に対する濃度によって決まるので、だしやスープの量も正確にはかりましょう。

塩は「指ばかり」も活用して

指の太さ、指先の乾燥ぐあいなどによって、つまめる量は異なるので注意する。

指3本
ひとつまみ
約0.5g

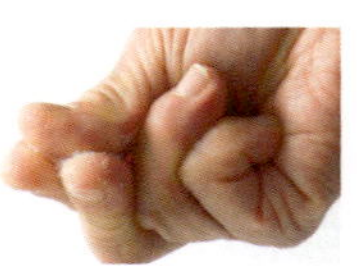

指2本
ひとつまみ
約0.3g

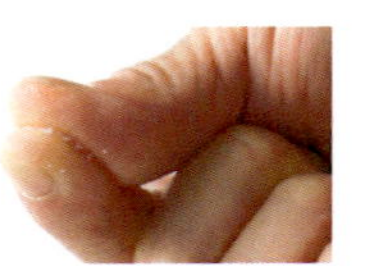

食塩は小さじ1/5（1mL）の計量スプーンがあれば、1gが正確にはかれる。写真の下（和田助製作所18-8ステンレス製　極厚計量スプーン）は最小が1mL。上（OXO（オクソー）メジャースプーン）の最小は小さじ1/8。塩0.6gがはかれる。

調味料を正確にはかるポイント

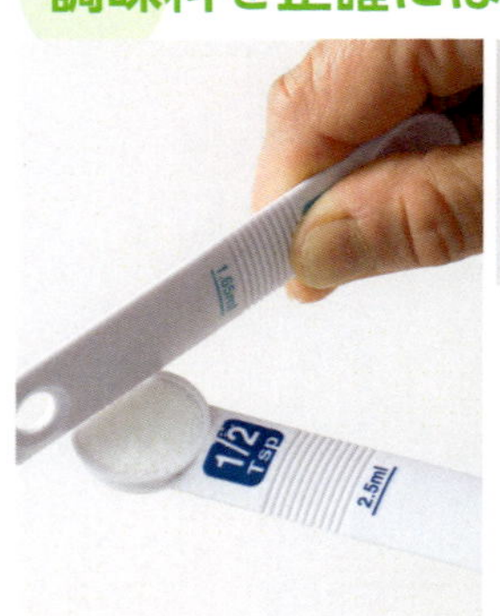

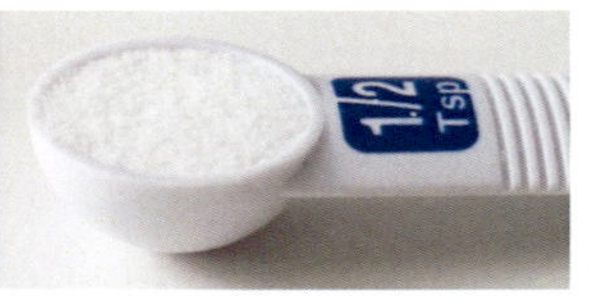

●粉類はすりきりに

多めにすくってから、ほかのスプーンの柄やナイフなどで、柄の付け根からスプーンの先に向かって平らにすりきる。

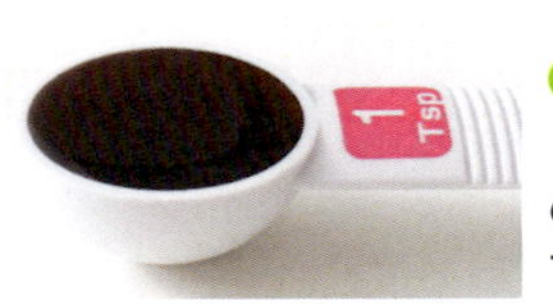

●液体は表面張力込みで

表面張力でスプーンの縁から盛り上がるまで満たした状態が1杯。

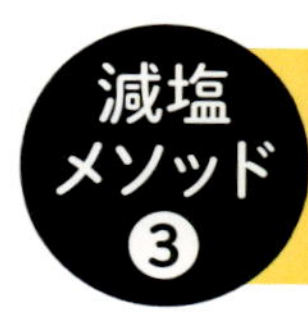

薄塩・減塩調味料を活用しよう

知っておこう調味料の塩分

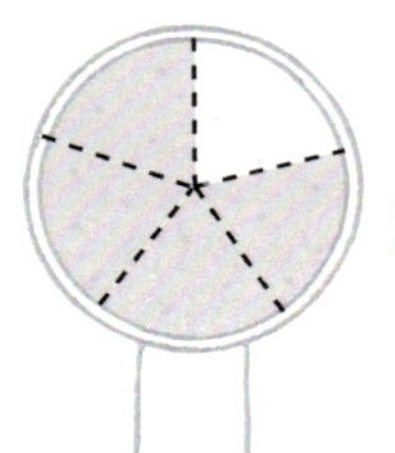

= 塩分 1.0g

塩1g
（小さじ 1/5）

※目安量は水分の多いあら塩（並塩）や天然塩の場合。水分が少なくサラサラとした食塩や精製塩は、小さじ 1/6 が1g。

塩分1.0gにあたる量を知っておこう

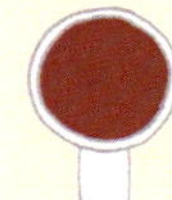

濃口しょうゆ 7g
小さじ１強

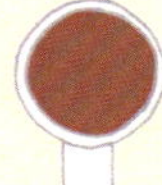

薄口しょうゆ 6g
小さじ１

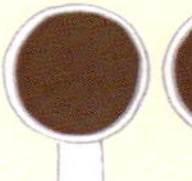

ウスターソース 12g
小さじ２

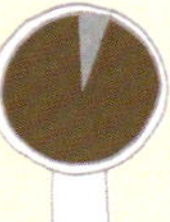

中濃ソース 17g
大さじ１弱

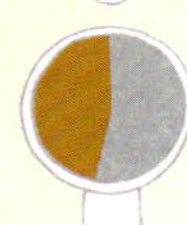

淡色辛みそ 8g
大さじ 1/2 弱

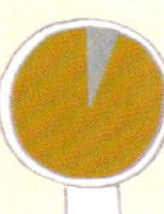

甘みそ 16g
大さじ１弱

たっぷり使える薄塩調味料（塩分 1.0g の量）

トマトケチャップ

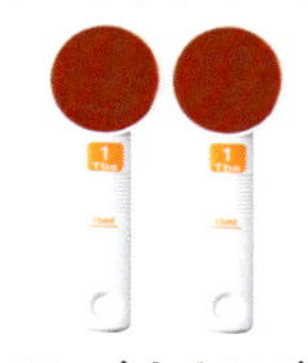

30g（大さじ2）

三杯酢

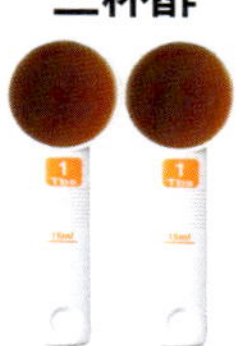

36g（大さじ2）

マヨネーズ（全卵型）

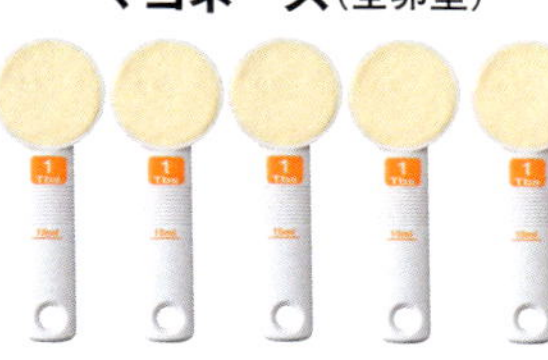

60g（大さじ5）

タルタルソース

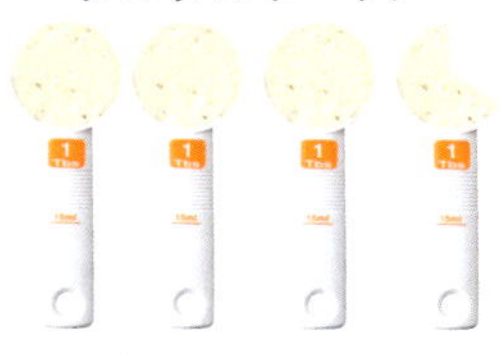

55g（大さじ3と2/3）

減塩調味料は塩分３〜５割減。低カリウム＆低リン製品も。

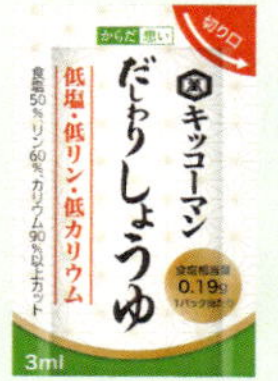

からだ想い だしわりしょうゆ /
キッコーマン
1袋（3mL）
食塩相当量 0.2g

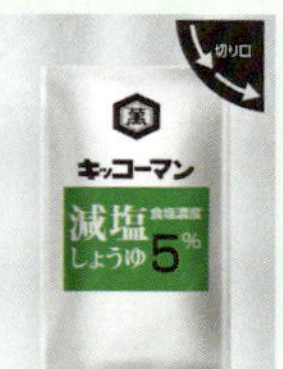

食塩濃度 5% 減塩しょうゆ /
キッコーマン
1袋（5mL）
食塩相当量 0.3g

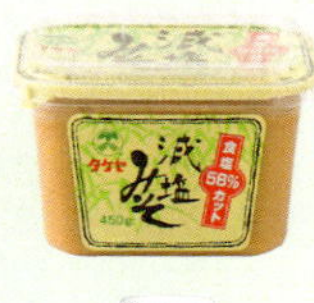

タケヤ減塩みそ /
竹屋
大さじ1
食塩相当量 0.9g

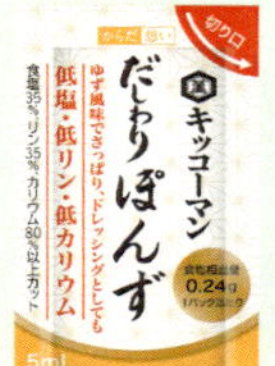

からだ想い だしわりぽんず /
キッコーマン
1袋（5mL）
食塩相当量 0.2g

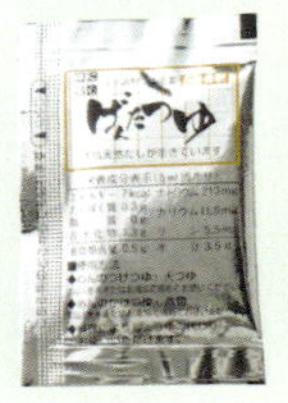

げんたつゆ /
キッセイ薬品工業
1袋（5mL）
食塩相当量 0.5g

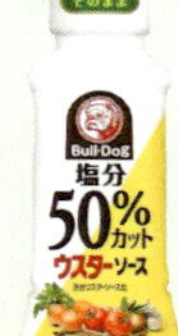

塩分 50% カット ウスターソース /
ブルドックソース
大さじ1
食塩相当量 0.6g

目に見えない塩分をカットしよう

下ゆでの塩はできるだけカット

下ゆでの塩は、緑黄色野菜のアクを減らし、緑色を鮮やかにするため、パスタの場合はコシを強くするため。でも、下ゆでの塩の一部は、右に示したように、野菜やパスタに残ります。減塩のためには、塩を入れない選択肢もあります。最近の野菜はアクが少ないからです。パスタは、0.3％塩分の湯でゆでてもコシが出ます。

下調理の塩もはかって最小限に

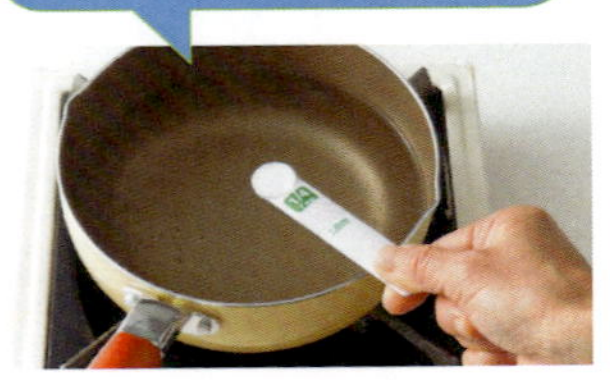

青菜……0.5％塩分の湯でゆでると、0.2％の塩分を吸収

パスタ……1.5％塩分の湯でゆでると、1.0％の塩分を吸収

魚の下塩は半分でOK

魚の下塩は、身をしめて生ぐさみを除くため。塩を振って10分おくと半量が吸収されます。時間がたつほど吸収量は増えるので、長くおかないこともポイント。砂糖にも脱水作用があるので、塩の半分を砂糖にかえても大丈夫。

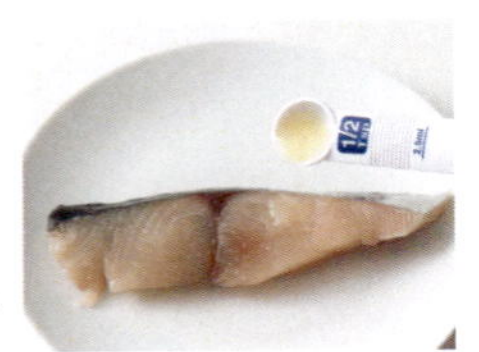

魚の下塩は、魚の1.0％の塩を振ると、0.5％の塩を吸収。さっと洗って水けをしっかりふき、しょうが汁や酒を振れば生ぐさみ対策は完璧。

見落としがちな加工食品の塩分

これだけで塩分0.5g分

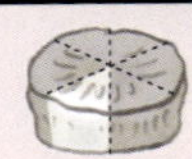

チーズ（ナチュラル）25g

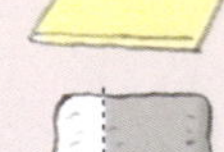

スライスチーズ1枚（17g）

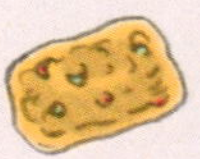

さつま揚げ小1枚（30g）

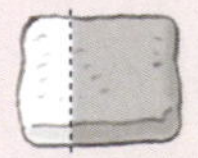

はんぺん大1/3枚（33g）

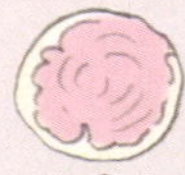

ロースハム1枚（20g）

ウインナソーセージ小1本（25g）

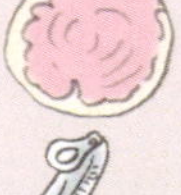

ツナオイル漬け缶小1/2缶強（50g）

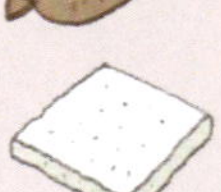

食パン8枚切り1枚（耳なしで40g）

ドリンク類も要注意！

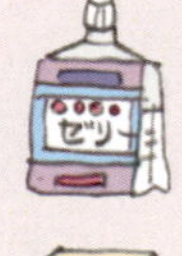
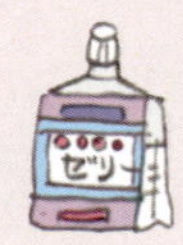

ゼリー飲料1パック（180g）塩分0.2～0.4g

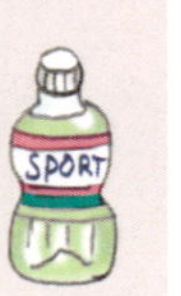

スポーツ飲料1本（340mL）塩分約0.4g

塩化ナトリウムのほか、アスパラギン酸やグルタミン酸ナトリウムなども含まれている。

調製豆乳・豆乳飲料1本（200mL）塩分0.2～0.4g

無調整豆乳は塩分ゼロ。

野菜ジュース1本（190mL）塩分0.7～1.0g

トマトジュースも同じくらい。食塩無添加製品を選ぶとよい。

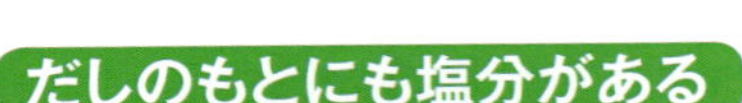

だしのもとにも塩分がある

インスタントだしの塩分

インスタントだしにも塩分があるので、その分を計算に入れて量を控えましょう。きのこ、しょうがやねぎ、セロリや玉ねぎなどの香味野菜を加えるとうまみが引き立ちます。また、減塩製品を使えば、だしの量を控えずにすむのでうまみがより生きます。

和風顆粒だしのもと小さじ1（3g）	塩分 1.3～1.8g
中華風顆粒だしのもと小さじ1（3g）	塩分 1.1～1.3g
洋風固形スープ1個（4g）	塩分 2.1～2.3g

だしのもとも減塩製品を

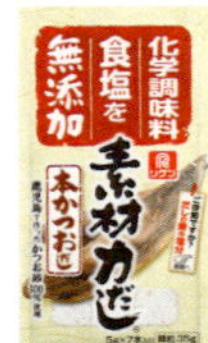

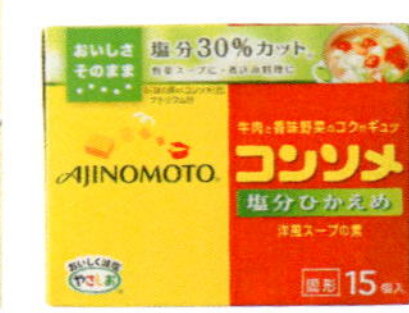

化学調味料・食塩無添加の和風天然だしでも、天然素材由来の0.2～0.3gの塩分がある。手作りの天然だしも同じ。

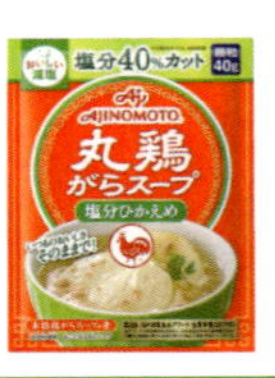

洋風や中華風のだしのもとは減塩製品があまりないが、うまみが強いので、普通商品を指示量の半分にして使ってもよい。

減塩メソッド⑤ 口に入る塩分を減らそう！

汁　120mL
塩分 0.8g

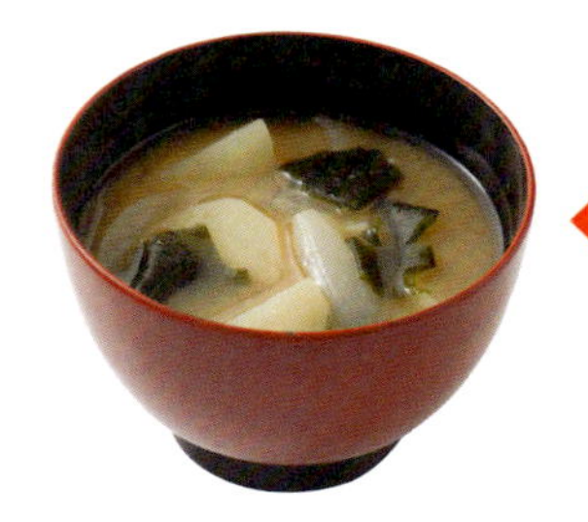

具を増やすと、
それだけ汁が
減って減塩に

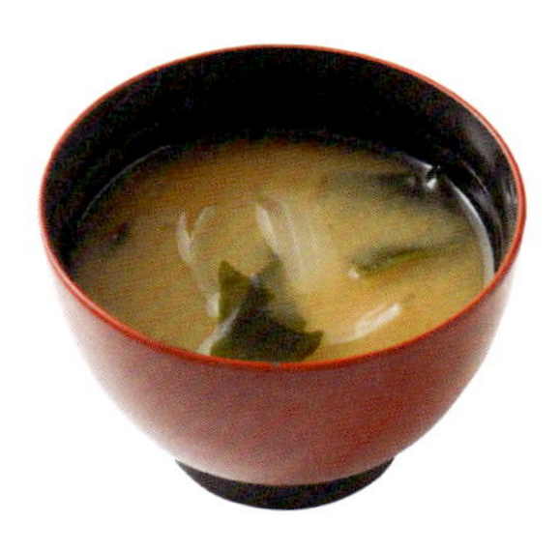

汁　180mL
塩分 1.2g

汁物は具だくさんにして浅い器に

汁　90mL
塩分 0.64g

浅い器に盛ると
容積が小さいので、
同じ味でも減塩に

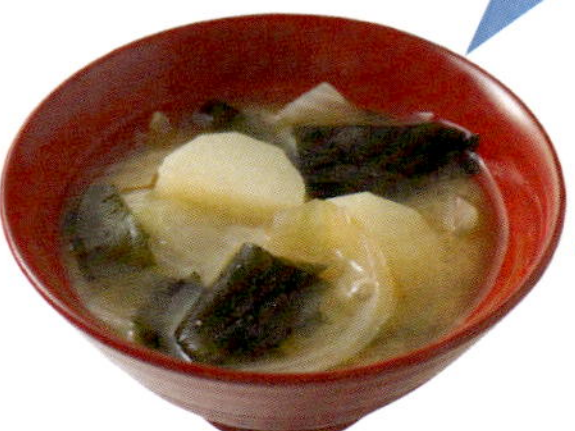

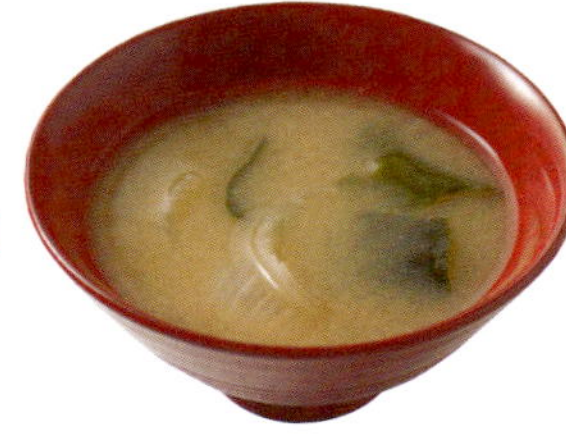

汁　140mL
塩分 0.96g

浅い器に盛ると容
積が小さいので、
同じ味でも汁の量
が減り、減塩に

かけじょうゆも、しょうゆ差しを変えれば減塩可能

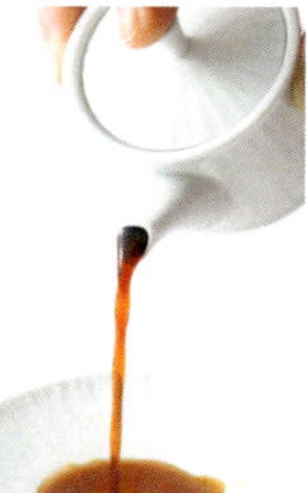

傾けて注ぐ普通のしょうゆ差しは、かけた
量がわかりにくいので、一度、ほかの器に入
れて量をはかってからかけると安心。

**軽くひと押しして
出た１滴をはかる
と、約0.3mL**

キャップの頭を押して出
す「プッシュワンしょう油
差し」は、少量ずつ小出
しにできるので、かける
量を加減しやすい。

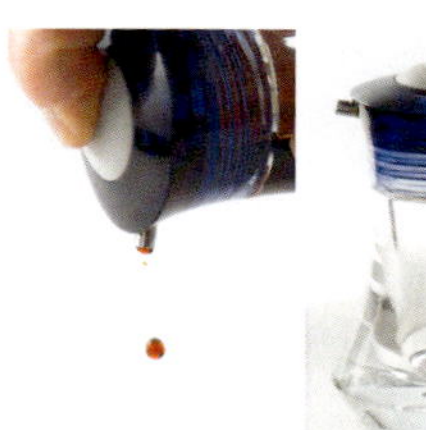

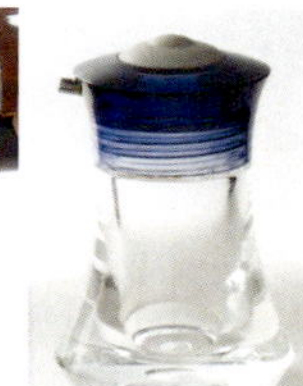

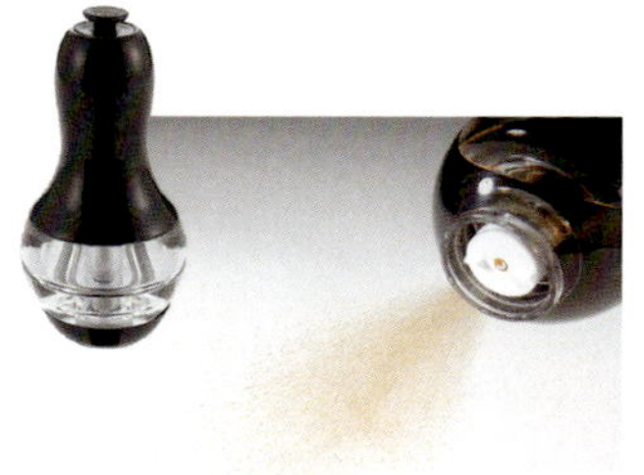

ボタンを押すと霧状になったしょうゆ
が0.1mL出る。塩分はわずかでも、広
がる香りと色で満足感が味わえる。

しょうゆが霧状にスプレーできる「ソイミスター」。

つけじょうゆは
つけ方次第で大きな差が出る

べったりつけるとしょうゆ2g（塩分0.3g）

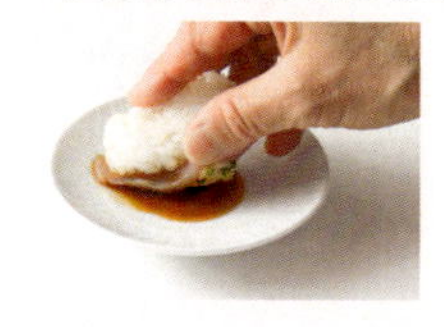

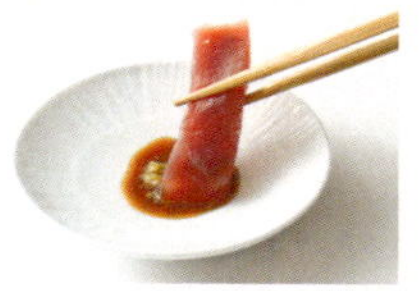

先にだけつければしょうゆ1g未満に

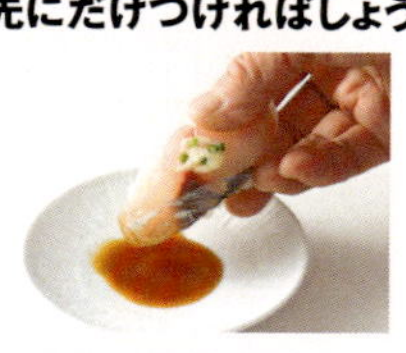

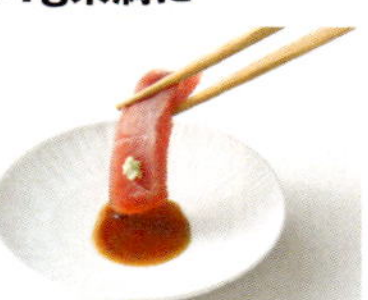

薬味をのせて口に運べば、薬味の香りが先に
立って、しょうゆの少なさを補ってくれる。

塩味以外の「味」を活用しよう！

減塩を成功させる最大のポイントはおいしいこと。その秘訣は、塩味にかわる「味」をプラスすることです。6つある「味」を組み合わせることで、薄味でも満足できるおいしさが生まれます。本書に掲載した魚料理と野菜料理を例に、「味」の組み合わせを紹介します。

野菜料理の「味」の組み合わせ例

野菜の中でも葉菜は特にうまみが少ないため、削り節やのりなどでうまみを補いますが、それだけでは1%以上の塩分が必要です。減塩の最強「味」は、うまみと油脂のコク。さらに香りもあわせ持つごまは頼もしい助っ人です。じつは甘みもうまみを補強する「味」の仲間。酸味や辛みなどのアクセント味とあわせて使うと効果的です。

おひたしでは
塩分が多いけれど…

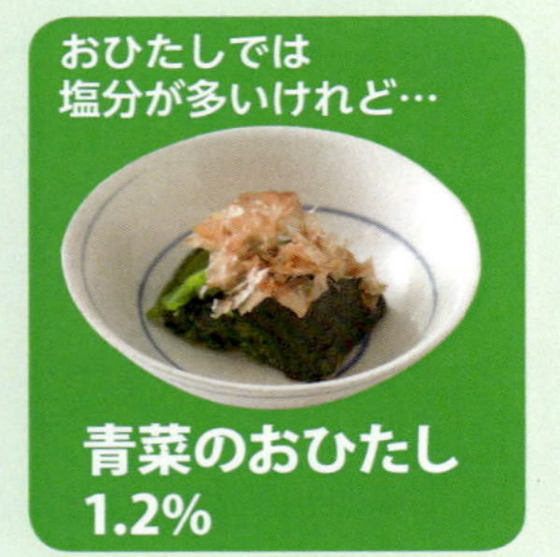

青菜のおひたし
1.2%

塩味にかわる6つの「味」

最強の「味」は食材のうまみです。魚や肉、だしのほか、トマトやきのこもうまみの宝庫。油脂のコクはその補強役、酸味、辛み、香り、焼いたり揚げたりした香ばしさも、うまみの引き立て役です。

 うまみ　辛み　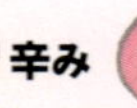 酸味

油脂のコク　 香り　香ばしさ

しゅんぎくのごまあえ 1.0%

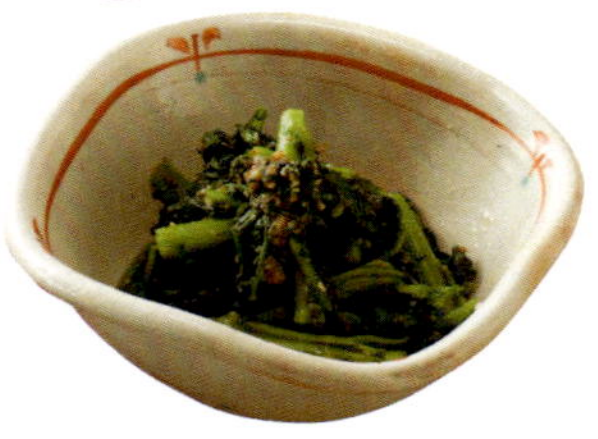

ほうれんそうとえのきだけのおひたし 0.5%

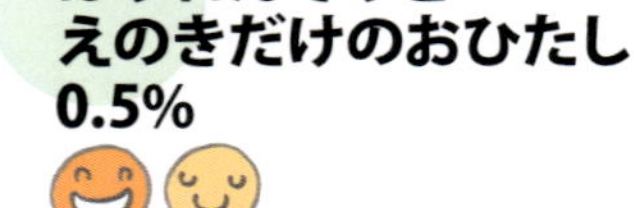

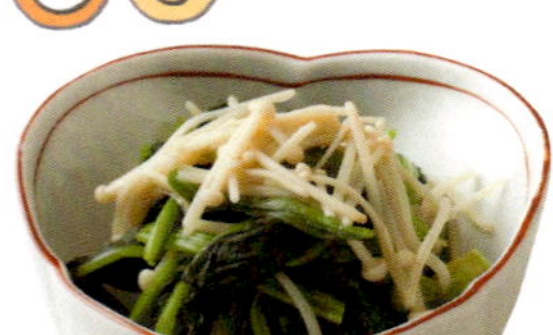

たけのこのから揚げ 0.6%

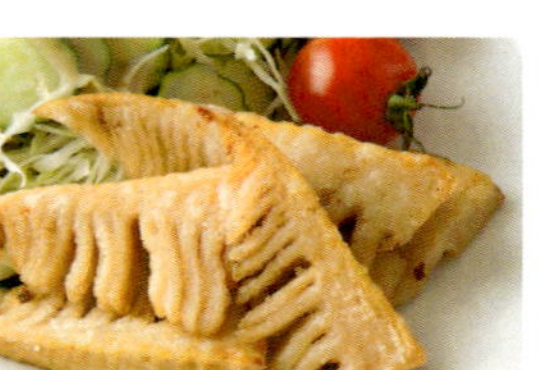

きのことなすのバルサミコ酢いため 0.8%

 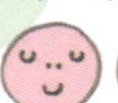 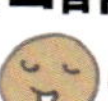 

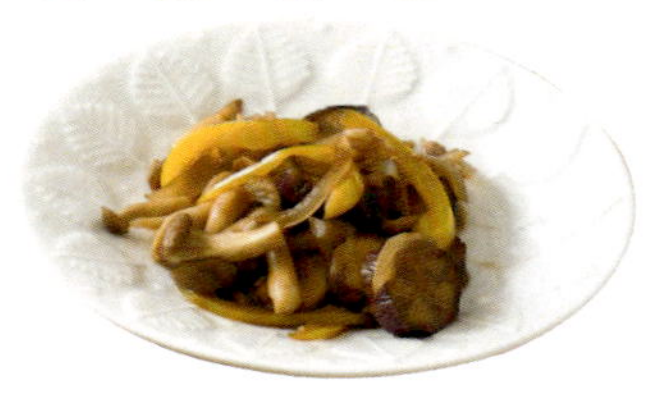

にんじんしりしり 0.5%

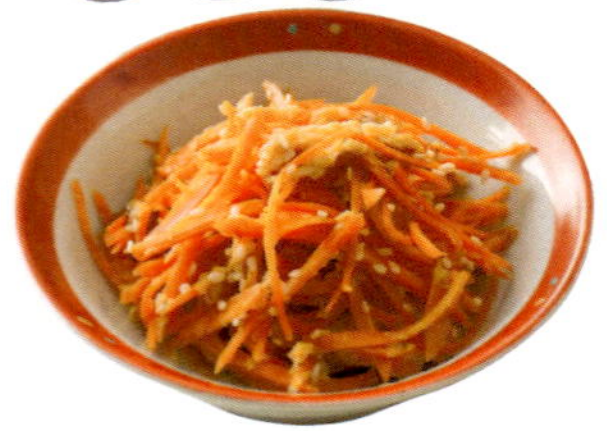

大根とにんじんの即席ピクルス 0.0%

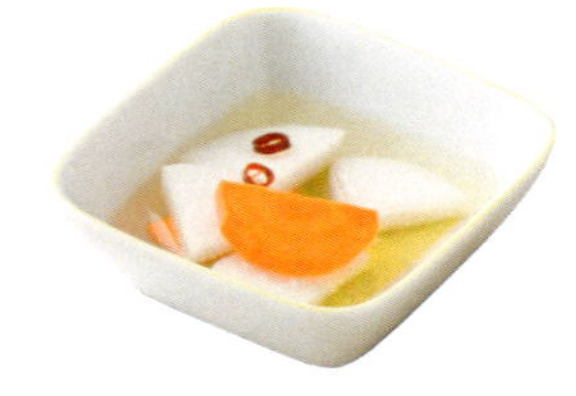

魚料理の「味」の組み合わせ例

魚料理で最も塩分が多いのは和風の煮魚です。焼き魚は香ばしさ、揚げ物やソテーは油脂のコクが加わるので薄塩でもおいしく、酸味や香りのアクセントを添えればさらに味がくっきりとして満足できます。

煮魚だと塩分が多いけれど…

さわらの煮つけ 1.2%

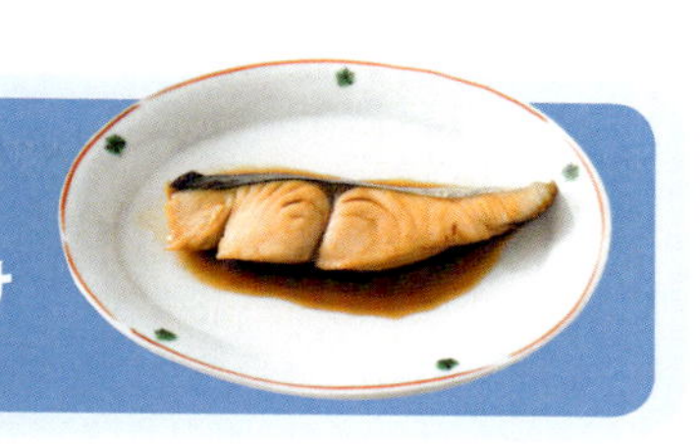

あじのから揚げ 0.4%

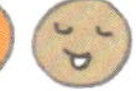
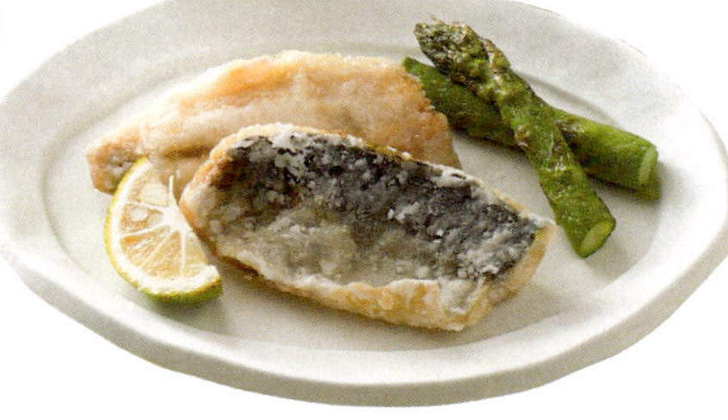

いわしのかば焼き 1.0%

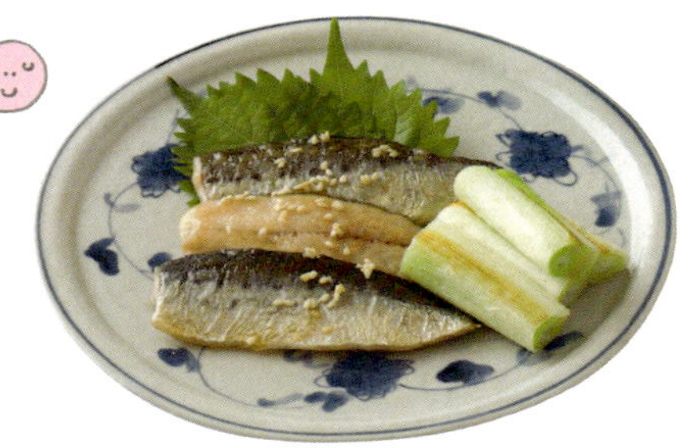

まぐろとアボカドのサラダ 0.6%

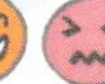

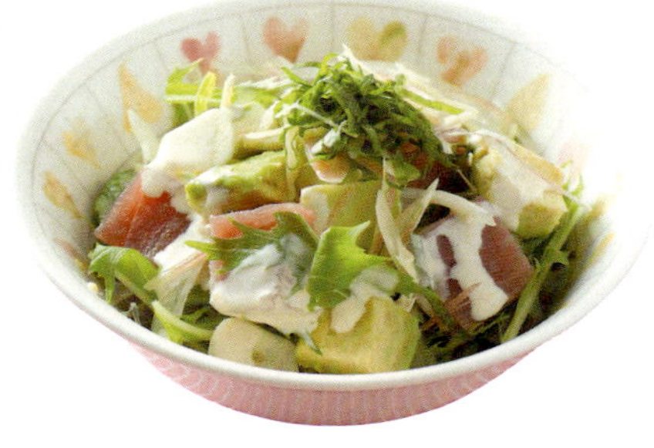

たらの柚香焼き 0.5%

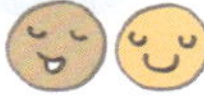
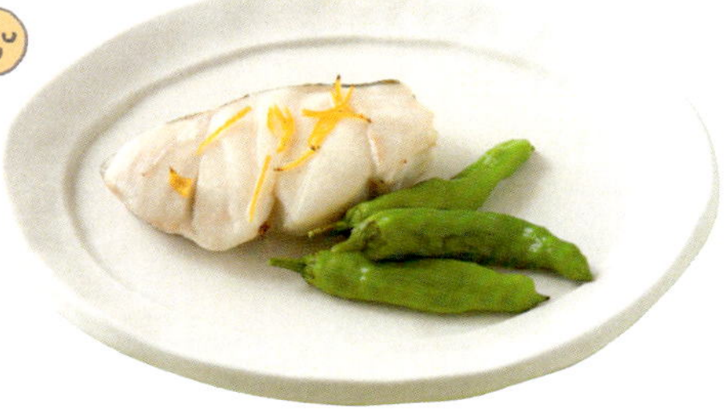

たちうおのレモンバターソース 0.3%

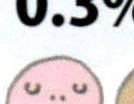
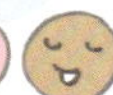

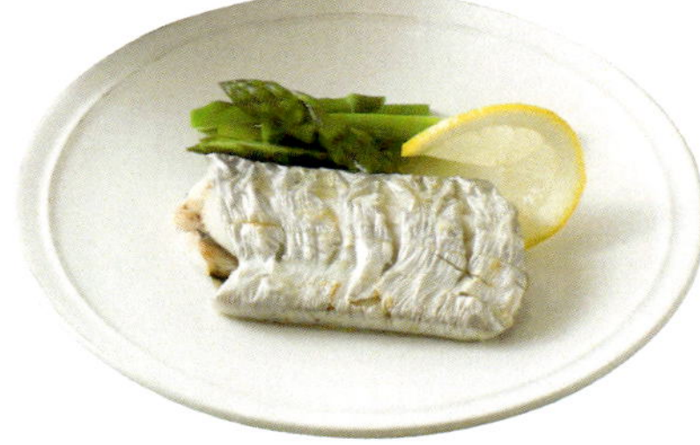

たらの香草パン粉焼き 0.3%

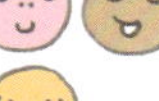
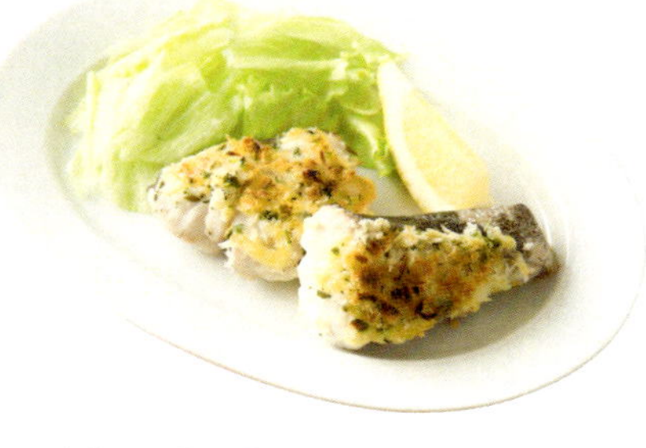

※各料理に添えた数字は、食材に対する塩分の割合です。食材の分量が異なれば、同じ味つけでも塩分の量は異なるからです。塩分の割合が低いほど薄味であり、食材の量が同じなら塩分が少ないということを示します。

※※さわらの煮つけと青菜のおひたしのほかは、本書の献立に登場する料理です。献立では減塩調味料を使っていますが、ここでは比較のために、普通調味料を使った場合の塩分に換算しています。

カリウムを制限するには

カリウムの制限はCKDのステージG3b以上に進行した場合ですが、それ以前でも、高カリウム血症と 診断されると、医師からカリウムの摂取量を制限するよう指示されます。高カリウム血症は悪化すれば心臓に影響を与えます。カリウムを制限する方法は2つ。食材の選び方と調理法による除去です。

カリウムが多い食品を知っておこう

カリウムというと野菜や果物に多いというイメージがありますが、肉や魚、大豆製品、乳製品など、タンパク質食品にも含まれています。したがって、タンパク質のとりすぎによって血液中のカリウムが増えてしまうこともあるので注意しましょう。飲み物にも意外に多いもの。比較的少ないのは、麦茶、玄米茶、紅茶、コーラ、サイダーですが、制限が必要になったら、治療用の低カリウム飲料を利用すると安心です。

カリウムの多い食品（1）

資料作成：東京慈恵会医科大学附属病院栄養部

魚類（可食部80g中の含有量）
- さんま小1尾（152）
- いわし2尾（216）
- うなぎのかば焼き小1串（240）
- きんめだい（264）
- さば（264）
- 生ざけ（280）
- あじ（288）
- ぶり（304）
- かじき（304）
- 春かつお（344）
- きはだまぐろ（360）
- さわら（392）

肉類（生・可食部80g中の含有量）
- 牛バラ肉（152）
- 豚バラ肉（176）
- 牛ロース肉（216）
- 鶏もも皮つき肉（232）
- 豚ロース肉（248）
- 豚もも肉（264）
- 牛もも肉（264）
- 鶏レバー（264）
- 豚ヒレ肉（328）
- 鶏ささ身（336）

大豆製品・乳製品
- おから50g（115）
- 木綿どうふ1/3丁100g（140）
- プレーンヨーグルト100g（170）
- 牛乳200mL（300）
- アイスクリーム（高脂肪）200g（320）
- 納豆50g（330）

嗜好飲料
- 紅茶150mL（12）
- ウーロン茶150mL（20）
- ほうじ茶150mL（36）
- インスタントミルクココア1杯分8g（58）
- ドリップ式コーヒー150mL（98）
- コーヒー飲料250mL（150）
- りんご100%ジュース200mL（154）
- ビール500mL（170）
- インスタントコーヒー1杯分5g（180）
- ココナッツウオーター150mL（345）
- オレンジ濃縮還元ジュース200mL（380）
- 玉露茶150mL（510）

mg 0 50 100 150 200 250 300 350 400

※（　）内の数値はカリウムの含有量（mg）。

本書の栄養価は、「日本食品標準成分表2016」（文部科学省科学技術・学術審議会資源調査分科会報告）に基づいて計算しています。

野菜は下調理で約３割カットできる

カリウムは水にとけるので、下ゆでや水にさらす下調理で減らすことができます。ただ、下調理による減少率は厳密ではないので、食品中の含有量は多めに見積もっておくと安心です。

果物は生を缶詰めにかえてカットしよう

果物はビタミンＣを補給する意味でも、できるだけ生で食べたいのですが、つい食べすぎがち。ドライフルーツは含有量が桁違いに多いので量をぐんと控えましょう。制限が必要になったら、缶詰めを利用すると安心です。

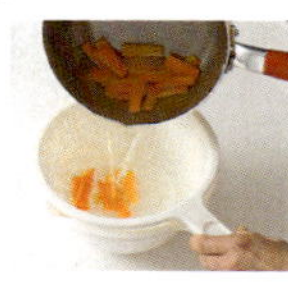

ゆでる

野菜をゆでると、カリウムの 20 ～ 45% が除去できます。わかめやひじきも一度ゆでこぼすと効果的です。肉や魚も薄切りをしゃぶしゃぶのようにゆでると、カリウムとともにリンも多少なりとも除去できます。

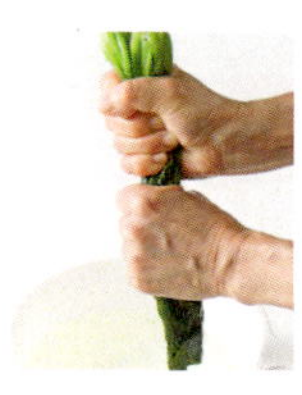

水けをしぼる

ゆでて水にとったあと、水けをよくきることも重要です。とくに葉菜はしっかりしぼることで、組織の中に残っているカリウムをさらに除去することができます。

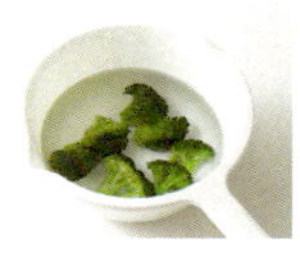

水にさらす

ゆでたあと、水にさらして、表面にとけ出たカリウムを洗い落としましょう。セロリや玉ねぎ、ねぎ、水菜、きゅうり、レタスなど、生食したい野菜も、生のまま薄切りにしたりちぎって水にさらすことで、カリウムが除去できます。

カリウムの多い食品（2）

資料作成：東京慈恵会医科大学附属病院栄養部

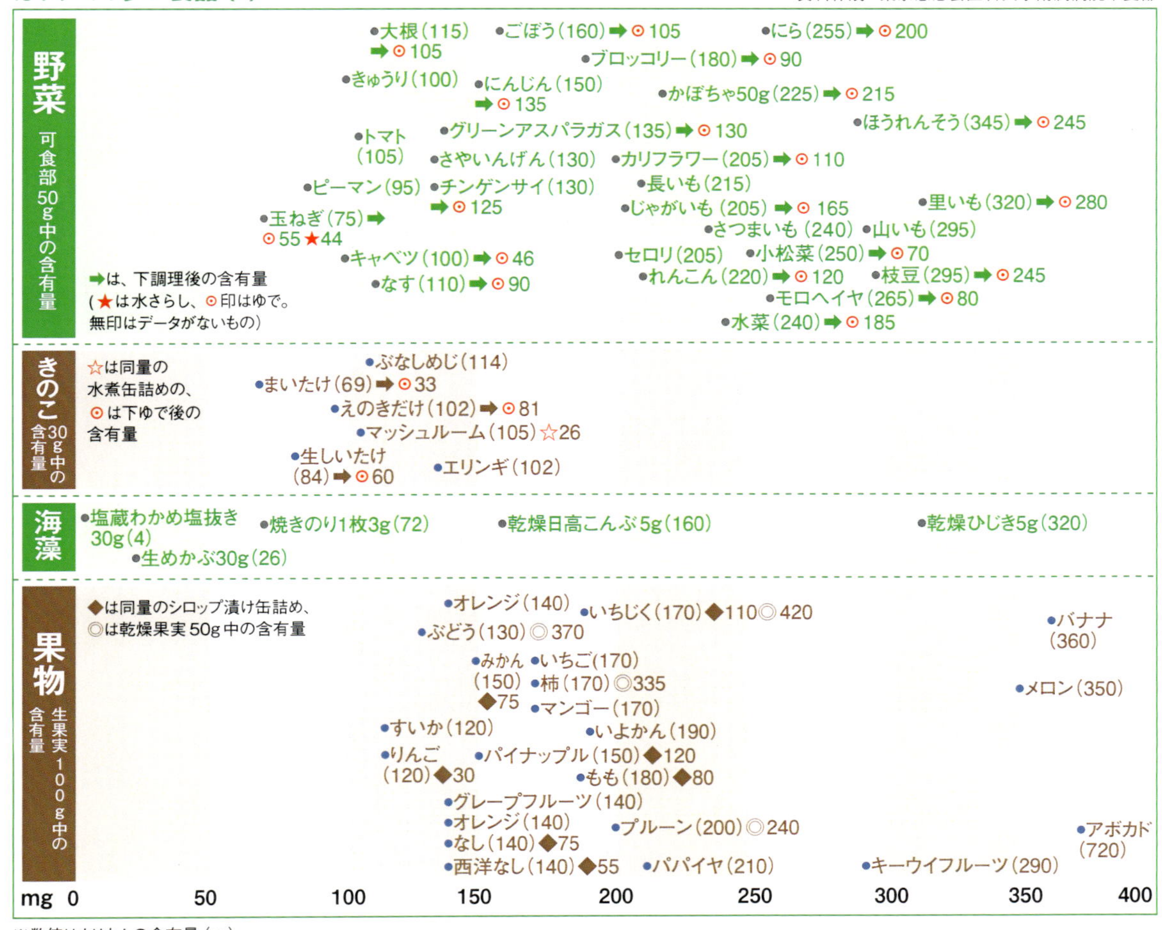

※数値はカリウムの含有量（mg）。

リンを制限するには

リンの摂取制限は、基本的に透析導入後です。リンはタンパク質食品に多く含まれるため、透析導入前のタンパク質摂取量を厳守していれば、リンの過剰摂取は防げるからです。ただ、食品の選び方を誤ると、予想外にリンをとりすぎてしまうこともあります。
リンは調理による除去はあまり期待できないので、食品選びと量の調整がポイントです。

透析中のリンを制限するコツ

1. 十分な透析
2. 食事中のリンの制限
3. 経口リン吸着剤の正しい服用※

※透析療法と食事療法だけでは血液中のリンの値をコントロールできない場合、経口リン吸着剤を服用することがあります。吸着剤は食事の直前に飲むこと。3食のほか、乳製品が多くなりがちな間食のときにも必要です。外食もリンの多い食事になりがちなので、薬を携帯し、飲むのを忘れないよう注意します。

食事中のリンを減らすコツ

1. タンパク質の指示量を守る
2. 同じタンパク質量でも、リンの含有量が少ない食品を選ぶ
3. 主菜になりにくい種実類、乳製品、加工品、インスタント食品、菓子類を控える※

※賞味期限の長いゼリーなどの菓子類やインスタントめん、加工品や冷凍食品には、保存料やPh調整剤としてリン酸塩が含まれています。リンが分析されていない商品もあるので、添加物の表示に注意します。

リンの多い食品

資料作成：東京慈恵会医科大学附属病院栄養部

魚類
- さば水煮缶50g（95）
- ちりめんじゃこ10g（86）
- さば80g（176）
- まいわし80g（184）
- 春かつお80g（224）
- うなぎのかば焼き80g（240）
- ししゃも中3尾60g（258）
- わかさぎ80g（280）

肉類
- 卵1個（90）
- 牛ヒレ肉80g（100）
- 豚ヒレ肉80g（176）
- 鶏ささ身80g（176）
- 鶏レバー80g（240）

大豆製品
- 木綿どうふ1/3丁100g（110）
- 納豆50g（95）
- 蒸し大豆50g（140）
- 高野どうふ1枚20g（164）
- 生湯葉20g（200）

乳製品
- プレーンヨーグルト100g（100）
- プロセスチーズ20g（146）
- アイスクリーム（普通脂肪）120g（144）
- 牛乳200g（186）

豆・種実類
- ごま大さじ1（49）
- あずき（乾燥）20g（70）
- うずら豆30g（30）
- くるみ20g（56）
- アーモンド20g（96）
- そら豆（ゆで）50g（115）
- 甘栗100g（110）
- 枝豆（ゆで）100g（170）

菓子類
- あんパン1個80g（59）
- どら焼き1個90g（72）
- ホットケーキ1人前50g（80）
- ショートケーキ1個110g（121）
- クリームパン1個100g（120）
- カスタードプリン1個150g（165）

0　50　100　150　200　250　300　350　mg

※（　）内の数値はリンの含有量（mg）。
本書の栄養価は、「日本食品標準成分表2016」（文部科学省科学技術・学術審議会資源調査分科会報告）に基づいて計算しています。

Part 4

CKDの進行を防ぐ献立

食事療法の実践法を紹介します。まず、CKD（慢性腎臓病）のステージに応じて、1日に食べる食品と量を選ぶ方法を紹介します。それを実践する献立を、ステージG1・G2は1日分、ステージG3a、b・G4・G5は8日分に朝、昼、夕食献立合計11食分、透析食は1日分掲載しています。そのまま実行することで、献立の立て方が自然に身につきます。献立にはテイクアウトや外食も組み込んでいます。168 ～ 175ページの外食アドバイスも活用して、じょうずに力を抜くコツも体得してください。

献立の立て方を知っておこう

自分の適量を実践するには、実際にどんな食材をどのように組み合わせればよいかを知っておきましょう。106ページからの献立を利用すれば、栄養計算をしなくてもすみますが、献立の立て方を知っていれば、好きな食材を組み込んで、バリエーションを楽しむことができます。

献立メソッド 1　1日にとりたい食材の分類と適量を知る

まず、食材を「主食」「野菜」「いも類」「果物」「主菜になる食材」「調味料」の6つのグループに分け、1日のタンパク質とエネルギーの指示量を各グループに振り分けます。それぞれの食材のタンパク質とエネルギーの目安量も把握しましょう。よく使う食材は書き出しておくと便利です。指示量の振り分けは、CKDの食事療法のベースとなる指示量「タンパク質50g　1日1600～1800kcal」の場合を示します。タンパク質の指示量が40g、30gの場合は献立メソッド2（P104～105）に進んでください。

50 ＝ 1日の指示量「タンパク質50g　1600～1800kcal」の場合の各食材グループの目安量

主食　50 ＝タンパク質17.5g　800kcal

エネルギーを確保する主役だが、タンパク質オーバーに注意！

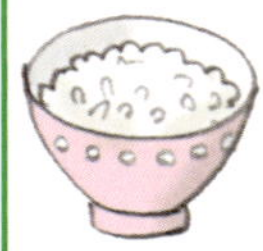

ごはん1杯 180g
タンパク質 4.5g
302kcal

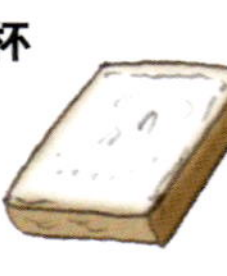

食パン1枚 80g
タンパク質 7.4g
211kcal

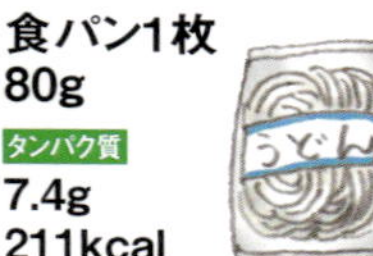

ゆでうどん 1食分200g
タンパク質 5.2g
231kcal

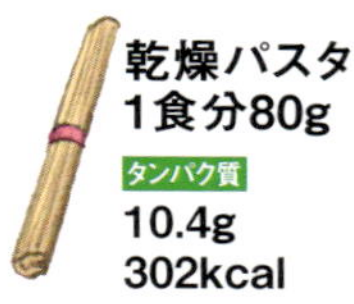

乾燥パスタ 1食分80g
タンパク質 10.4g
302kcal

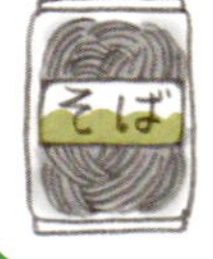

ゆでそば 1食分170g
タンパク質 8.2g
224kcal

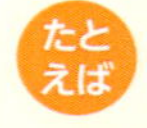

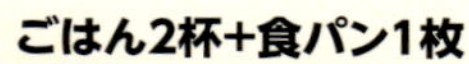

ごはん2杯+食パン1枚
➡50 16.4g　815kcal でほぼOK

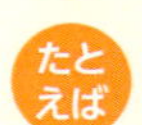

ごはん1杯+食パン1枚+乾燥パスタ1食分
➡50 22.3g　815kcal でタンパク質オーバー

野菜　50 ＝タンパク質3.0g　50kcal

1日200g以上とれる組み合わせに。

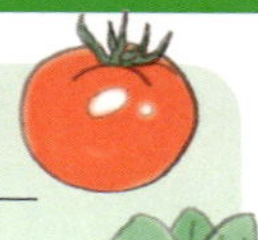

Aグループ　タンパク質が少なめ（100g当たり1.0g）

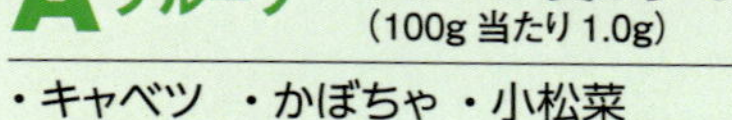

・キャベツ　・かぼちゃ　・小松菜
・大根　・ピーマン　・ほうれんそう
・にんじん　・トマト　・さやいんげん
・ごぼう　・なす　・グリーンアスパラガス
・白菜　・きゅうり　など

Bグループ　タンパク質が多め（100g当たり3.0g）

・ブロッコリー　・とうもろこし　・もやし
・カリフラワー　・菜の花　など
・たけのこ　・モロヘイヤ

タンパク質が3.0gになる組み合わせ例

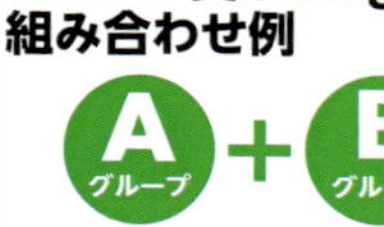

Aグループ		Bグループ
300	+	0g
150	+	50g
0	+	100g

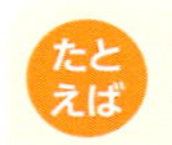

キャベツ150g＋ブロッコリー50g
➡50 3.0g　50kcal でほぼOK

いも類 50 =タンパク質 1.5g 75kcal

1日80～100gを目安に。

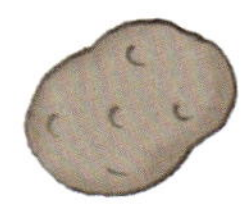

じゃがいも
100g
タンパク質 1.6g
76kcal

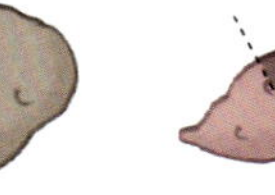

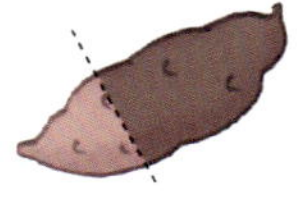

さつまいも
60g
タンパク質 0.7g
79kcal

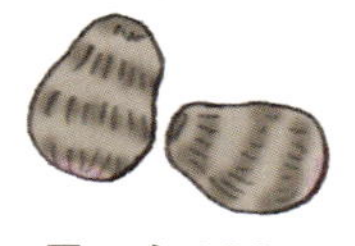

里いも 100g
タンパク質 1.5g
58kcal

たとえば じゃがいも小1個（100g）
➡50 1.6g 76kcal でほぼOK

果物 50 =タンパク質 1.5g 75kcal

1日150～200gを目安に。

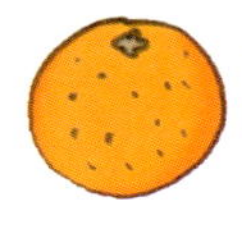

オレンジ 100g
タンパク質 1.0g
39kcal

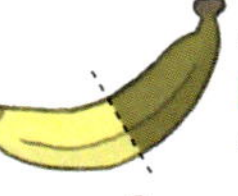

バナナ50g
タンパク質 0.6g
43kcal

メロン 80g
タンパク質 0.8g
34kcal

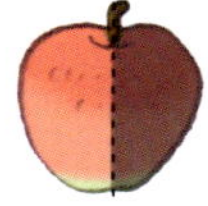

りんご 100g
タンパク質 0.2g
54kcal

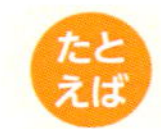

たとえば バナナ50g+メロン80g
➡50 1.4g 77kcal でほぼOK

主菜になる食材 50 =タンパク質24～25g 300kcal

【注】それぞれ1点分（タンパク質3.0g 30～40kcal）の目安量

「タンパク質3.0g 30kcal」分を1点として8点分を、いろいろな種類でとるのが理想。

肉類

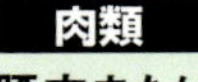

豚肉または牛肉 薄切り 1/2枚（15g）

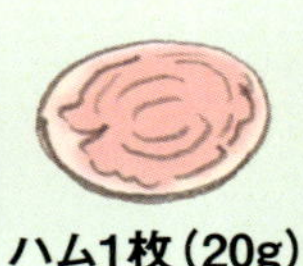

ハム1枚（20g）

ウインナソーセージ大1本（25g）

乳・乳製品

牛乳 90mL

スライスチーズ 1枚（15g）

卵

鶏卵1/2個

魚類

魚 1/5切れ（15g）

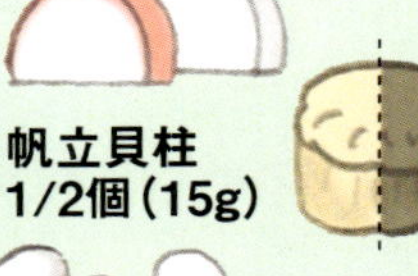

かまぼこ・ちくわ 25g

帆立貝柱 1/2個（15g）

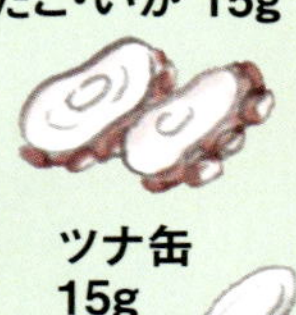

たこ・いか 15g

ツナ缶 15g

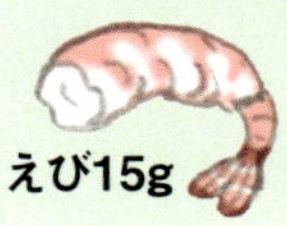

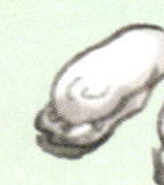

えび15g

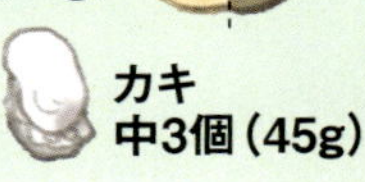

カキ 中3個（45g）

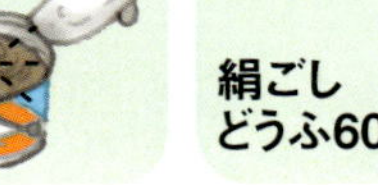

大豆・大豆製品

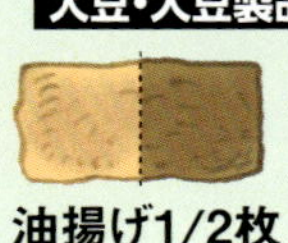

油揚げ1/2枚（15g）

納豆 小1/2パック（20g）

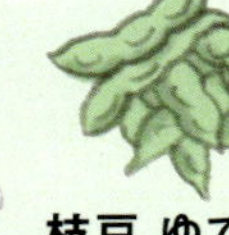

枝豆 ゆでた実12さや（50g）

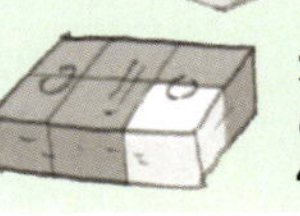

絹ごしどうふ60g

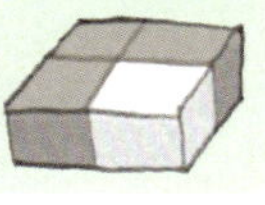

木綿どうふ45g

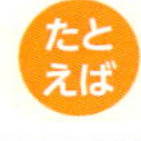

たとえば 卵1個+薄切り肉2枚+魚2/5切れ ➡50 24g でOK

調味料

50 =タンパク質 1.5～2.0g 300～350kcal

1日のエネルギー摂取量の調整役

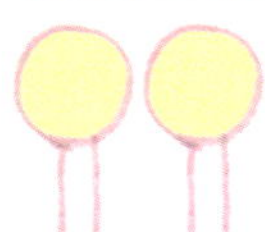

バター 小さじ2
タンパク質 0g
60kcal

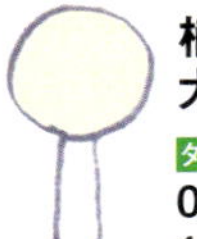

植物油 大さじ1
タンパク質 0g
111kcal

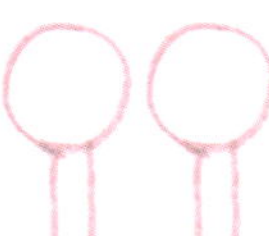

砂糖 大さじ2
タンパク質 0g
70kcal

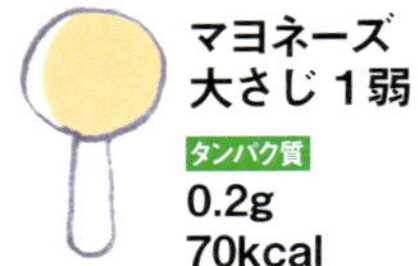

マヨネーズ 大さじ1弱
タンパク質 0.2g
70kcal

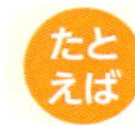

たとえば ●バター小さじ2+砂糖大さじ2+マヨネーズ大さじ1弱 ➡50 0.2g 200kcalでOK

主食を低タンパク質食品にかえることで、主菜の量を増やし、食事を楽しく

献立メソッド②

「献立メソッド1」の目安量をもとに、主食に低タンパク質食品（※）を使う献立の立て方を紹介します。主食のタンパク質を大幅に減らせるので、その分だけ主菜の量を増やすことができます。107ページ以降のレシピは基本的にこの方法をとっています。この方法をとると、うまみのある肉や魚がより多くとれて食べる楽しみが増えるとともに、動物性食品に多い良質なタンパク質がより多くとれて、腎臓の機能回復にも効果的です。

※腎臓病の患者さんのために開発された治療用特殊食品のひとつで、タンパク質含有量の少ない食品。178ページ以降で紹介しています。

ステップ1 主食を低タンパク質食品にかえて、タンパク質とエネルギーを計算する

普通食品の場合
ごはん 180g
タンパク質
4.5g
302kcal
＋
食パン 80g
タンパク質
7.4g
211kcal
＋
乾燥パスタ 80g
タンパク質
10.4g
302kcal
合計
タンパク質
22.3g
815 kcal
低タンパク質食品の場合

1/25越後ごはん
180g
タンパク質
0.2g
306kcal
＋
越後の食パン
2枚 100g
タンパク質
0.4g
268kcal
＋
APROTEN
アプロテン
たんぱく調整
スパゲティタイプ
100g
タンパク質
0.2g 359kcal
合計
タンパク質
0.8g
933kcal

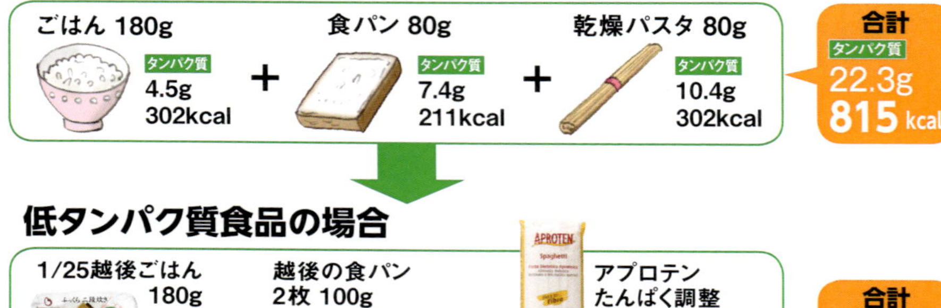

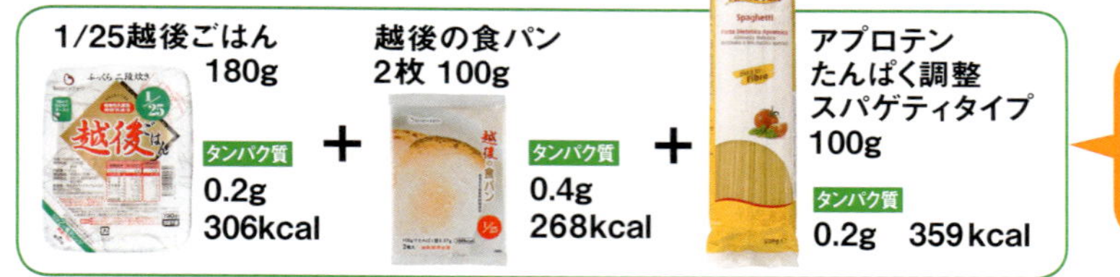

主食で
エネルギー量はほぼ同じまま
タンパク質を約21g減らせる！

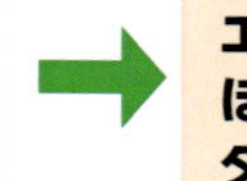

主菜で
エネルギー量はほぼ同じまま
タンパク質を約21g増やせる！

体に必要なアミノ酸価の高い良質タンパク質がとれる！

ステップ2 主菜以外の、タンパク質とエネルギーの量を合計する

タンパク質の指示量が1日50gの人と、40gの人は 主食以外の目安量はP102〜103と同じ

主食（低タンパク質食品を使用）	野菜	いも類	果物	調味料	合計
タンパク質 0.8g	3.0g	1.5g	1.5g	2.0g	8.8g
エネルギー量 933kcal	50kcal	75kcal	75kcal	300kcal	1433kcal

タンパク質の指示量が1日30gの人は 主食、いも類、果物以外の目安量はP102〜103と同じ

主食(低タンパク質食品を使用)	野菜	いも類+果物	調味料	合計
タンパク質 0.8g	3.0g	1.5g	2.0g	7.3g
エネルギー量 933kcal	50kcal	75kcal	300kcal	1358kcal

ステップ3 主菜でとれるタンパク質の量＝「1日のタンパク質指示量」－「ステップ2」の合計

タンパク質指示量 50gの人は 50g－8.8g＝41.2g P103の「主菜になる食材」を13点分、選べる

タンパク質指示量 40gの人は 40g－8.8g＝31.2g 同「主菜になる食材」を10点分、選べる

タンパク質指示量 30gの人は 30g－7.3g＝22.7g 同「主菜になる食材」を7点分、選べる

ステップ4 主菜のエネルギー量を計算しなおす

タンパク質指示量 50gの人は タンパク質食品 30〜40kcal × 13点 ＝ 390〜520kcal

タンパク質指示量 40gの人は タンパク質食品 30〜40kcal × 10点 ＝ 300〜400kcal

タンパク質指示量 30gの人は タンパク質食品 30〜40kcal × 7点 ＝ 210〜280kcal

ステップ5 ステップ2とステップ4のエネルギー量を合計して、過不足をチェックする

タンパク質指示量 50gの人は 1433kcal ＋ 390〜520kcal ＝ 1823〜1953kcal

タンパク質指示量 40gの人は 1433kcal ＋ 300〜400kcal ＝ 1733〜1833kcal

タンパク質指示量 30gの人は 1358kcal ＋ 210〜280kcal ＝ 1568〜1638kcal

ステップ6 不足のエネルギー量は間食やデザートで補う

エネルギーの不足分は、パンにジャムなどを添えたり、写真のような食品を活用すると、余分なタンパク質や塩分、ミネラルをとらずに、効率よく摂取できます。

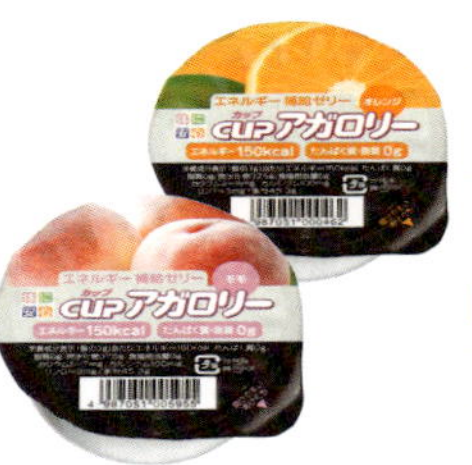

カップアガロリー/キッセイ薬品工業
1個当たり
タンパク質
0g
150kcal

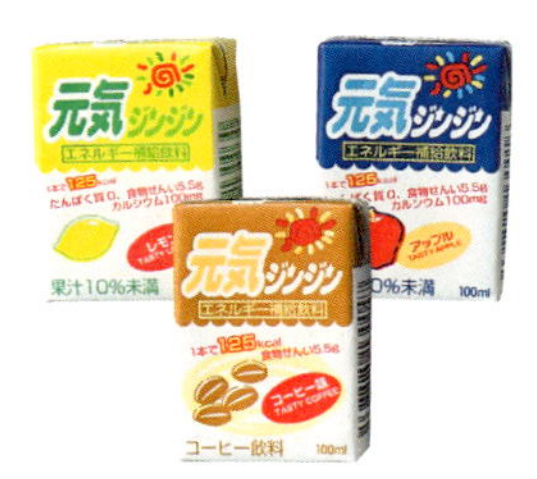

元気ジンジン/ヘルシーフード
1パック当たり
タンパク質
0g
125kcal

慢性腎臓病の献立

慢性腎臓病（CKD）の人のための献立例を紹介します。最初はレシピに忠実に作ってみましょう。二回目は、旬の食材を使って作ってみてください。主菜と副菜、主食のバランス、減塩のポイントなどが、わかってきます。

ステージG1・G2と透析食は、同じ献立をベースに変化させています。比べると、それぞれの特徴がよくわかります。また、ステージG1・G2はほぼ健康食なので、家族の食事としてもよいでしょう。

【献立の使い方】

- 慢性腎臓病のステージのレベル、および、1日のエネルギー量、タンパク質、カリウム、塩分の適正量は医師の指示に従ってください。
- エネルギーとタンパク質の量がほぼ同じなら、ほかの献立と料理を入れかえてもかまいません。ただし、1日にとる塩分の量がオーバーしないよう、じょうずに組み合わせてください。
- 医師から、投薬に伴って納豆、グレープフルーツを禁止されている場合は、納豆はゆで大豆やとうふ、グレープフルーツはほかの果物に変更してください。

調理上の注意

- 野菜の下ゆでは、塩を加えずに行ってください。
- 汁物やカレー、シチューなど、煮汁が口に入る料理は、必ず水を正確にはかってください。
- 調味料は具に火が通ってから、できるだけ最後に加えて、調味料を具の表面にからめるようなつもりで仕上げましょう。舌に調味料が直接ふれるので、味を濃く感じることができます。

材料の計量について

小さじは5mL、大さじは15mL、カップは200mL容量です。小さじ1/6以下の分量は数量で表示しています。小さじ1/8の容量まではかれる計量スプーンや指ばかり（92ページ参照）、しょうゆを1滴ずつ出せる容器（95ページ参照）などを活用して、できるだけ正確にはかってください。治療用特殊食品に、食塩相当量0.3g、0.5g、1.0g容量のミニパックも販売されています。

本書の栄養価は、「日本食品標準成分表2010」（文部科学省科学技術・学術審議会資源調査分科会報告）に基づいて計算しています。

調味料の種類について

- 特をつけた食品は、腎臓病や生活習慣病の食事療法のための治療用特殊食品です。ここにあげた種類に限らず、自分が使いやすいものを選んでください。ただし、ここでは、掲載した食品を使った場合の栄養価を示しています。
- 和風のだしは、分量の水に和風だしのもとをといたものでけっこうです。和風だしのもとは食塩無添加の和風天然だし（94ページ参照）を使ってください。あるいは、こんぶと削り節を煮出した一番だしなら理想的。水にだしこんぶを漬けて冷蔵庫で一晩おいたこんぶだしも、簡便でうまみがあり、おすすめ。
- マヨネーズは全卵型です。ジュースは指定がない場合は果汁100%です。

栄養価などの表記

- タンパク　タンパク質（g）
- カリウム　カリウム（mg）
- 塩　塩分（g）
- 特　治療用特殊食品（176〜183ページ参照）

CKDステージG1･2の人
朝食

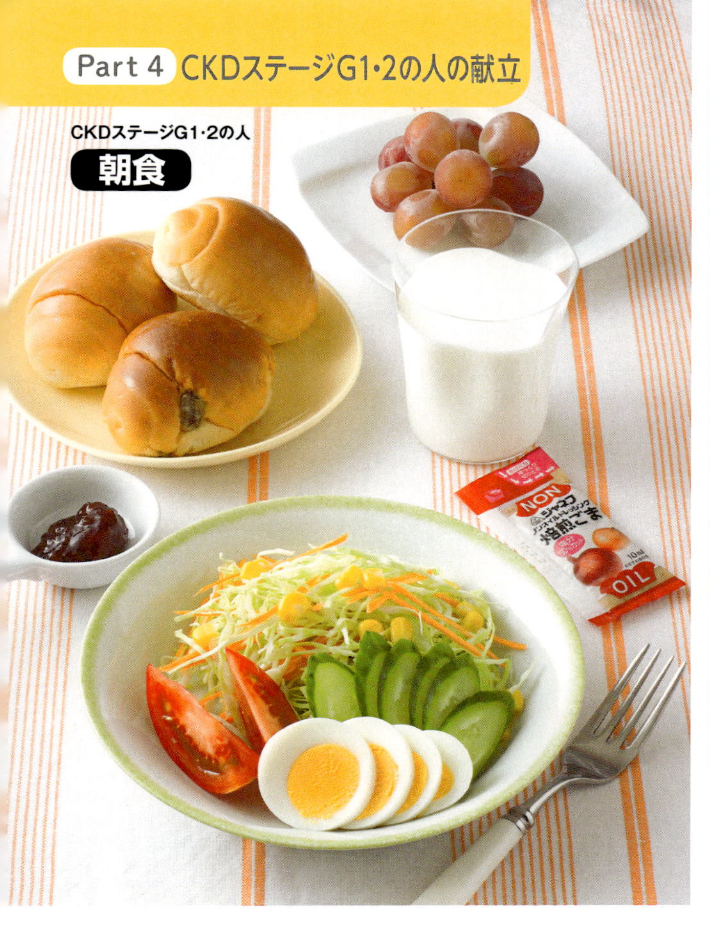

CKDステージG1･2の人の献立

ステージG1・2の食事は、エネルギー量とタンパク質を標準体重に応じて調整し、塩分を1日6g未満に制限することがポイントです。

ここでは1日1600kcalの献立を基本に、1400kcalと1800kcalに調整する方法も紹介します。献立は1日分だけですが、1日になにをどれだけ食べたらよいかの参考にしてください。

	1日の摂取エネルギー量	タンパク質	塩分
18	1800kcal	70g	6.0g未満
16	1600kcal	65g	6.0g未満
14	1400kcal	60g	6.0g未満

1日の栄養価		タンパク	カリウム	塩
18	1810kcal	66.0g	3489mg	5.5g
16	1644kcal	64.6g	3469mg	5.7g
14	1433kcal	60.0g	3288mg	5.7g

CKDステージG1･2の人 朝

卵はゆでてサラダに添えれば、余分な調味料不要です。それにバターなしでもおいしいパンを添えて。

作り方 ゆで卵と生野菜のサラダ

1 キャベツはせん切りにし、にんじんは斜めに薄切りにしてからせん切りにしてまぜ合わせる。トマトはくし形に切り、きゅうりは斜め薄切りにする。コーンはさっとゆでる。

2 1を器に盛り、ゆで卵を薄切りにして添え、ドレッシングをかける。

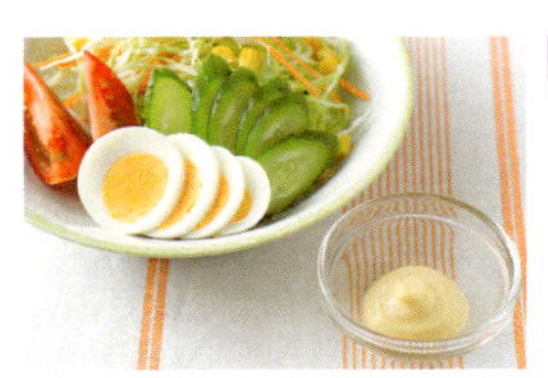

18はドレッシングをマヨネーズにかえる。

14はロールパンを食パンにかえる。トーストすると香ばしく、バターなしでもおいしく食べられる。

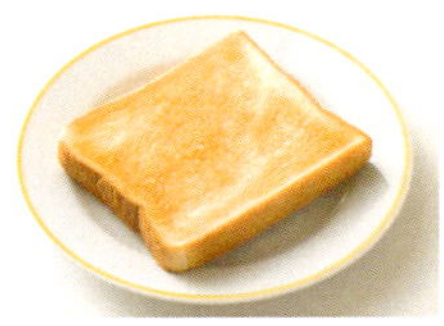

朝食 栄養価		タンパク	カリウム	塩
18	588kcal	18.8g	768mg	1.4g
16	523kcal	18.9g	766mg	1.6g
14	442kcal	17.0g	706mg	1.5g

16の材料（1人分）

ロールパン2種

➡14は食パン6枚切り1枚（60g）にかえる。

バターロール……2個（50g）
レーズンロール……1個（30g）
いちごジャム……15g

ゆで卵と生野菜のサラダ

ゆで卵……1/2個（25g）
キャベツ……40g
トマト……30g
きゅうり……20g
にんじん……5g
ホールコーン（冷凍）……5g
特ノンオイルドレッシング（ごま）‥1袋（10mL）
➡18はマヨネーズ10gにかえる。

牛乳……200g
ぶどう……75g

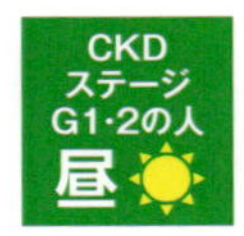

ゆずや青のりの香りを きかせて、 薄塩＆ノンオイルでも 満足できる和風献立です。

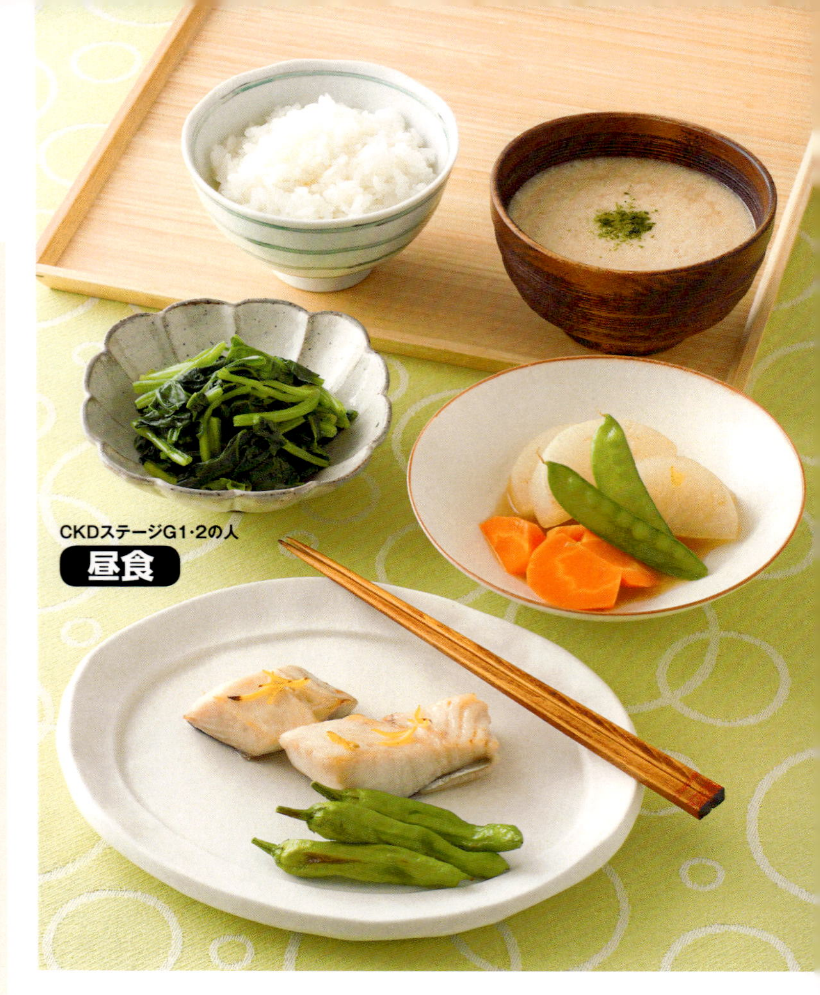

16 の材料（1人分）

ごはん（普通）……………………… 150g
➡ 18 は180g、14 は120gにする。

さわらの柚香焼き

さわら………………… 小1切れ（80g）
➡ 14 は同量の生たらにかえる。

A
- 特 だしわりしょうゆ…… 小さじ1/3強
- 酒……………………… 小さじ1/6
- みりん……………… 小さじ1/6弱

ゆずの皮……………………………… 少々
ししとうがらし…………… 3本（10g）
植物油…………………… 小さじ1/4

大根とにんじんの含め煮

大根……………………………… 80g
にんじん…………………………… 25g
さやえんどう …………………… 5g
だし……………………… 1/2カップ
砂糖…………………………… 小さじ1
特 だしわりしょうゆ……… 小さじ5/6

ほうれんそうのおひたし

ほうれんそう……………………… 70g
特 だしわりしょうゆ……… 小さじ1/2

とろろ汁

やまといも………………………… 70g
だし……………………… 1/2カップ
薄口しょうゆ……………… 小さじ5/6
みそ…………………………… 小さじ1/6
青のり……………………………… 少々

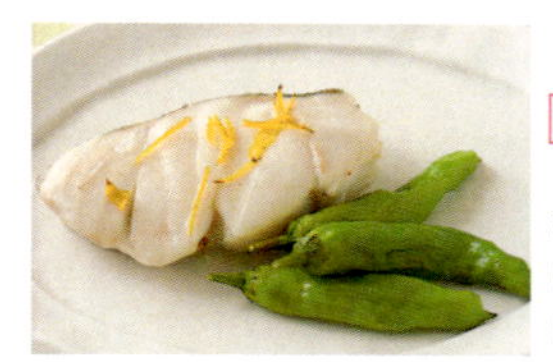

14 **たらの柚香焼き**
さわらを生たらにかえて、同様に作る。

昼食 栄養価		タンパク	カリウム	塩
18	607kcal	27.0g	1662mg	1.9g
16	556kcal	26.2g	1653mg	1.9g
14	426kcal	23.5g	1532mg	2.0g

作り方 さわらの柚香焼き

1. さわらは水けをふく。Aを合わせてゆずの皮をせん切りにして加え、さわらを漬けて冷蔵庫に入れて2時間ほどおく。
2. ゆずの皮を除いて両面を焼き、仕上げにゆずの皮をのせてAの残りを塗ってさっと焼く。
3. ししとうがらしは切り目を入れて、油をからめて直火でさっと焼く。

大根とにんじんの含め煮

1. 大根は1㎝厚さの半月切りにし、耐熱容器に入れてラップをふんわりかけ、電子レンジ強で1分30秒加熱する。
2. にんじんは小さめの乱切りにする。さやえんどうは筋を除く。
3. なべに大根とにんじんを入れてだしと調味料を加え、火にかける。煮立ったら蓋をして弱火にし、10分ほど煮る。
4. 最後にさやえんどうを加えて火を通す。

ほうれんそうのおひたし

1. ほうれんそうは4cm長さに切って熱湯でゆで、水にとって水けをしっかりしぼる。
2. だしわりしょうゆであえる。

とろろ汁

1. やまといもはすりおろす。
2. なべにだしとしょうゆを合わせて煮立て、みそをとき入れる。
3. 1に2の熱い汁を少しずつ加えながら泡立て器でまぜてなめらかにのばす。
4. 器に盛って青のりを振る。

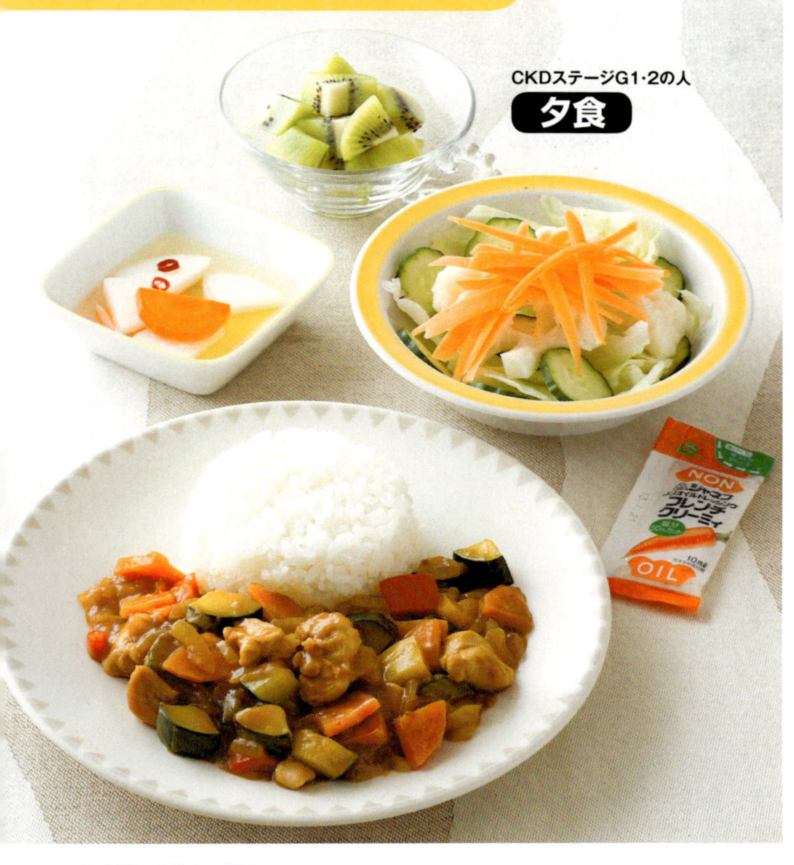

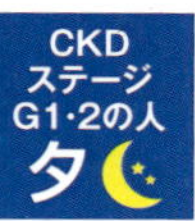

鶏肉は皮なしに、じゃがいもはズッキーニに、カレールーはハーフカロリータイプにして、エネルギーカットします。

16 の材料（1人分）

ごはん（普通）……………………… 150g
➡ 18 は180g。

チキンカレー

鶏もも肉（皮なし）………………… 50g
玉ねぎ……………………………… 50g
ズッキーニ…………… 大1/5本（40g）
にんじん…………………………… 25g
パプリカ（赤・黄）…………… 各10g
植物油…………………… 小さじ3/4
ハーフカロリーカレールー …… 13.5g

カリフラワーとにんじんのサラダ

カリフラワー…………… 大1房（40g）
にんじん…………………………… 10g
きゅうり……………… 1/5本（10g）
レタス…………………… 小1枚（20g）
特ノンオイルフレンチドレッシング
………………………… 1袋（10mL）

大根とにんじんの即席ピクルス

大根 ……………………………… 20g
にんじん…………………………… 5g
A
- 酢………………… 大さじ1と2/3
- 白ワイン………………… 大さじ1
- 砂糖…………………… 大さじ1強
- 赤とうがらしの小口切り…2切れ

キーウィフルーツ ……… 75g

作り方 チキンカレー

1 鶏肉は余分な脂肪を除いて一口大に切る。

2 玉ねぎは繊維に沿って縦に1㎝幅に切ってから横に薄切りにする。ズッキーニは1㎝厚さのいちょう形に、にんじんは5㎜厚さのいちょう形に切る。パプリカは1㎝角に切る。

3 カレールーはとけやすいよう刻んでおく。

4 フライパンに油を熱し、玉ねぎ、鶏肉、にんじんの順に入れていためる。鶏肉の色が変わったらほかの野菜を加えていため合わせる。

5 水1/2カップを加えて、煮立ったら蓋をし、弱火で5分煮る。

6 火を止めてルーを加え、全体にまぜてとかす。中火にかけて、汁けをさっと飛ばし、ごはんと盛る。

カリフラワーとにんじんのサラダ

1 カリフラワーは食べやすい大きさに切って好みのかたさにゆで、ざるに上げて冷ます。

2 きゅうりは小口切りにし、にんじんはピーラーで薄く細くそぐ。

3 レタスを一口大にちぎって器に盛り、1と2をのせる。食卓でドレッシングをかける。

大根とにんじんの即席ピクルス

1 大根は3～5㎜厚さのいちょう形に、にんじんは3㎜厚さの半月形に切る。以上を耐熱容器に入れておく。

2 Aのピクルス液をほうろうかステンレスのなべに合わせて煮立て、熱いうちに1に注ぎ、まぜながら冷ます。冷めたら食べられる。汁ごと盛る。

夕食 栄養価	タンパク	カリウム	塩
18 616kcal	20.2g	1059mg	2.2g
16 565kcal	19.5g	1050mg	2.2g
14 565kcal	19.5g	1050mg	2.2g

このピクルスは塩分ゼロだが、酢の酸味がきいて、漬け物がわりのはし休めに重宝する。
冷蔵庫で2～3日はもつので、多めに作って常備菜におすすめ。

CKDステージ G3a、b・4・5の人のための
8日分の献立とレシピ

朝、昼、夕食の1日3食献立を8日分紹介します。この献立に合わせて食べれば、栄養計算をしなくても、適正なエネルギー、タンパク質、カリウム、塩分の食事をとることができます。146ページ以降は、朝食2例、昼食4例、夕食5例を紹介します。調理は手作りを基本としますが、通勤・通学などで、手作りができない場合にも活用できるよう、これらの献立では外食やテイクアウトを利用する日も設定しています。自身のスケジュールに合う献立を選んで利用してください。

【献立の特徴と使い方】

- 1日の摂取エネルギー量1800kcal、塩分6.0g未満、タンパク質の指示量40gの場合の献立を基本に掲載しています。
- タンパク質の指示量1日50gと30gに応用できるよう、材料と分量の変更を紹介しています。
- 主食は基本的に低タンパク質に加工した治療用特殊食品（178〜183ページ参照）を使います。タンパク質の指示量が1日50gでは、主食に普通の米や小麦粉製品を使う場合と、主食を低タンパク質食品にすることで、肉や魚などの主菜の量を増やす場合との2つの食べ方を紹介しています。好みや献立によって選んでください。
- 調理上の注意、材料の計量について、調味料の選び方などについては106ページに従ってください。

【凡例】

50 50 で、主食に普通食品を使う場合
50 タンパク質の指示量1日50gの場合
40 タンパク質の指示量1日40gの場合
30 タンパク質の指示量1日30gの場合

野菜の重量と栄養価について

★カリウムの摂取量を抑えるために、野菜は水にさらしたり、ゆでこぼしたりするなど、できるだけカリウムを減らす調理法を紹介しています。栄養価中のカリウムの量はいずれもそうして減らしたあとの含有量です。

★材料表に表示した野菜名に（ゆで）と付記してあるものは、ゆでて水けをきったあとの重量です。

★生の野菜をゆでると重量が減るので、ゆでる前の野菜は材料表の重量より多く必要です。特に目減りの大きいものを以下に示します。ゆでると重量が2割減になるものは、生では2割増しの重量を用意してください。

★下に記載していない野菜は、ゆでても重量の減少が最大1割なので、1人分の重量はやや多めくらいで大丈夫です。

★カリウム制限があり、記載の含有量よりさらにカリウムを減らしたい場合は、カリウムCUT を参考に食材をかえてください。

下ゆでによる重量の変化が大きい野菜

4割減………にら
3割減………チンゲンサイ、ほうれんそう、白菜
2割減………しゅんぎく、もやし、切り三つ葉

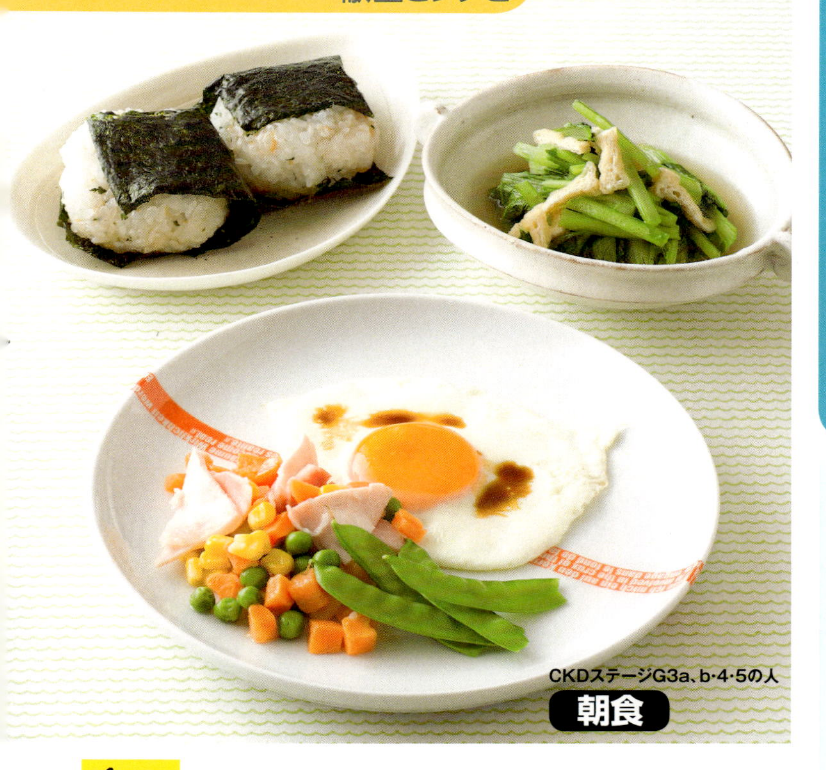

1日目の献立

朝は和食、昼は中華、夕は洋風と、味にも見た目にも変化をつけました。淡白な味わいでも飽きずに食事が楽しめます。

1日目の栄養価	タンパク	カリウム	塩
50 1831kcal	50.1g	2014mg	5.4g
50 1856kcal	47.1g	1994mg	5.5g
40 1837kcal	41.5g	1916mg	5.4g
30 1827kcal	29.3g	1901mg	4.8g

1日目 朝

みそ汁がなくても、梅干しの塩分で満足できます。

作り方

梅じそおにぎり

梅干しをこまかく刻む。青じそもみじん切りにする。以上をあたたかいごはんにまぜて2個ににぎり、のりを半分に切って巻く。

目玉焼き・ハムと野菜のソテー添え

1. ハムは食べよく切る。さやえんどうは筋を除いて熱湯でゆでる。
2. フライパンに油を熱してバターをとかし、さやえんどうを入れてさっといためてとり出す。あいたところにハムとミックスベジタブルを入れていため合わせ、こしょうを振ってとり出す。
3. あいたフライパンに卵を割り入れて焼き、器に盛り、2を添える。食卓で目玉焼きにしょうゆを振る。

小松菜と油揚げの煮びたし

1. 小松菜は4㎝長さに切り、熱湯でさっとゆでる。残りのゆで湯を油揚げにかけて油抜きをし、縦半分に切ってから横に細く切る。
2. なべに水60mL、だしのもと、だしわりしょうゆ、みりん、油揚げを入れて煮立て、小松菜を加えてさっと煮る。

30 目玉焼き・粉ふきいもと野菜のソテー添え

一口大に切ったじゃがいもを水からゆでて最後に水けを飛ばして粉をふかせ、塩を振って添える。目玉焼きに特だしわりしょうゆを振る。

40 の材料（1人分）

梅じそおにぎり

- 特1/25越後ごはん……180g
  - ➡50は同量の普通ごはんに。
- 特減塩梅干し……9g
- 青じそ……1枚
- 焼きのり……1/3枚

目玉焼き・ハムと野菜のソテー添え

- 卵……1個
- ロースハム……1と1/3枚（20g）
  - ➡30は粉ふきいも（じゃがいも60g、塩0.2g）にかえる。
- ミックスベジタブル（冷凍）……30g
- さやえんどう（ゆで）……10g
- 植物油……小さじ1/2
- バター……小さじ1
- こしょう……少々
- しょうゆ……小さじ1/3
  - ➡30は同量の特だしわりしょうゆに。

小松菜と油揚げの煮びたし

- 小松菜（ゆで）……60g
- 油揚げ……5g
- 特和風顆粒だしのもと……1g
- 特だしわりしょうゆ……小さじ5/6
- みりん……小さじ2/3

1日目 朝食	タンパク	カリウム	塩
50 542kcal	18.2g	396mg	2.0g
50 40 547kcal	13.9g	347mg	2.0g
30 551kcal	11.4g	492mg	1.5g

低タンパクめん＆ゆで野菜でも、いためた香ばしさとソースの風味で大満足のおいしさ。

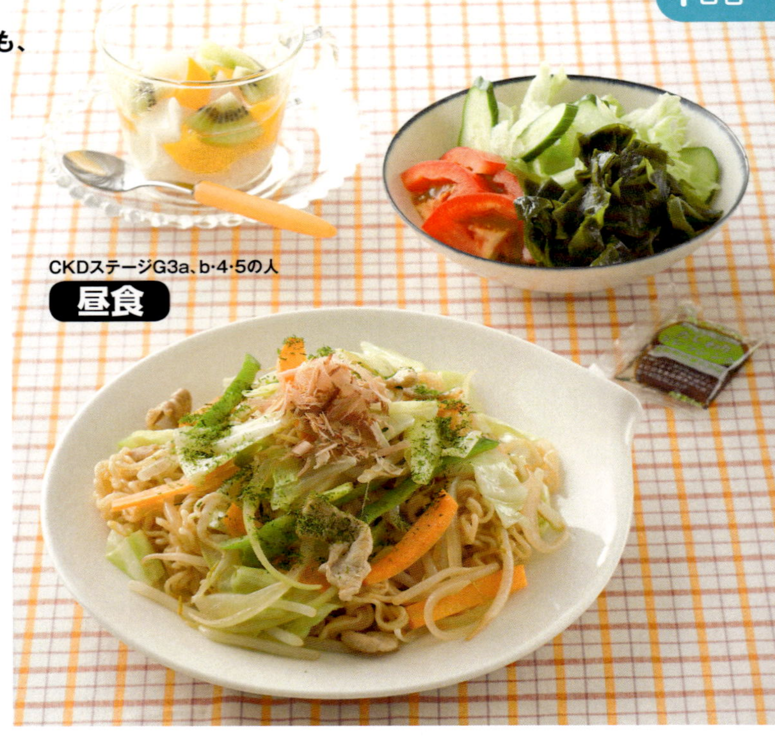

40の材料（1人分）

ソース焼きそば

特でんぷんノンフライ麺…1袋(85g)
豚ロース薄切り肉(脂身なし)……30g
➡30は抜く。50はえび小3尾(30g)を加える。
キャベツ(ゆで)…………小1枚(40g)
玉ねぎ(ゆで)……………………30g
もやし(ゆで)……………………30g
ピーマン・にんじん(ゆで)……各10g
ごま油……………………小さじ1
植物油……………………小さじ2
特塩分50%カットウスターソース……………小さじ2.5
オイスターソース………小さじ2/3
削り節……………………大さじ2
青のり……………………少々

わかめのサラダ

わかめ(塩蔵)……………もどして30g
レタス・トマト………………各30g
きゅうり………………1/5本(20g)
特だしわりドレッシング…1袋(10mL)

杏仁豆腐

杏仁豆腐(缶詰め)………………60g
黄桃(缶詰め)……………………20g
黄桃缶の缶汁……………………20g
➡30は特粉飴2袋(26g)を加える。
キーウィフルーツ………………10g
レモン汁……………小さじ1/2強

30 野菜ソース焼きそば
肉を入れずに野菜だけを具に作る。

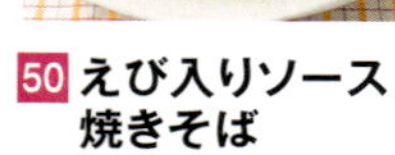

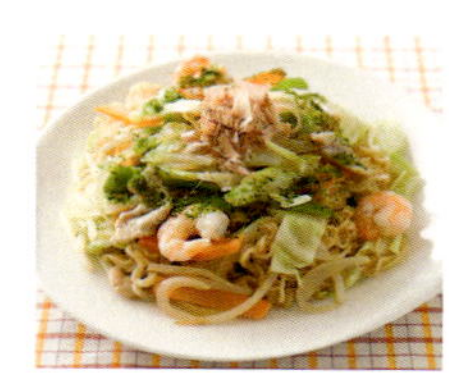

50 えび入りソース焼きそば
えびの殻と背ワタを除いて洗い、水けをふき、豚肉に続いて加え、いため合わせる。

作り方

ソース焼きそば

1 でんぷん麺はたっぷりの熱湯にほぐし入れてゆで、ざるに上げて水けをきり、ごま油をからめる。

2 豚肉は一口大に切る。

3 キャベツは2㎝幅に切る。玉ねぎは薄切りにする。もやしは洗う。ピーマンはせん切りに、にんじんは薄い短冊形に切る。

4 なべにたっぷりの熱湯を沸かし、にんじん、キャベツ、玉ねぎ、もやしの順に加えてさっとゆで、ざるに上げて水けをよくきる。

5 フライパンに植物油を熱し、豚肉を入れていため、色が変わったらピーマンを加えてさっといためる。1のめんと4のゆでた野菜を加えていため合わせ、ウスターソースとオイスターソースを振って全体にからめながらいためる。

6 器に盛り、削り節と青のりを振る。

わかめのサラダ

1 わかめは洗ってたっぷりの水につけてもどし、水けをしぼり、食べよく切る。

2 レタスは食べよくちぎり、きゅうりは斜め薄切りにし、ともに水にさらして水けをよくふく。

3 トマトは食べよく切り、1と2とともに器に盛り合わせ、ドレッシングを添える。

杏仁豆腐

1 杏仁豆腐を器に盛り、黄桃缶の缶汁を加える。30は粉飴を缶汁にまぜ、電子レンジであたためてとかす。

2 黄桃とキーウィを食べよく切って1に加え、レモン汁を落とす。

1日目 昼食		タンパク	カリウム	塩
50	637kcal	11.2g	495mg	1.9g
50	662kcal	16.8g	573mg	2.0g
40	637kcal	11.2g	495mg	1.9g
30	677kcal	4.8g	393mg	1.8g

CKDステージG3a、b・4・5の人

夕食

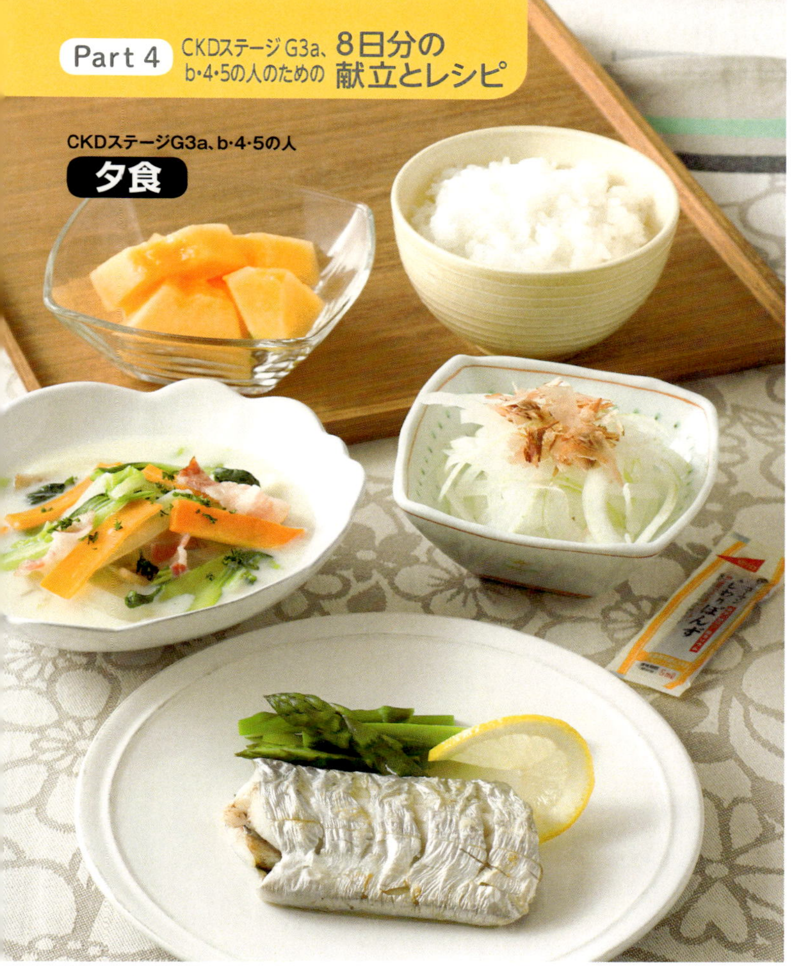

1日目 夕

たちうおのうまみや白菜の甘みに、バターや豆乳でコクをプラス。最強の引き立て役は酸味です。

40 の材料（1人分）

特1/25越後ごはん……………… 180g
➡50は同量の普通ごはんに。

たちうおのレモンバターソース

たちうお………………小1切れ（60g）
➡30は40gに。
塩……………………………… 0.2g
バター…………………… 小さじ1/2
レモン汁………………… 小さじ1/5
レモンの薄切り………………… 1枚
グリーンアスパラガス……………30g

白菜の豆乳煮

白菜（ゆで）………………小1枚（60g）
チンゲンサイ（ゆで）………………30g
にんじん（ゆで）……………………10g
ベーコン………………… 2/3枚（10g）
植物油…………………… 小さじ1/2
特コンソメ塩分ひかえめ… 小さじ1/2
塩……………………………… 0.2g
こしょう………………………… 少々
豆乳（無調整）………… 大さじ1と2/3
かたくり粉……………… 小さじ1/2

スライスオニオン

玉ねぎ……………………1/4個（50g）
削り節…………………… 大さじ1.5
特だしわりぽんず…………… 小さじ1

メロン……………………… 100g

1日目 夕食	タンパク	カリウム	塩
50	652kcal	20.7g	1123mg	1.5g
50	647kcal	16.4g	1074mg	1.5g
40	653kcal	16.4g	1074mg	1.5g
30	599kcal	13.1g	1016mg	1.5g

30は、たちうおを40gに減らし、同様に調理する。

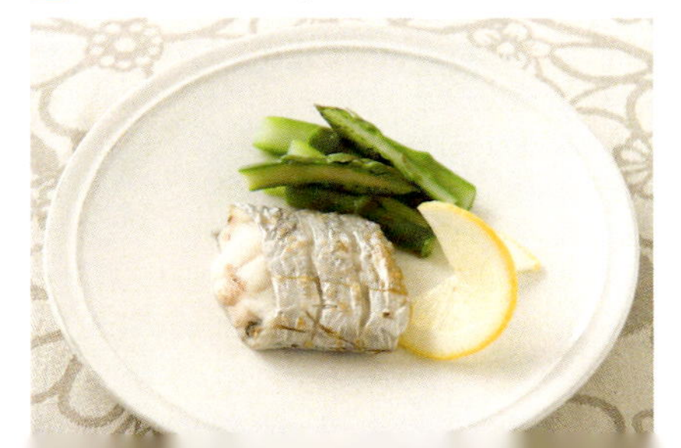

作り方

たちうおのレモンバターソース

1. たちうおは表面に浅く切り目を入れ、塩を片面に振ってグリルで焼き、器に盛る。
2. アスパラガスは根元の皮をむいて縦半分に切り、さらに斜め5㎜幅に切る。熱湯でゆでて水けをきり、あたたかいまま1に添える。
3. 小さいフライパンにバターをとかし、レモン汁を加えて火を止め、たちうおにかける。レモンの薄切りを添える。

白菜の豆乳煮

1. 白菜は5㎝長さ、縦に1.5㎝幅に切る。チンゲンサイは軸は4～5㎝長さ、縦に1㎝幅に切る。葉は長さを2つに切る。にんじんは薄い短冊形に切る。
2. ベーコンは1㎝幅に切る。
3. 1を熱湯でゆで、ざるに上げる。
4. なべに植物油を温めてベーコンをいため、1の野菜を加えていため合わせる。水1/2カップとコンソメを加えて蓋をして煮、塩とこしょうで調味する。
5. 豆乳にかたくり粉をまぜながら4に加え、とろみをつける。

スライスオニオン

1. 玉ねぎは横にごく薄切りにし、砂糖少々（分量外）を加えて水にさらし、水けをふく。
2. 器に盛り、削り節を散らし、だしわりぽんずをかける。

カリウムCUT メロンをみかん缶詰め（缶汁なし）50gにかえると、カリウムは275mg減る。

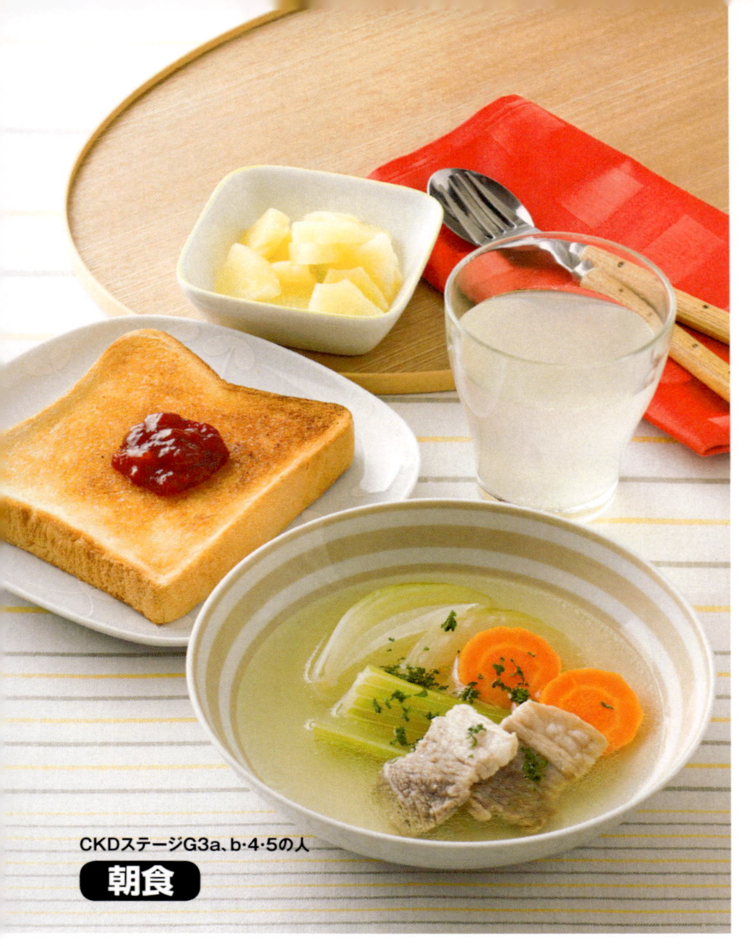

CKDステージG3a、b·4·5の人

朝食

2日目の献立

活動中の昼にしっかり食べたいから、
朝も夕食も洋風にして
塩分を控えます。

2日目の栄養価	タンパク	カリウム	塩
50 1770kcal	46.4g	1903mg	5.8g
50 1790kcal	49.3g	1994mg	5.8g
40 1775kcal	42.0g	1854mg	5.8g
30 1825kcal	30.4g	1720mg	5.4g

2日目 朝 主菜と副菜を兼ねるポトフは、作りおきできるので、休日明けにおすすめ。

40 の材料（1人分）

トースト

➡30は特越後の食パン2枚（100g）に。
食パン（6枚切り）………… 1枚（60g）
バター…………………………… 小さじ2
特低糖度いちごジャム…… 小さじ2強

ポトフ

豚バラ肉（かたまり）………………30g
玉ねぎ（ゆで）………… 小1/4個（40g）
セロリ（ゆで）…………… 1/3本（30g）
にんじん（ゆで）……………………20g
ローリエ………………………… 1/2枚
特コンソメ塩分ひかえめ
……………………… 1/2個（2.4g）
こしょう……………………………… 少々
塩……………………………………… 0.3g
パセリのみじん切り………… 小さじ1

はちみつレモン

レモン汁……………………… 小さじ1
はちみつ…………………… 大さじ1弱

パイナップル（缶詰め・缶汁なし）……………60g

作り方

ポトフ

1 豚肉は2つに切る。

2 玉ねぎは芯をつけたままくし形に切る。にんじんは3～5㎜厚さの輪切りに、セロリは筋をそいで4㎝長さに切り、縦半分に切る。

3 たっぷりの湯を沸かして2を入れてゆで、とり出す。豚肉もさっとゆでる。

4 なべに水1カップ、コンソメ、ローリエを合わせて煮立て、3の豚肉と野菜を入れて蓋をして20分ほど煮る。塩とこしょうで調味し、器に盛ってパセリを散らす。

はちみつレモン

分量のレモン汁とはちみつを冷水または湯180mLにといてグラスに注ぐ。

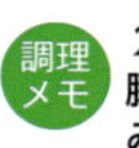

2～4人分で作る場合は、豚肉はかたまりのまま煮込み、盛りつけるときに切り分けると、肉汁が逃げないのでよりコクが出る。

30は食パンを「越後の食パン2枚」（178ページ）にし、バターとジャムを添えて食べる。

2日目朝食	タンパク	カリウム	塩
50 505kcal	11.1g	572mg	1.9g
50 505kcal	11.1g	572mg	1.9g
40 505kcal	11.1g	572mg	1.9g
30 615kcal	5.9g	528mg	1.8g

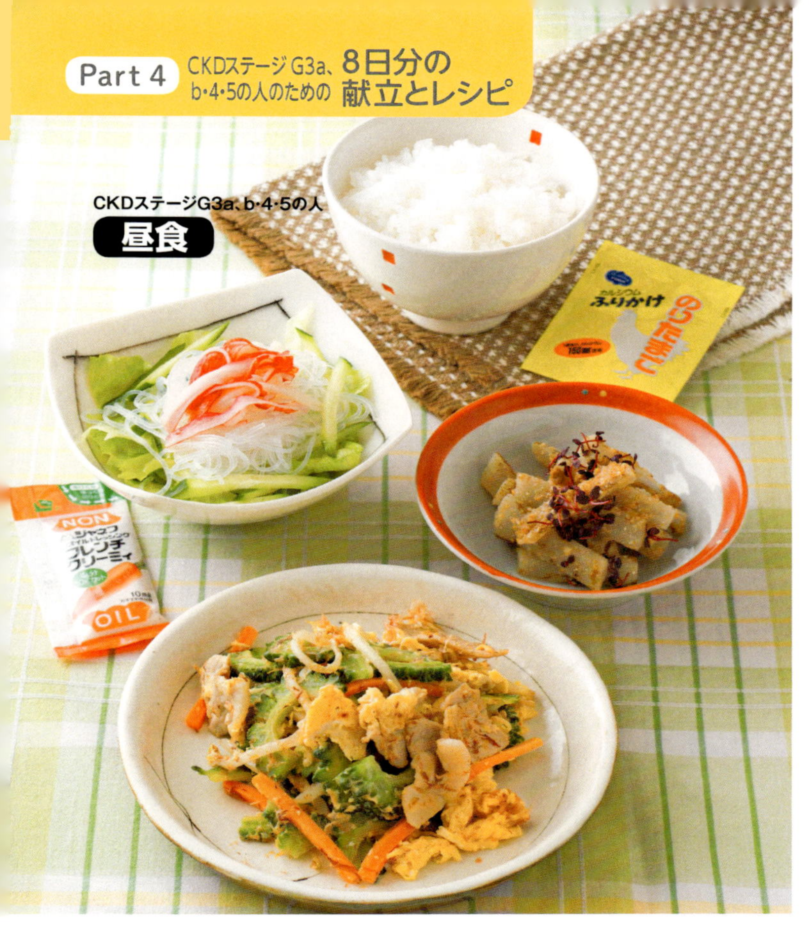

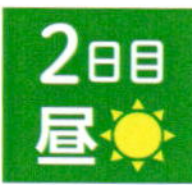

2日目 昼

ゴーヤの苦みやごぼうの歯ごたえがアクセント。お弁当にも向くメニューです。

40 の材料（1人分）

特1/25越後ごはん……180g
➡50は同量の普通ごはんに。

特カルシウムふりかけ（のりたまご）……小1袋（3g）

ゴーヤチャンプルー

卵……1個
豚もも薄切り肉……25g➡30は抜く。
ゴーヤ……1/4本（45g）
もやし（ゆで）……20g
にんじん（ゆで）……10g
ごま油……小さじ3/4
塩……0.2g
特 和風顆粒だしのもと……小さじ1/4
酒……小さじ1
特 だしわりしょうゆ……小さじ2/3
削り節……大さじ2

たたきごぼう

ごぼう（ゆで）……1/3本（50g）
すり白ごま……大さじ1弱
塩……小さじ1/6
砂糖……小さじ1
酢……大さじ1/2強

はるさめとかにかまのサラダ

かに風味かまぼこ……10g
はるさめ（緑豆）……7g
きゅうり……20g
レタス……小1/2枚（10g）
塩……0.1g
特ノンオイルフレンチドレッシング……1袋（10mL）

2日目 昼食	タンパク	カリウム	塩
50 594kcal	21.5g	563mg	2.5g
50 599kcal	17.2g	514mg	2.5g
40 599kcal	17.2g	514mg	2.5g
30 553kcal	12.1g	427mg	2.4g

作り方 ゴーヤチャンプルー

1 卵は割りほぐす。

2 豚肉は2㎝幅に切る。

3 ゴーヤは縦半分に切ってわたを除き、2〜3㎜厚さに切る。もやしは洗う。にんじんは太めのせん切りにする。

4 たっぷりの熱湯で、にんじんをゆで、もやしも入れてさっとゆでてざるに上げる。

5 フライパンにごま油を熱し、豚肉とゴーヤを入れて焼きつけるようにじっくりいためる。肉の色が変わったら、4のゆでた野菜、塩とだしのもと、酒、だしわりしょうゆを加えていため合わせる。最後にとき卵を回し入れて大きくまぜ合わせて火を止め、削り節を散らす。

たたきごぼう

1 ごぼうはなべに入る長さに切って水から入れて10分ほどゆでる。熱いうちにすりこ木などでたたいて割り、水けをふく。

2 すりごまと調味料をまぜ合わせ、ごぼうがあたたかいうちにあえて味をなじませる。

はるさめとかにかまのサラダ

1 かにかまはほぐす。

2 はるさめはたっぷりの熱湯でゆでてもどし、水にとって水けをしぼり、食べよく切る。

3 きゅうりはせん切りに、レタスはちぎり、ともに水にさらし、水けをよくふいて塩を振る。

4 1〜3を盛り合わせ、ドレッシングを添える。

30のゴーヤチャンプルーは豚肉を入れずに作る。

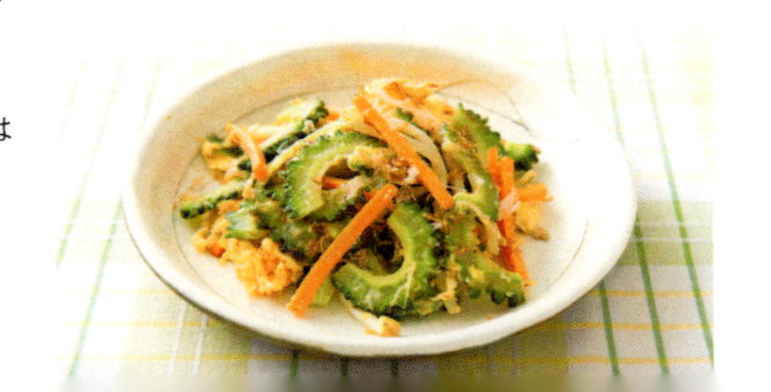

40 の材料（1人分）

トマトリゾット

特 1/25越後米粒タイプ…………100g
トマト……………………… 1/3個（50g）
玉ねぎ（ゆで）…………………………30g
ベーコン………………… 2/3枚（10g）
オリーブ油…………………… 大さじ1
水…………………………… 1と1/4カップ
特 コンソメ塩分ひかえめ……………0.5g
あらびき黒こしょう……………… 少々
パセリのみじん切り………… 小さじ1
パルメザンチーズ………… 大さじ1/2
➡ 30 は抜く。

たらの香草パン粉焼き

生たら……………………… 1/2切れ（40g）
➡ 50 は80gに。
塩…………………………………… 0.2g
こしょう…………………………… 少々
白ワイン……………………… 小さじ1
マヨネーズ…………… 小さじ1と3/4
➡ 50 はハーフカロリーマヨネーズに。
A
- 生パン粉…………………… 小さじ1
  ➡ 50 は小さじ2に。
- タイム・バジル（乾燥）……… 各0.2g
  ➡ 50 は各0.4gに。
- パセリのみじん切り…… 大さじ1強
  ➡ 50 は大さじ2に。

レタス……………………………………20g
レモンのくし形切り……………… 1切れ

きのことなすのバルサミコ酢いため

しめじ（ゆで）…………………………25g
エリンギ（ゆで）……………………12.5g
なす（ゆで）…………… 小1/2個（30g）
玉ねぎ……………………………………10g
パプリカ（黄・ゆで）……………… 10g
にんにくの薄切り……… 1〜2枚（2g）
オリーブ油………………… 小さじ3/4
白ワイン………………… 小さじ1強
バルサミコ酢…………小さじ1弱（4g）
塩…………………………………… 0.3g
特 だしわりしょうゆ………小さじ1/3

オレンジ ……………1/2個（75g）

2日目 夕

トマトのうまみとバルサミコ酢の風味、ハーブの香りをきかせたイタリア風ディナーです。

作り方

トマトリゾット

1. トマトは皮ごと1cm角に切る。
2. 玉ねぎはあらみじんに切ってさっとゆで、水けをきる。
3. ベーコンは1cm幅に切り、なべに入れる。玉ねぎとオリーブ油を加えて火にかけ、玉ねぎがしんなりするまで弱火でいためる。
4. 米を洗わずに3に加えてさっといため合わせ、水とコンソメ、トマトを加えて強火で煮立て、蓋をして弱火にして10分ほど、米に火が通るまで煮る。
5. 器に盛ってこしょうを振り、水にさらして水けをふいたパセリとパルメザンチーズを散らす。

たらの香草パン粉焼き

1. たらは水けをふき、塩、こしょう、ワインをからめて10分おく。
2. 水けをふいてアルミホイルにのせ、オーブントースターの高温で5分焼く。表面にマヨネーズを塗ってAをかけ、さらに2〜3分焼く。
3. 器に盛り、ちぎって水にさらして水けをふいたレタス、レモンを添える。

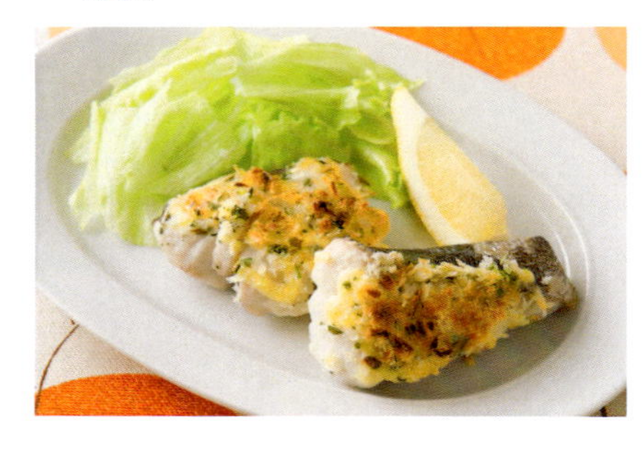

50 は、たらを80gにし、ハーフカロリーマヨネーズを塗り、Aを倍量に増やして作る。

きのことなすのバルサミコ酢いため

1. エリンギは縦4つ割りにして3〜4cm長さに切る。しめじは1本ずつほぐす。
2. なすは輪切りに、パプリカは斜めに1cm厚さに切る。
3. 熱湯を沸かしてなす、パプリカ、きのこの順に入れてゆで、水けをきる。
4. 玉ねぎは薄切りにして水にさらし、水けをしっかりふく。
5. フライパンにオリーブ油とにんにくを入れていため、香りが立ったら玉ねぎをいためる。しんなりしたら3を入れていため合わせ、ワインを振り、バルサミコ酢、塩、だしわりしょうゆを加えていためる。

カリウムCUT
オレンジをみかん缶詰め（缶汁なし）50gにかえると、カリウムは67mg減る。

2日目 夕食	たんぱく	カリウム	塩
50 671kcal	13.8g	768mg	1.4g
50 686kcal	21.0g	908mg	1.4g
40 671kcal	13.8g	768mg	1.4g
30 657kcal	12.4g	765mg	1.2g

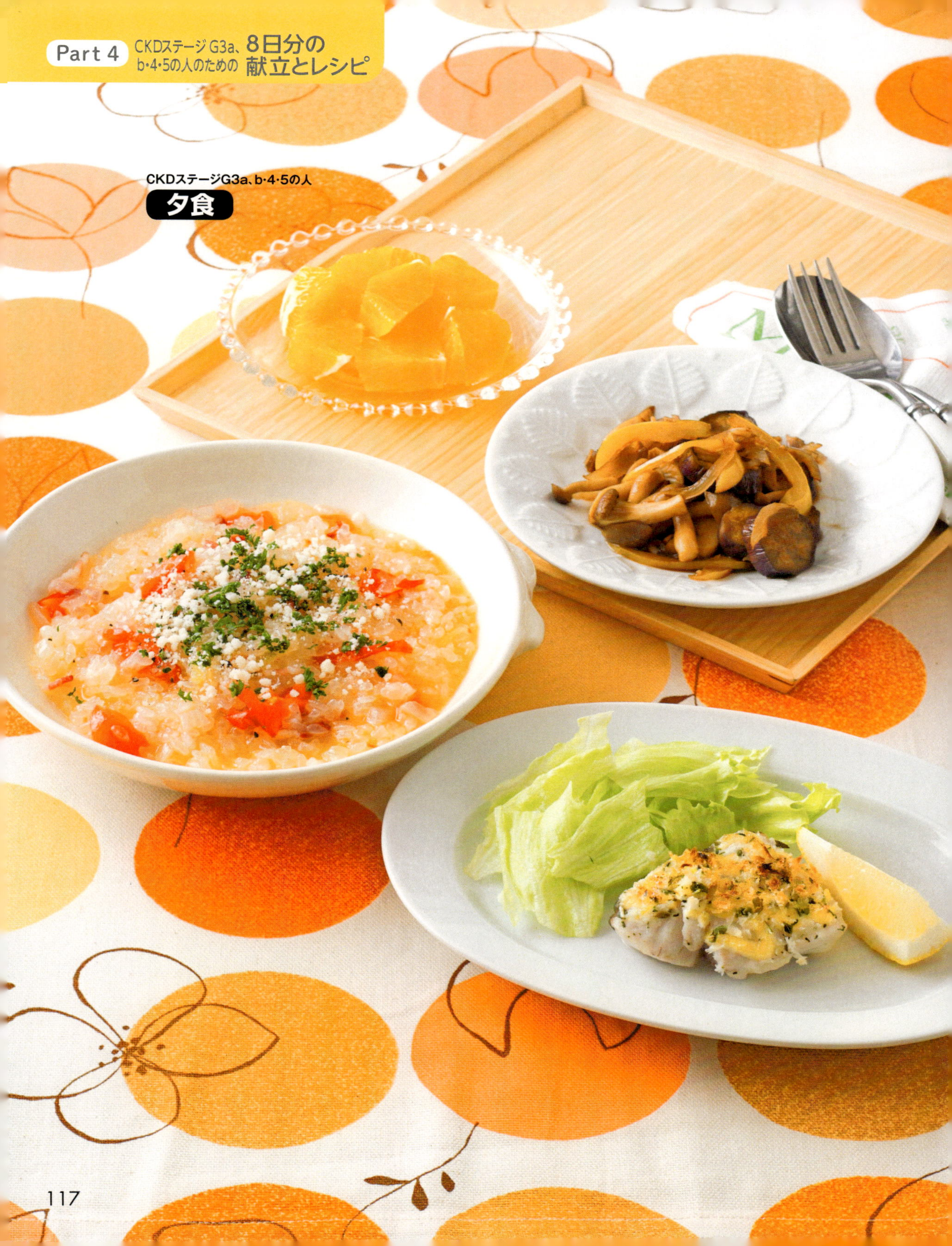

CKDステージG3a、b・4・5の人

夕食

3日目 朝

和朝食の定番、焼き魚と梅干しが、塩分1g台で楽しめます。

作り方

いわしのかば焼き

1 いわしは三枚におろして腹骨を除き、水けをよくふく。

2 ねぎは3～4㎝長さに切る。

3 フライパンに油を熱し、いわしにかたくり粉をまぶして皮目を上にして入れる。あいたところにねぎを並べていっしょに焼き、火が通ったらとり出す。

4 いわしは両面を焼き、フライパンに出た余分な油をふきとってから、**A**をからめ、ごまを振る。器に青じそを敷いて盛り、ねぎを添える。

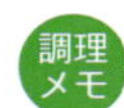

いわしは前日に作り方1まですませ、キッチンペーパーとラップで包み、冷蔵庫に保管し、翌朝、焼き上げるとよい。

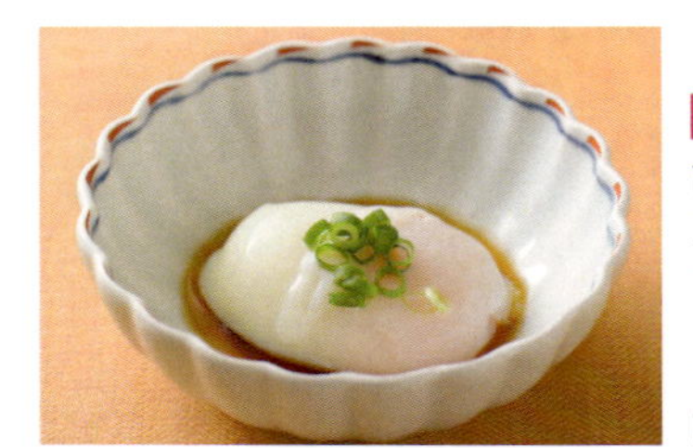

50 温泉卵

市販の温泉卵1個を器に割り入れ、特だしわりしょうゆ小さじ1/3、特和風顆粒だしのもと小さじ1/4、湯小さじ2/3をまぜて加え、万能ねぎ2gの小口切りを添える。

じゃがいもの梅肉あえ

1 じゃがいもはせん切りにし、たっぷりの熱湯でゆで、透き通ったら水にとって水けをふく。

2 梅干しは種を除き、包丁でたたき、**B**を加えてのばし、じゃがいもをあえる。

3 器に盛り、貝割れ菜を添える。

わらびもち

1 ボウルにくず粉、水、砂糖を合わせてむらなくまぜ、なべに入れて中火にかける。ゴムべらで底からまぜ、とろみがつくまでねりながら煮る。なべ底が見えるようになったら火を弱めてさらに2～3分ねり、ゴムべらで氷水にとる。

2 水けをきって**C**を軽くかけ、一口大にちぎって器に盛り、残りの**C**をかける。

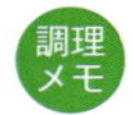

前日に作り方1まで作って水につけたまま冷蔵庫に入れておくとよい。

3日目 朝食		タンパク	カリウム	塩
50	662kcal	14.3g	534mg	1.1g
50	661kcal	19.1g	497mg	1.5g
40	662kcal	14.3g	534mg	1.1g
30	662kcal	14.3g	534mg	1.1g

3日目の献立

牛肉は量を控え、メタボ予防効果が期待できる青魚ととうふはしっかりとります。

3日目の栄養価		タンパク	カリウム	塩
50	1809kcal	48.1g	2065mg	5.4g
50	1857kcal	46.8g	2009mg	5.8g
40	1829kcal	39.6g	2002mg	5.4g
30	1792kcal	32.9g	1971mg	5.2g

40 の材料(1人分)

特1/25越後ごはん……………… 180g
特カルシウムふりかけ(やさい)…1袋(3g)

いわしのかば焼き

いわし…………… 小1と1/2尾(55g)
かたくり粉……………… 大さじ1/2強
ねぎ(白い部分)………… 1/3本(30g)
植物油……………………… 小さじ1/2
A
- 特だしわりしょうゆ…… 小さじ1
- 酒………………………… 小さじ1強
- みりん…………………… 小さじ1
- 砂糖……………………… 小さじ1/2

いり白ごま………………… 小さじ1/6
青じそ……………………………… 1枚

じゃがいもの梅肉あえ

じゃがいも(ゆで)……… 1/2個(50g)
特減塩梅干し…………………… 5g
B
- 砂糖……………………… 小さじ1
- 特だしわりしょうゆ… 小さじ1/2

貝割れ菜……………………………… 2g

わらびもち

➡50は温泉卵(写真参照)に。

くず粉……………………… 大さじ1強
水………………………………… 80mL
砂糖…………………… 小さじ1と1/3
C
- きな粉…………………… 小さじ2
- 黒砂糖…………………… 小さじ1

CKDステージG3a、b・4・5の人

朝食

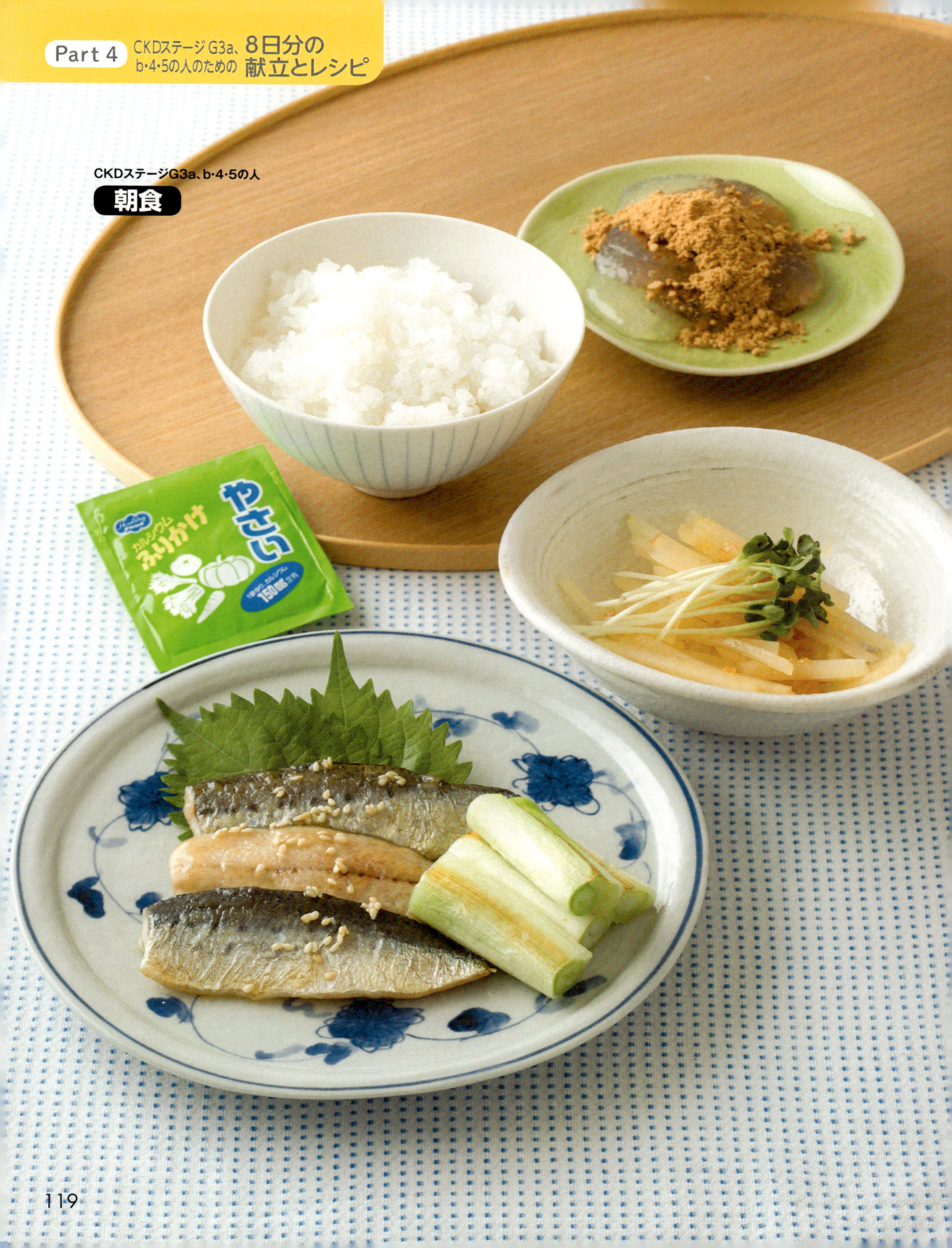

40 の材料（1人分）

カルビビビンバ

特1/25越後ごはん……………………180g
➡50は同量の普通ごはんに。
牛もも薄切り肉…………………………40g
➡30は15gに。

A
- 万能ねぎの小口切り…… 大さじ1.5
- にんにくのみじん切り… 小さじ1/4
- 特だしわりしょうゆ… 小さじ5/6
- 酒……………………………… 小さじ1
- いり白ごま……………… 小さじ1/3
- ごま油…………………… 小さじ1/2

ほうれんそう（ゆで）…………………40g
ごま油…………………………… 小さじ1/2

B
- 特だしわりしょうゆ…… 小さじ1
- 酒……………………………… 小さじ1
- 砂糖…………………………… 小さじ1/6
- にんにくのみじん切り… 小さじ1/4
- いり白ごま……………… 小さじ1/3

もやし（ゆで）…………………………40g

C
- 特だしわりしょうゆ…… 小さじ1
- 万能ねぎの小口切り…… 大さじ1.5
- ごま油…………………… 小さじ1/2

にんじん…………………………………30g
ごま油…………………………… 小さじ1/2
塩………………………………………0.3g
一味とうがらし……………………… 少々

海藻のミックスサラダ

わかめ（塩蔵）……………… もどして15g
赤とさかのり（塩蔵）…………………5g
糸かんてん………………………………3g
レタス…………………………小1枚（20g）
ラディッシュ…………………1/2個（5g）
特ノンオイルドレッシング（青じそ）
…………………………………1袋（10mL）

オレンジ…………… 1/2個（75g）

➡ 50 50 は50gに。

カリウムCUT

オレンジをみかん缶詰め（缶汁なし）50gにかえると、カリウムは67mg減る。

3日目 昼

3色の野菜と果物で抗酸化ビタミン満点！
海藻で水溶性食物繊維もたっぷり！

作り方

カルビビビンバ

1. 牛肉は2cm幅に切ってAをからめ、油をひかないフライパンでいため焼く。
2. ほうれんそうは4cm長さに切ってゆで、水にとってしぼる。ごま油でさっといため、Bをからめる。
3. もやしは熱湯でさっとゆで、水けをきってCであえる。
4. にんじんはせん切りにして水にさらし、水けをきってごま油でいため、塩で調味する。
5. 器にごはんを盛って2〜4をのせ、中央に1の牛肉をのせ、一味とうがらしを振る。

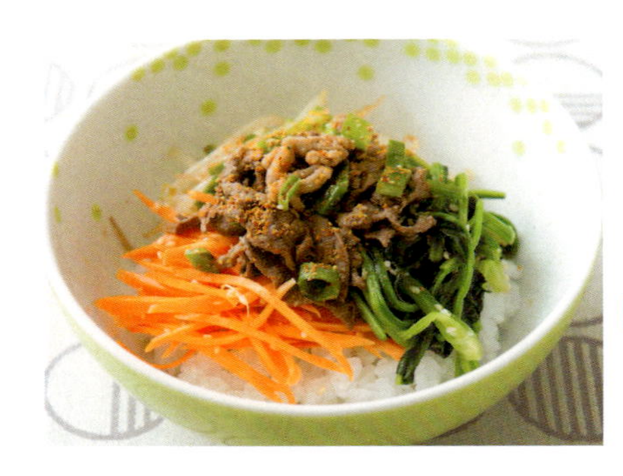

30は、牛肉を15gに減らし、Aの調味料を半量にしてからめ、フライパンでいためる。

海藻のミックスサラダ

1. わかめは塩を洗い流してからたっぷりの水につけてもどし、水けをしぼって食べよく切る。とさかのりも洗って、水につけてもどし、水けをしぼって食べよくちぎる。
2. 糸かんてんは水につけてもどし、水けをしぼって4〜5cm長さに切る。
3. レタスは食べよくちぎり、ラディッシュは薄切りにし、ともに水にさらして水けをふく。
4. 1〜3を器に盛り合わせ、ドレッシングを添える。

3日目 昼食		タンパク	カリウム	塩
50	557kcal	17.8g	629mg	2.3g
50	562kcal	13.4g	580mg	2.3g
40	572kcal	13.7g	615mg	2.3g
30	511kcal	8.1g	514mg	2.1g

CKDステージG3a、b・4・5の人

昼食

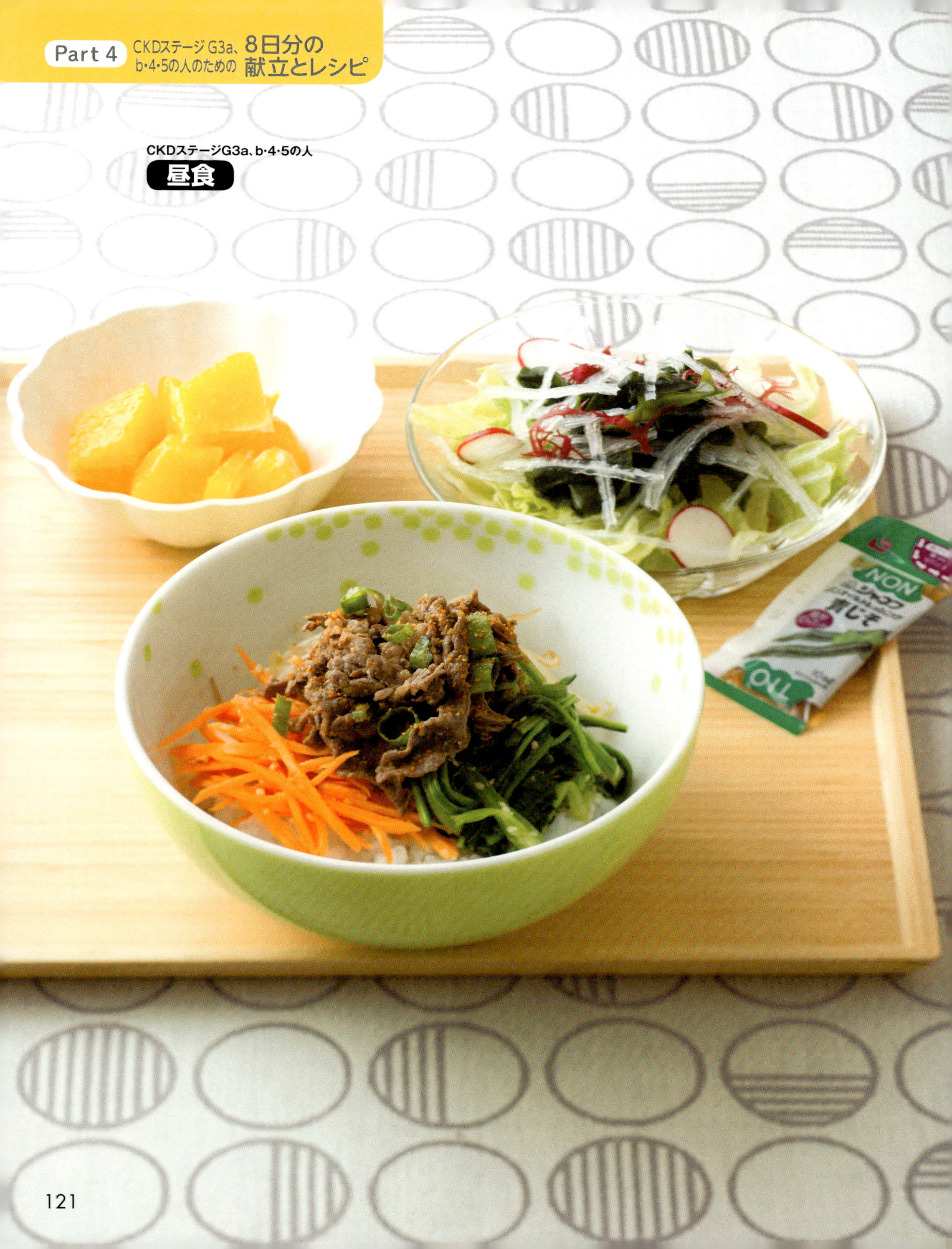

40 の材料（1人分）

特1/25越後ごはん……………………180g
➡50は同量の普通ごはんに。

とうふのステーキ・きのこソース

絹ごしどうふ……………………100g
➡50は150gに。30は75gに減らす。
小麦粉……………………大さじ1/2強
➡30は同量の特でんぷん薄力粉に。
オリーブ油……………………小さじ3/4
しめじ……………………30g
生しいたけ……………………大１個（20g）
えのきだけ……………………10g
ピーマン（赤・緑、ゆで）……………………各７g
にんにくのみじん切り……………………少々
バター……………………小さじ3/4
白ワイン……………………小さじ3/5
A
- 特コンソメ塩分ひかえめ……0.3g
- 特だしわりしょうゆ……………………小さじ1/3
- 塩……………………0.5g

かたくり粉……………………小さじ1/3

かぼちゃの甘煮

かぼちゃ……………………80g
砂糖……………………小さじ１
みりん……………………小さじ1/2
酒……………………小さじ１強
特だしわりしょうゆ……………………小さじ１

たけのこの木の芽あえ

たけのこの水煮……………………40g
B
- 特和風顆粒だしのもと……………………小さじ1/2
- 砂糖……………………小さじ1/3
- 特だしわりしょうゆ…小さじ1/2

木の芽……………………少々
ほうれんそうの葉先（ゆで）……………………2g
特減塩みそ……………………小さじ１と2/3
砂糖……………………小さじ1/3

30 パイナップル……………………75g

3日目 夕

オリーブ油の香りがきいた南欧風とうふステーキに、みそ味のあえ物を添えて。

作り方

とうふのステーキ・きのこソース

1 絹ごしどうふは２つに切って、キッチンペーパーにはさんで15分くらいおき、水けをきる。

2 しめじは小房にほぐす。しいたけは薄切りにする。えのきだけは長さを半分に切ってほぐす。

3 赤と緑のピーマンは細く切り、熱湯でさっとゆでてざるにとる。

4 フライパンにオリーブ油を熱し、とうふに小麦粉をまぶして入れ、両面を香ばしく焼いて器にとる。

5 あいたフライパンににんにくとバターを入れて火にかけ、しめじとしいたけをさっといため、3を加えていため合わせる。えのきだけを加えてさっといため、ワインを振って煮立て、水80mL、Aを加える。煮立ったら倍量の水でといたかたくり粉を流してとろみをつけ、4のとうふにかける。

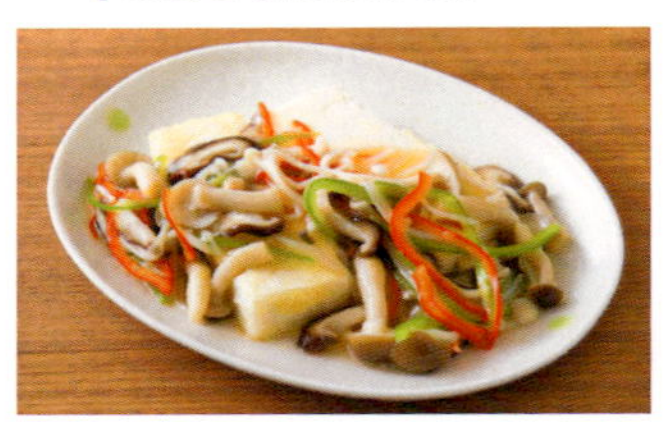

50は、とうふを150gに増やすが、調味料やきのこソースはそのままでよい。

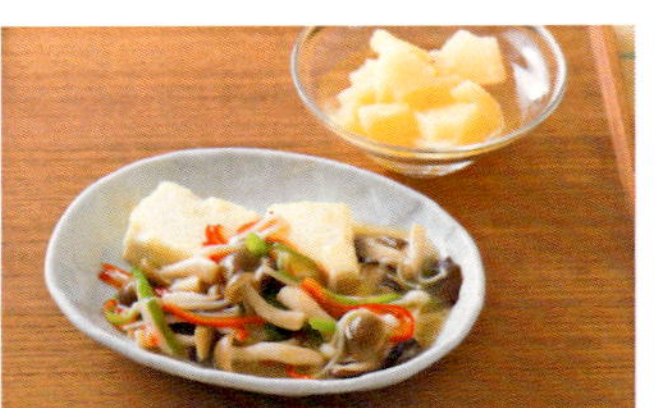

30は、とうふを75gに減らし、小麦粉を特でんぷん薄力粉にかえて作る。パイナップルをデザートに添えてエネルギーを補う。

かぼちゃの甘煮

かぼちゃは一口大に切り、皮を上にしてなべに並べ、調味料をすべて入れ、水をひたひた（1/4カップくらい）に加えて火にかける。煮立ったら蓋をして弱火で火が通るまで煮、そのまま冷ます。

たけのこの木の芽あえ

1 たけのこは1.5cm角に切り、水から入れてゆでこぼす。

2 なべに水1/4カップとB、1を入れて煮立て、蓋をして汁けがわずかに残る程度まで５分ほど煮、冷ます。

3 あえ衣のほうれんそうは熱湯でやわらかくゆで、水にとってしぼり、みじん切りにする。

4 すり鉢に木の芽を入れてすり、3を加えてすりのばし、みそと砂糖、たけのこの煮汁少々を加えてすりまぜ、たけのこをあえる。

カリウムCUT

30の人は、パイナップルをみかん缶詰め（缶汁なし）60gにかえると、カリウムは68mg減る。エネルギー量はほぼかわらない。

3日目 夕食		タンパク	カリウム	塩
50	590kcal	16.0g	902mg	2.0g
50	634kcal	14.3g	932mg	2.0g
40	595kcal	11.6g	853mg	2.0g
30	619kcal	10.5g	923mg	2.0g

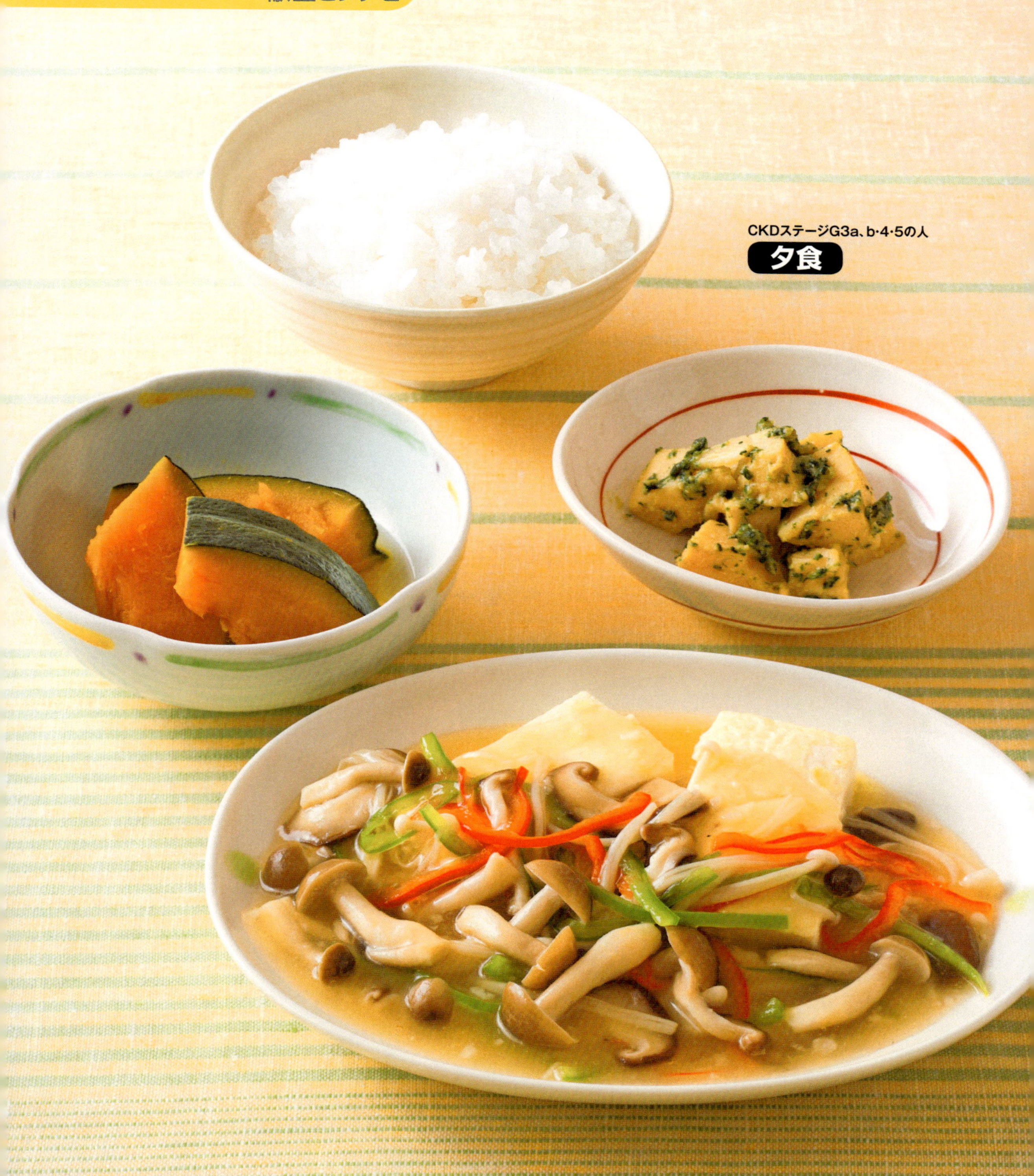

CKDステージG3a、b・4・5の人

夕食

4日目の献立

朝はお雑煮、夕食はカレーにして、昼食はお弁当にも向く和食に。

4日目の栄養価		タンパク	カリウム	塩
50	1846kcal	51.7g	2145mg	4.9g
50	1809kcal	47.9g	1915mg	5.3g
40	1803kcal	39.2g	1985mg	4.9g
30	1806kcal	26.7g	1926mg	5.0g

4日目 朝

薄味でもおいしいお雑煮を具だくさんに仕立て、バター煮とゼリーでエネルギーを補います。

作り方

鶏肉と小松菜のお雑煮

1 鶏肉は一口大に切ってゆでる。

2 大根は2～3㎜厚さのいちょう形に切る。にんじんは薄い輪切りにする。小松菜は4㎝長さに切る。しいたけは軸を落とし、好みで傘に切り目を入れる。

3 大根とにんじんを水から入れてゆで、煮立ったら、しいたけを入れてさっとゆで、以上をとり出す。残った湯で小松菜をゆでて水にとってしぼる。

4 なべに水１カップとだしのもとを入れて煮立て、鶏肉、大根、にんじんを加えて煮る。火が通ったらだしわりしょうゆと酒、塩で調味し、しいたけと小松菜を加えてあたためる。

5 もちをグリルなどで焼き、椀に大根を敷いてのせ、残りの具をのせて汁を張り、ゆずの表皮をそいでのせる。

さつまいものバター煮

1 さつまいもは１㎝厚さに切ってさっとゆで、水けをふく。

2 なべにさつまいもとレーズン、砂糖、バターを入れ、水1/4カップを注いで火にかける。煮立ったら空気穴をあけたキッチンペーパーをかぶせてなべ蓋もかけ、弱火で10分煮る。

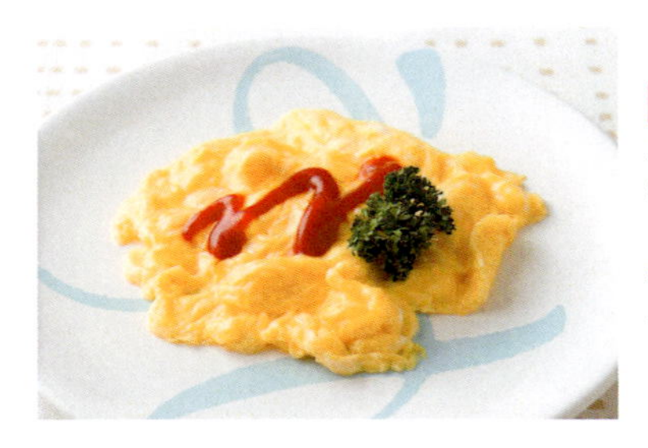

50 スクランブルエッグ

卵1.5個(75g)を割りほぐし、植物油小さじ１とバター小さじ3/4でふんわりといためて器に盛り、トマトケチャップ小さじ１をかけ、パセリ少々を添える。パセリをみじん切りにして卵にまぜてもよい。

抹茶ゼリー・クリーム添え

1 アガロリー 100を70mLの湯にとかして器に流し、冷やし固める。

2 生クリームを泡立てて **1** に飾る。

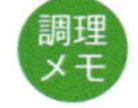

前の晩にお雑煮の野菜を切っておき、さつまいものバター煮と抹茶ゼリーを作っておくと、朝が楽。

4日目 朝食		タンパク	カリウム	塩
50	580kcal	16.8g	621mg	1.0g
50	563kcal	21.8g	512mg	1.4g
40	523kcal	13.0g	559mg	1.0g
30	497kcal	8.0g	505mg	1.0g

40 の材料（1人分）

鶏肉と小松菜のお雑煮

特グンプンの力餅…………… 2個(90g)
➡50は同量の普通もちに。
鶏もも肉(皮なし・ゆで)…………… 40g
➡30は20gに。
小松菜(ゆで)…………………………20g
大根(ゆで)……………………………20g
にんじん(ゆで)………………………10g
生しいたけ(ゆで)……………2個(30g)
特和風顆粒だしのもと…… 小さじ1/2
酒 ……………………………… 小さじ１
塩………………………………… 0.5g
特だしわりしょうゆ……… 小さじ2/3
ゆずの皮…………………………… 少々

さつまいものバター煮

➡50は**スクランブルエッグ**に(写真参照)。
さつまいも(ゆで)……………………60g
レーズン………………………………3g
バター………………… 小さじ１と1/4
砂糖…………………… 小さじ１と2/3

抹茶ゼリー・クリーム添え

特アガロリー 100（抹茶）
……………………… １食分（26.4g）
生クリーム（植物性脂肪）…… 小さじ１

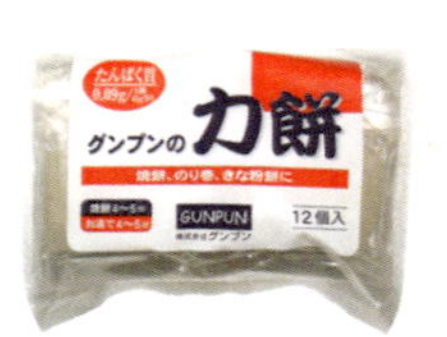

グンプンの力餅

※125ページの写真で使用されている「真粒米シリーズ純米もち」が販売終了のため「グンプンの力餅」(178ページ参照) を使用 (上の栄養価は「グンプンの力餅」で計算)。

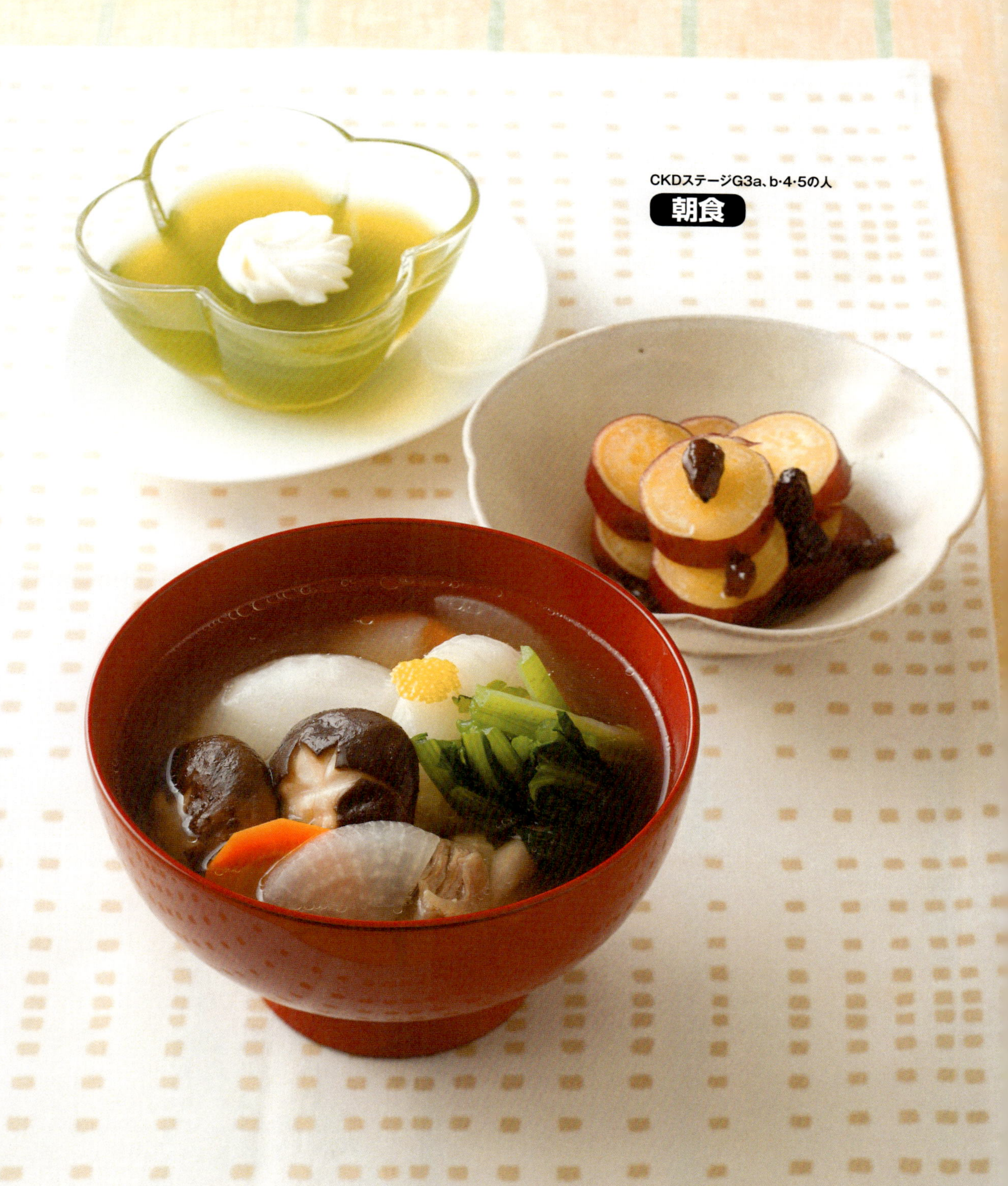
CKDステージG3a、b・4・5の人
朝食

40 の材料（1人分）

特1/25越後ごはん……………………180g
➡50は同量の普通ごはんに。

ぶりの照り焼き

➡30は**れんこんの照り焼き**に（写真参照）。

ぶり……………………… 1/2切れ（40g）
かたくり粉……………… 大さじ1/2強
植物油……………………… 小さじ3/4
A ┌ 特だしわりしょうゆ… 小さじ5/6
　 └ みりん…………………… 小さじ5/6
青じそ……………………………… 1枚
はじかみ（谷中しょうがの甘酢漬け・市販品）…………………………1本

ほうれんそうとえのきだけのおひたし

ほうれんそう（ゆで）………………60g
えのきだけ（ゆで）…………………15g
特だしわりしょうゆ……… 小さじ1/2
特和風顆粒だしのもと…… 小さじ1/2

しらたきのコチュジャンいため

しらたき…………………………110g
ねぎ………………………… 1/3本（30g）
にんじん……………………………10g
にんにくのみじん切り…… 小さじ1/4
しょうがのみじん切り…… 小さじ1/4
ごま油……………………… 小さじ3/4
B ┌ 特だしわりしょうゆ… 小さじ5/6
　 │ 砂糖……………………… 小さじ1
　 │ みりん…………………… 小さじ1/2
　 └ コチュジャン……小さじ1弱（5g）

みかん（缶詰め・缶汁なし）

………………………50g➡50は抜く。

香味野菜やごま油の香り、発酵調味料のうまみを生かして、薄味でも満足できる和食に。

作り方

ぶりの照り焼き

1 ぶりは水けをふき、かたくり粉をまぶす。
2 フライパンに油を熱してぶりを入れて弱めの中火で両面を焼く。八分通り火が通ったらAを入れてからめる。
3 器に青じそを敷いてぶりを盛り、はじかみを添える。

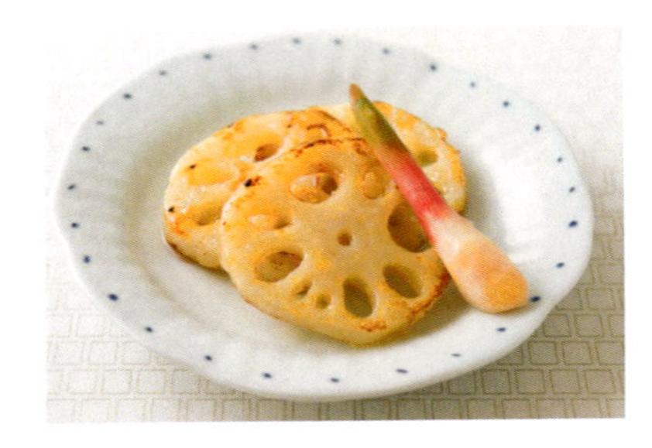

30 れんこんの照り焼き
れんこん60gを輪切りにしてゆで、水けをふいて、ぶりと同様にかたくり粉をまぶして照り焼きにし、はじかみを添える。

ほうれんそうとえのきだけのおひたし

1 ほうれんそうは4㎝長さに切り、えのきだけは長さを半分に切る。
2 熱湯でえのきだけをゆで、ざるに上げる。続いてほうれんそうをゆで、水にとる。ともに水けをしぼり、だしわりしょうゆとだしのもとであえる。

しらたきのコチュジャンいため

1 しらたきは食べよく切ってゆでる。ねぎは小口切りにする。にんじんはせん切りにする。
2 なべにごま油を熱して1をいため、しんなりしたら、にんにくとしょうが、Bを加えて味がなじむまでいため合わせる。

はじかみは、谷中しょうがが出回る夏なら手作りに。谷中しょうがは皮をむいてさっとゆで、熱いうちにピクルス液（128ページ「きゅうりの即席ピクルス」参照）に漬ける。冷めたら食べられる。

4日目 昼食	タンパク	カリウム	塩
50 599kcal	16.7g	709mg	2.0g
50 573kcal	12.3g	637mg	2.0g
40 605kcal	12.4g	660mg	2.0g
30 582kcal	4.7g	649mg	2.1g

CKDステージG3a、b・4・5の人

昼食

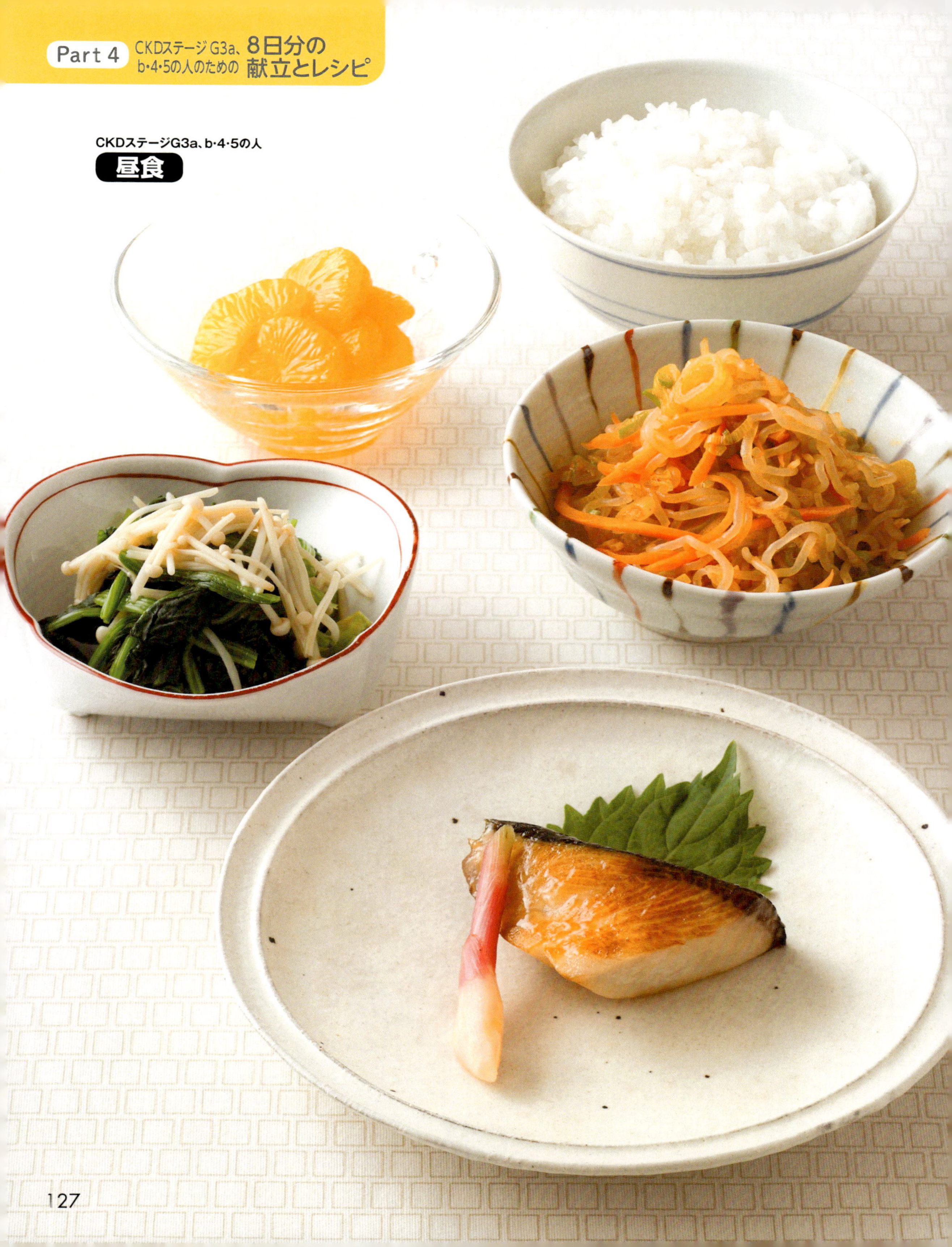

40 の材料（1人分）

野菜たっぷりキーマカレー

- 1/25越後ごはん……180g
  - ➡50は同量の普通ごはんに。
- 豚ひき肉・牛ひき肉……各20g
- 玉ねぎ・なす（ゆで）……各30g
- トマト……30g
- さやいんげん（ゆで）……20g
- にんじん（ゆで）……10g
- にんにくのみじん切り……小さじ1/4
- オリーブ油……小さじ3/4
- 赤ワイン……小さじ2
- トマトピュレ……大さじ1/2弱
- グリンピース（冷凍）……10g
- 低カロリーカレールー……12g

アスパラのサラダ

- グリーンアスパラガス（ゆで）……45g
- ミニトマト……2個（20g）
- レタス……小1/2枚（10g）
- 玉ねぎ……5g
- A
  - マヨネーズ……小さじ2.5
  - 生クリーム（植物性脂肪）……小さじ2/5

きゅうりの即席ピクルス

- きゅうり……1/2本（50g）
- B
  - 酢……大さじ1と2/3
  - 白ワイン……大さじ1
  - 砂糖……大さじ1強
  - 赤とうがらしの小口切り……2～3切れ

4日目 夕

少ない肉でも大満足のキーマカレーに、塩分ゼロでおいしいピクルスを添えて。

作り方

野菜たっぷりキーマカレー

1. 野菜はいずれも1㎝角に切り、トマト以外は熱湯でさっとゆでてざるに上げる。
2. なべにオリーブ油とにんにくを入れて火にかけ、香りが立ったら野菜をすべて加えていため、しんなりしたらひき肉を加えていため合わせる。ひき肉の色が変わったらワインを加えて煮立て、トマトピュレと水1/2カップを加えて再び煮立ったら、蓋をして弱火で10分煮る。
3. 火を止めてカレールーを刻んで加え、まぜてとかす。再び火にかけ、とろりとするまで煮詰め、グリンピースを加える。
4. 器にごはんを盛り、3をかける。

アスパラのサラダ

1. アスパラガスは根元の皮をむき、斜め1㎝幅に切ってから熱湯でゆで、水をさっとかけて水けをふく。
2. ミニトマトは半分に切る。レタスは食べよくちぎり、玉ねぎは横薄切りにし、ともに水にさらして水けをきる。
3. 1と2を器に盛り合わせ、Aをまぜてかける。

きゅうりの即席ピクルス

1. きゅうりは長さを半分に切り、縦4つ割りにする。
2. Bを耐熱ボウルに合わせて電子レンジで加熱して煮立て、熱いところにきゅうりを入れて冷めるまでおく。

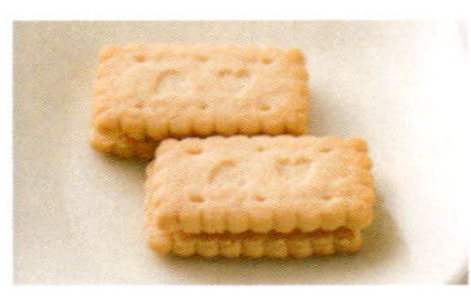

30は特たんぱく調整ビスコ1袋（10g）を添える。

4日目 夕食		タンパク	カリウム	塩
50	667kcal	18.2g	815mg	1.9g
50	673kcal	13.8g	766mg	1.9g
40	673kcal	13.8g	766mg	1.9g
30	727kcal	14.0g	772mg	1.9g

作りおきできる薄塩野菜料理

根菜ときのこのピクルス

材料（4食分）

- エリンギ（ゆで）……1パック（100g）
- にんじん（ゆで）……小1本（100g）
- ごぼう（ゆで）……2/3本（100g）
- ピクルス液
  - 酢、水……各3/4カップ
  - 砂糖……大さじ4
  - 塩……小さじ1/3
  - ローリエ……1枚
  - 粒白こしょう……少々

1. エリンギは縦に裂く。にんじんは3㎜厚さの輪切りにする。ごぼうは4㎝長さに切って縦4つ割りにする。
2. 湯を沸かして1を入れてゆでる。エリンギはさっとゆでてざるに上げ、にんじんとごぼうは歯ごたえが残る程度にゆで、ざるに上げて水けをふく。以上を耐熱容器に詰める。
3. ピクルス液をほうろうなどの耐酸性のなべに合わせて煮立て、熱々を2にかけて冷ます。冷めたら食べられる。

★冷蔵庫で1週間ほどもつ。漬け汁を飲まないように、汁けをきって盛ること。

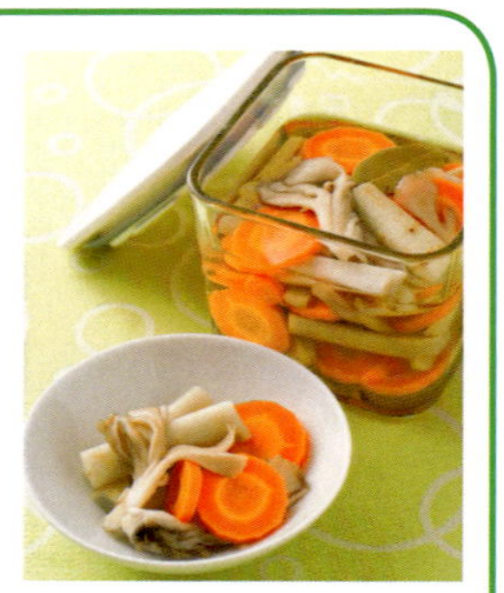

1食分　73kcal

タンパク 1.4g　カリウム 155mg

塩 0.5g

CKDステージG3a、b・4・5の人

夕食

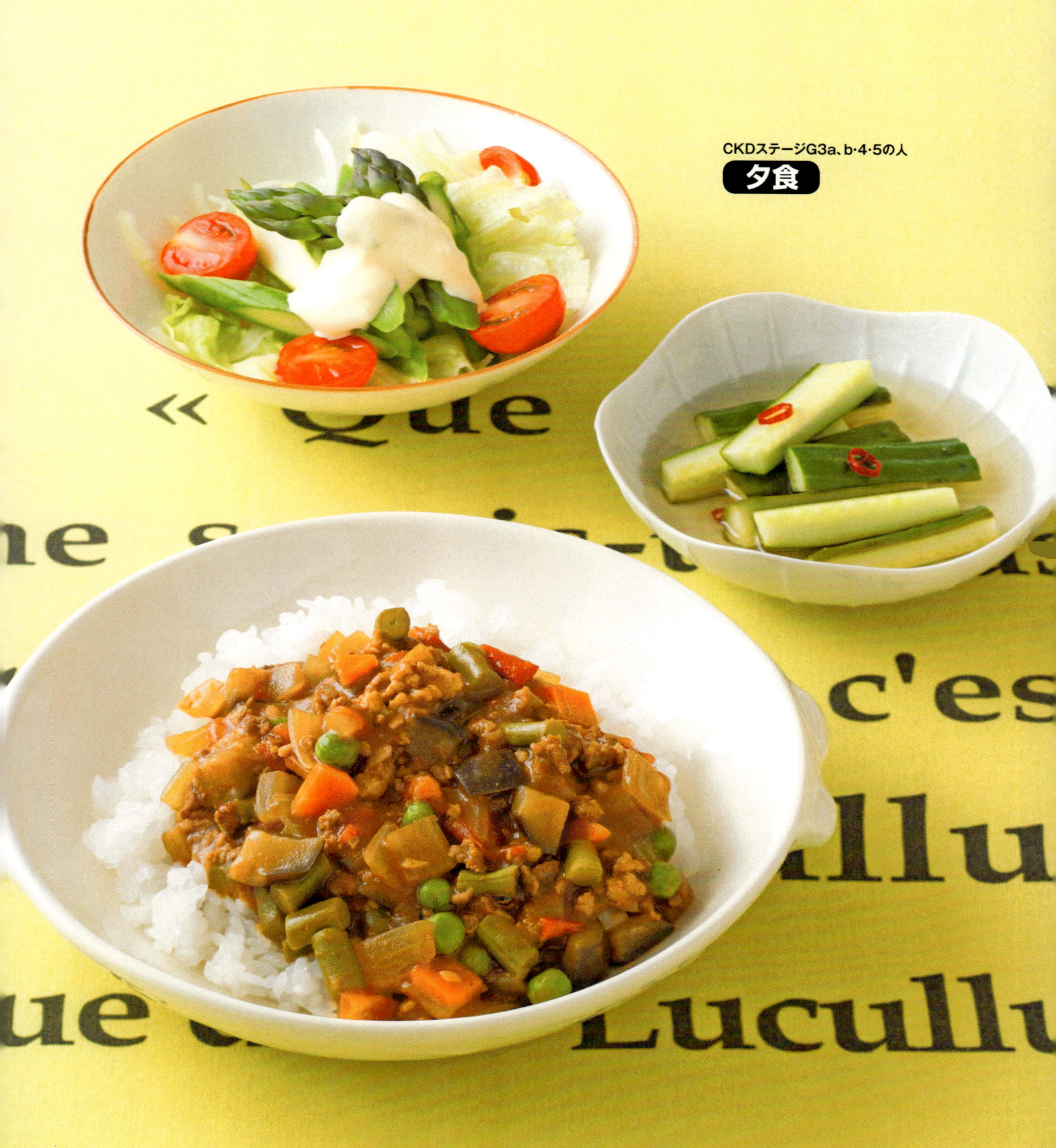

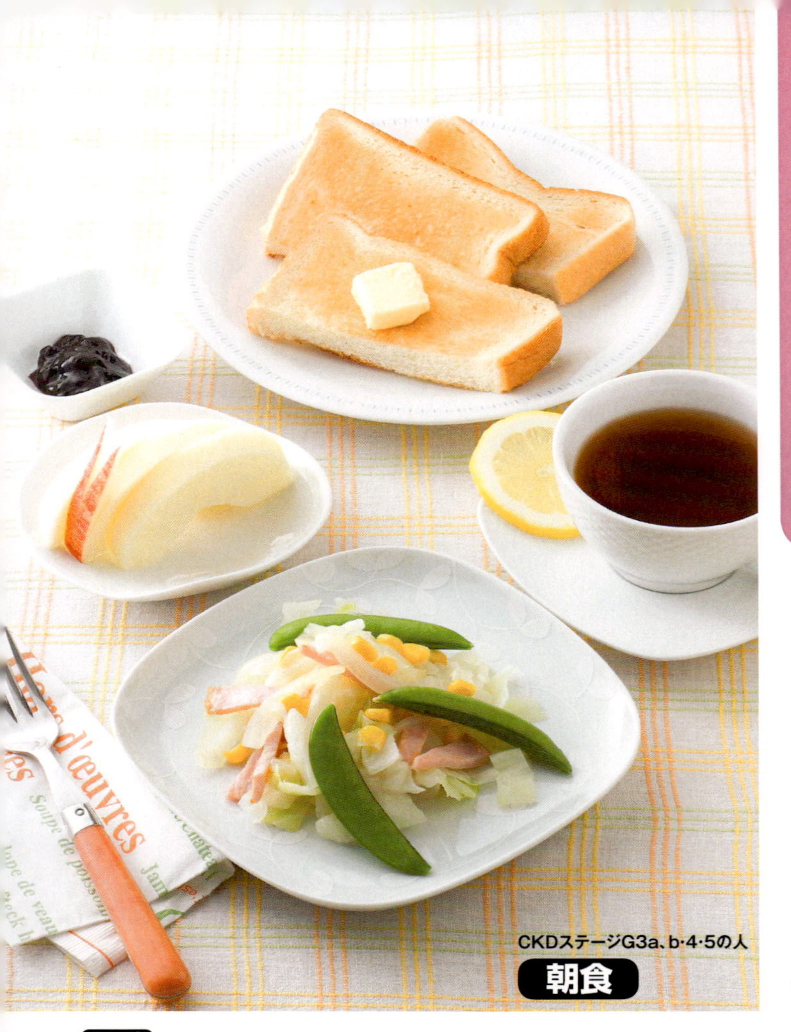

CKDステージG3a、b・4・5の人

朝食

5日目の献立

昼食の魚料理にタンパク質を集中させて、朝食・夕食は野菜たっぷりの献立に。

5日目の栄養価	タンパク	カリウム	塩
50 1838kcal	50.2g	1912mg	5.2g
50 1829kcal	47.8g	1922mg	5.1g
40 1855kcal	36.9g	1743mg	5.2g
30 1810kcal	29.9g	1679mg	4.8g

5日目 朝

りんごの歯ごたえとレモンの酸味を食欲促進剤に、ハムのうまみを楽しみましょう。

40 の材料（1人分）

トースト

食パン……80g
➡30は特越後の食パン2枚（100g）に。
バター………小さじ2➡50 は除く。
ブルーベリージャム……小さじ2強

ハムと野菜のいため物

ロースハム……1枚（15g）
キャベツ……60g
玉ねぎ……30g
スナップえんどう……20g
ホールコーン（冷凍）……10g
オリーブ油……小さじ3/4
塩……0.2g
固形コンソメ……0.3g
こしょう……少々

レモンティー

紅茶（抽出液）……3/4カップ
特粉飴……26g
レモンの薄切り……1切れ

りんご……75g

作り方

ハムと野菜のいため物

1 ハムとキャベツは短冊形に切り、玉ねぎは薄切りにする。
2 スナップえんどうは熱湯でゆでる。コーンも熱湯に通す。
3 フライパンに油を熱して玉ねぎ、キャベツ、2、ハムの順に加えていため、塩とコンソメで調味し、こしょうを振る。

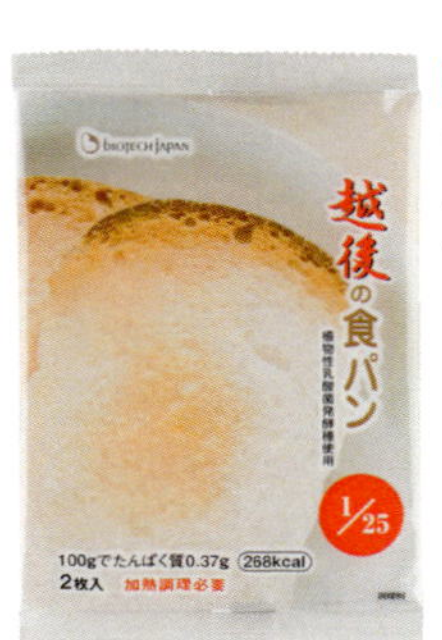

30は食パンを特越後の食パン2枚に。エネルギー量が90kcal増すので、レモンティーの特粉飴を除く。

カリウムCUT

りんごを同量の缶詰にかえると、カリウムは67mg減る。

5日目 朝食	タンパク	カリウム	塩
50 548kcal	12.5g	460mg	1.9g
50 488kcal	12.5g	457mg	1.7g
40 548kcal	12.5g	460mg	1.9g
30 503kcal	5.5g	396mg	1.5g

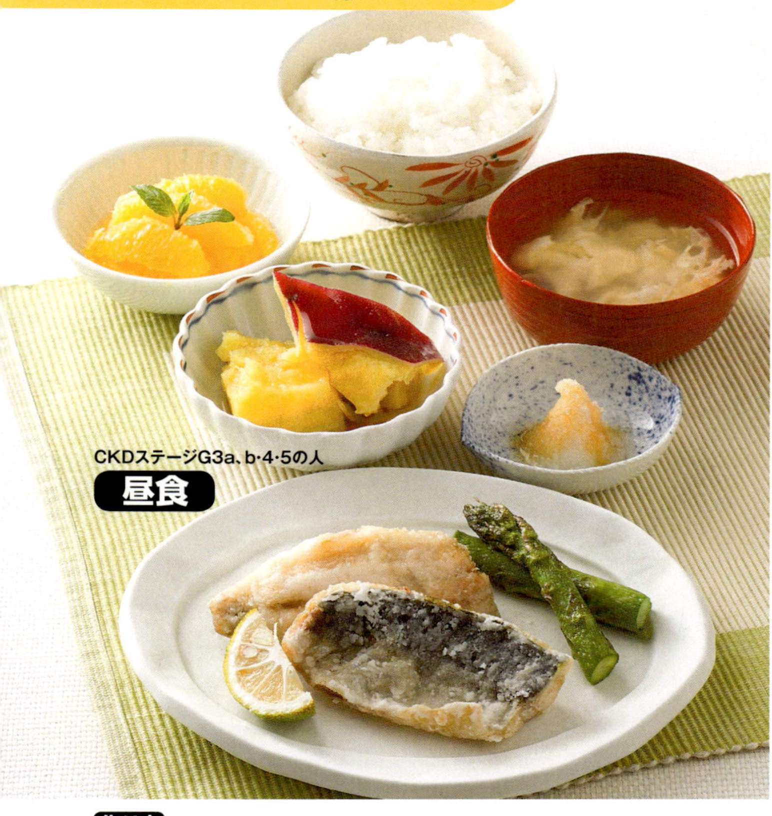

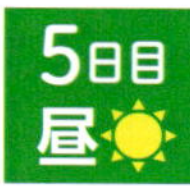

5日目 昼

青背魚も揚げると薄塩でも満足できます。そこで節約した塩分で、かきたま汁ができます。

40 の材料（1人分）

特1/25越後ごはん……………………180g
➡50は同量の普通ごはんに。

あじのから揚げ

あじ……………………………小1尾（60g）
➡50は90gに。
A［しょうが汁………………小さじ1弱
　 酒…………………………小さじ1
かたくり粉………………大さじ1/2弱
グリーンアスパラガス………1本（20g）
揚げ油………………適量（吸収量は6g）
かぼす…………1/4個（果汁小さじ2）
染めおろし
大根……………………………………30g
特だしわりしょうゆ………小さじ1/3

さつまいもの甘煮

さつまいも…………………………60g
砂糖…………………………小さじ1
塩……………………………………0.1g
特だしわりしょうゆ………小さじ1/6

かきたま汁

卵……………………………小1/3個分
ねぎ（白い部分）……………………10g
だし
　水……………………………90mL
　特和風顆粒だしのもと…小さじ1/2
塩……………………………………0.5g
特だしわりしょうゆ………1滴（0.2g）

オレンジ…………小1/2個（75g）

5日目 昼食		タンパク	カリウム	塩
50	609kcal	21.1g	848mg	1.1g
50	653kcal	23.0g	910mg	1.2g
30 40	616kcal	16.8g	799mg	1.1g

作り方

あじのから揚げ

1 あじは三枚おろしにし、Aをからめ、かたくり粉をまぶす。
2 アスパラガスははかまをそいで2つに切る。
3 揚げ油を低温に熱してアスパラガスを入れ、色鮮やかになるまで揚げ、とり出す。続いてあじを入れてカラリとするまで揚げる。
4 油をきってアスパラガスとともに器に盛り、かぼすを添える。
5 大根はすりおろして水けを軽くきって器に盛り、だしわりしょうゆを振る。4に添えてかぼすのしぼり汁とともに薬味にする。

さつまいもの甘煮

1 さつまいもは皮つきのまま大きめの一口大に切って水にさらす。
2 なべに1を入れ水をひたひたに加えて火にかけ、煮立ったらゆでこぼす。
3 再びなべに入れて水をひたひたに注ぎ、砂糖と塩を加える。煮立ったら火を弱めて、やわらかく煮、だしわりしょうゆを落とす。

かきたま汁

1 卵はときほぐす。ねぎは縦にせん切りにする。
2 なべにだしを煮立て、塩とだしわりしょうゆで調味する。ねぎを加え、再び煮立ったら1のとき卵を回し入れ、火を止めて大きくまぜる。

カリウムCUT オレンジをみかん缶詰め（缶汁なし）50gにかえると、カリウムは67mg減る。

40 の材料（1人分）

特1/25越後ごはん……………… 180g
➡50は同量の普通ごはんに。
特カルシウムふりかけ（のりたまご）
……………………………1袋（3g）

マーボーはるさめ

はるさめ（乾燥）‥ 20g➡ 50 50は抜く。
豚ひき肉…… 15g ➡ 50 50 は牛もも肉40gにして**チンジャオロースー**に。
たけのこ（水煮）・ピーマン（緑・赤）
………………………………各15g
にんにく・しょうが……………各少々
植物油…………………… 小さじ3/4
豆板醤……………………………少々
A
- 鶏がらスープのもと・砂糖 ……………………各小さじ1/3
- 特だしわりしょうゆ…… 小さじ2/3
- オイスターソース……… 小さじ1/3
- 酒…………………… 小さじ1/2弱

かたくり粉………………… 小さじ1/3
ごま油…………………… 小さじ1/4

野菜の中国風うま煮

白菜…………………………………60g
チンゲンサイ……………………40g
にんじん……………………………10g
B
- 鶏がらスープのもと…… 小さじ1/3
- 塩……………………………… 0.3g
- 特だしわりしょうゆ…… 小さじ1/6
- 酒・こしょう……………… 各少々

かたくり粉………………… 小さじ1/3
ごま油…………………… 数滴（0.5g）

もやしとにんじんの甘酢あえ

もやし……………………………… 50g
にんじん……………………………… 5g
酢…………………………………小さじ1
砂糖……………………… 小さじ2/3
特和風顆粒だしのもと…… 小さじ1/4
ごま油…………………… 数滴（0.5g）

オレンジゼリー

特アガロリー100（オレンジ）
…………………………1食分（26.4g）
生クリーム……………………小さじ2
砂糖……………………………小さじ1
ミントの葉（あれば）………………少々

5日目 夕

辛み調味料やごま油の香りをきかせる中国料理は、減塩の味方。家族はチンジャオロースーにして肉を増やし、いっしょに楽しみましょう。

作り方

マーボーはるさめ

1. はるさめは熱湯でゆでて5cm長さに切る。
2. たけのことピーマンは5cm長さの細切りにし、熱湯でさっとゆでて水けをきる。
3. にんにくとしょうがはみじん切りにし、油とともにフライパンに入れ、火にかける。香りが立ったら豆板醤を入れてさっとまぜる。
4. ひき肉を加えてポロポロになるまでいため、はるさめと2の野菜を加えていため、野菜がしんなりしたらAを加えて調味する。
5. 味がなじんだら倍量の水でといたかたくり粉を回しかけ、とろみがついたら火を止めてごま油を回しかける。

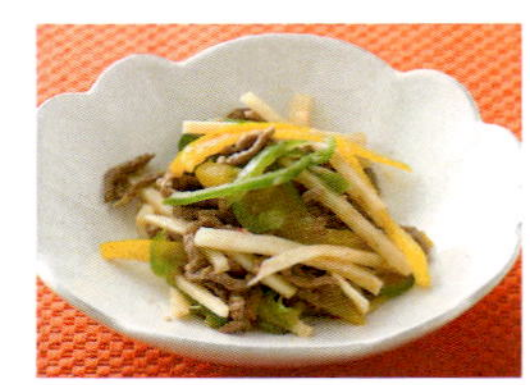

50 50 チンジャオロースー
牛もも肉は繊維を断ち切る方向に細く切り、Aの1/3量をからめ、マーボーはるさめの作り方4のひき肉にかえて牛肉を加えて色が変わるまでいため、野菜を加えてAの残りで調味して作り方5と同様に仕上げる。

野菜の中国風うま煮

1. 白菜とチンゲンサイはそれぞれ斜めに一口大に切る。にんじんも薄い短冊切りにする。
2. なべに1を入れて水をひたひたに加え、煮立ったらBを加えて調味し、蓋をして7～8分煮る。
3. 野菜に火が通ったら倍量の水でといたかたくり粉を流してとろみをつけ、ごま油を落とす。

もやしとにんじんの甘酢あえ

1. もやしはひげ根を除き、にんじんはせん切りにし、それぞれさっとゆでてざるに上げ、水けをきる。
2. ボールに酢と砂糖、だしのもと、ごま油をまぜ合わせ、1をあえる。

オレンジゼリー

1. アガロリー100を70mLの湯にとかして型に流し、冷やし固める。
2. 生クリームに砂糖を加えて軽く泡立て、器にとり出したゼリーにのせる。あればミントの葉を飾る。

5日目 夕食		タンパク	カリウム	塩
50	681 kcal	16.6g	604mg	2.2g
50	688 kcal	12.3g	554mg	2.2g
40 30	691 kcal	7.6g	484mg	2.2g

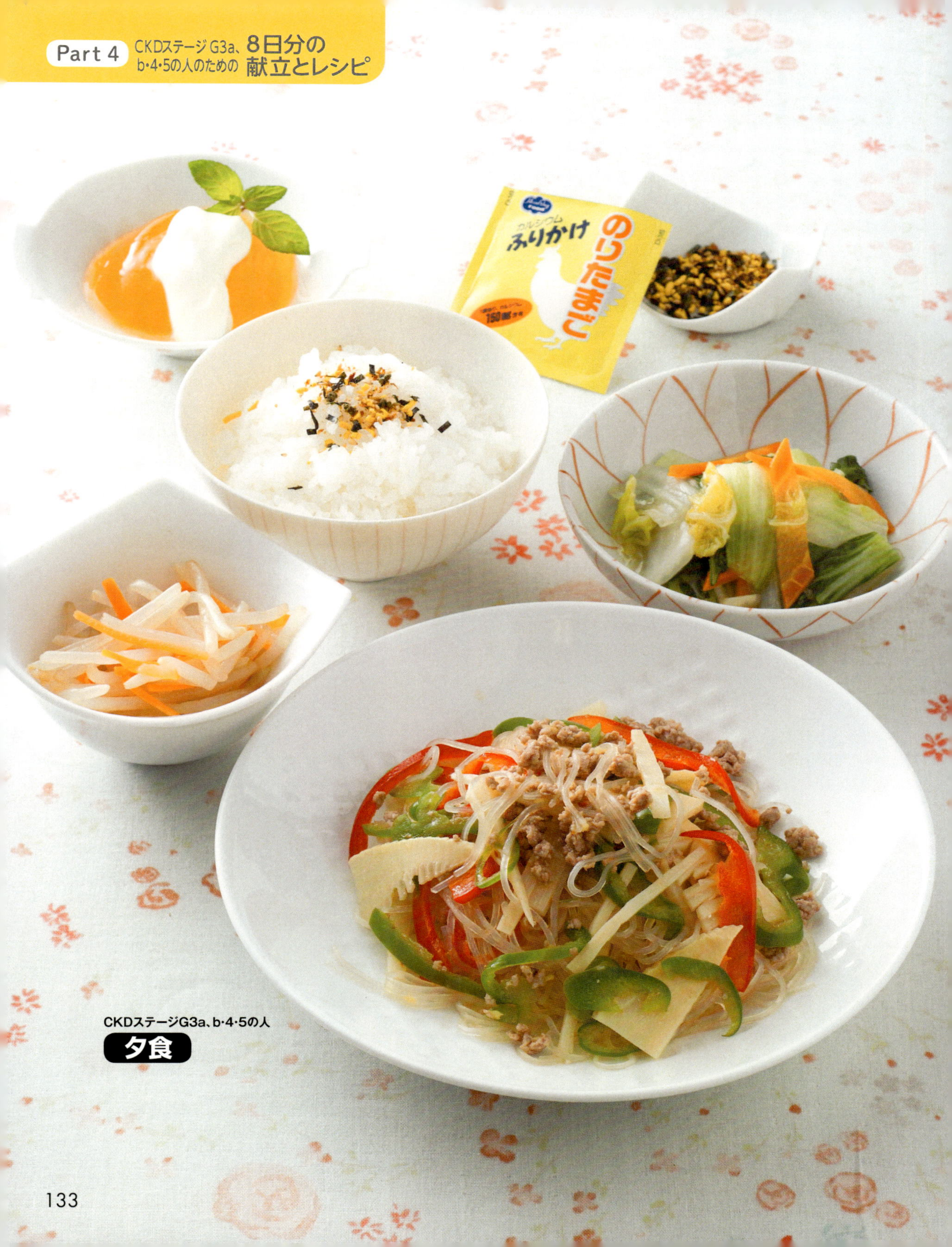

CKDステージG3a、b・4・5の人

夕食

CKDステージG3a、b·4·5の人

朝食

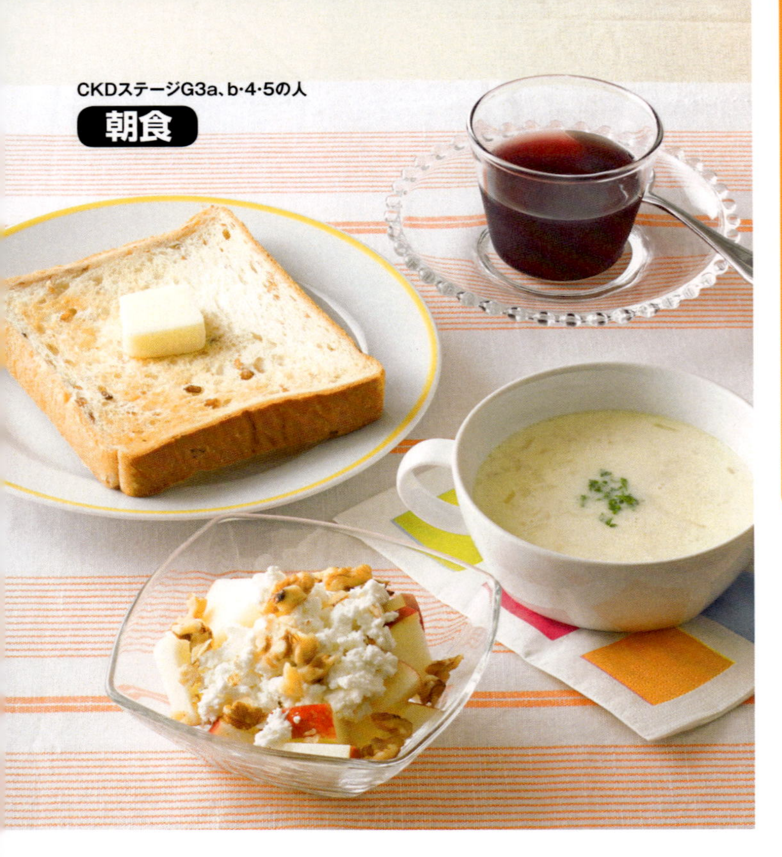

6日目の献立

朝は脂肪たっぷりパン食に、
昼のお弁当は牛肉ととうふで
タンパク質満点に。
夕食は食物繊維たっぷり和食。

6日目の栄養価	タンパク	カリウム	塩
50 1796kcal	52.4g	2183mg	5.6g
50 1810kcal	53.8g	2017mg	5.9g
40 1807kcal	43.8g	2085mg	5.6g
30 1825kcal	32.8g	1849mg	5.8g

6日目 朝

さっぱり味のサラダに、
とろりなめらかな
スープとゼリーを添えて。

40 の材料（1人分）

ライ麦パンのトースト

ライ麦食パン……………………1枚（60g）
➡30は越後の食パン2枚（100g）に。
バター…………小さじ2➡50は抜く。

りんごとカッテージチーズのサラダ

りんご………………………………60g
カッテージチーズ（サラダ用）……25g
くるみ………………………………8g
はちみつ…………………大さじ1/2弱

じゃがいものポタージュ

じゃがいも（ゆで）………………1/2個
玉ねぎ………………………………25g
バター…………………………小さじ3/4
固形コンソメ………………1/2個（2g）
塩……………………………………0.3g
こしょう……………………………少々
生クリーム（植物性脂肪）…大さじ1と1/3
パセリのみじん切り………小さじ1/2

ワインゼリー

赤ワイン…………………………大さじ1
粉ゼラチン……………………小さじ2/3
砂糖……………………………大さじ1強
レモン汁………………………小さじ1/5

作り方

りんごとカッテージチーズのサラダ

1 りんごは皮ごと薄いいちょう形に切り、器に盛ってカッテージチーズをのせる。

2 くるみは軽くからいりして刻み、1に散らしてはちみつをかける。

じゃがいものポタージュ

1 じゃがいもは5㎜厚さに切ってさっとゆでる。玉ねぎは横に薄切りにする。

2 なべにバターをとかして1をいため、しんなりしたら水120mL、コンソメを入れて煮る。煮立ったらアクをすくって蓋をして7分ほど煮る。

3 マッシャーでつぶして塩とこしょうで味をととのえ、生クリームを加える。

4 器に盛り、パセリを散らす。

ワインゼリー

1 粉ゼラチンは大さじ1の水に入れてふやかす。

2 なべに水大さじ3とワインを沸かして砂糖を加えて煮とかし、1を加えてまぜる。

3 火を止めてレモン汁を加え、器に流して冷やし固める。

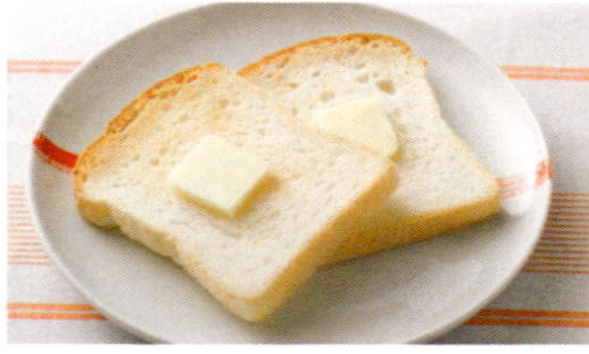

30は低タンパクの越後の食パン2枚をトーストし、バターを添える。

6日目 朝食		タンパク	カリウム	塩
50 40	571kcal	13.6g	490mg	2.4g
50	512kcal	13.5g	488mg	2.3g
30	682kcal	9.1g	395mg	2.8g

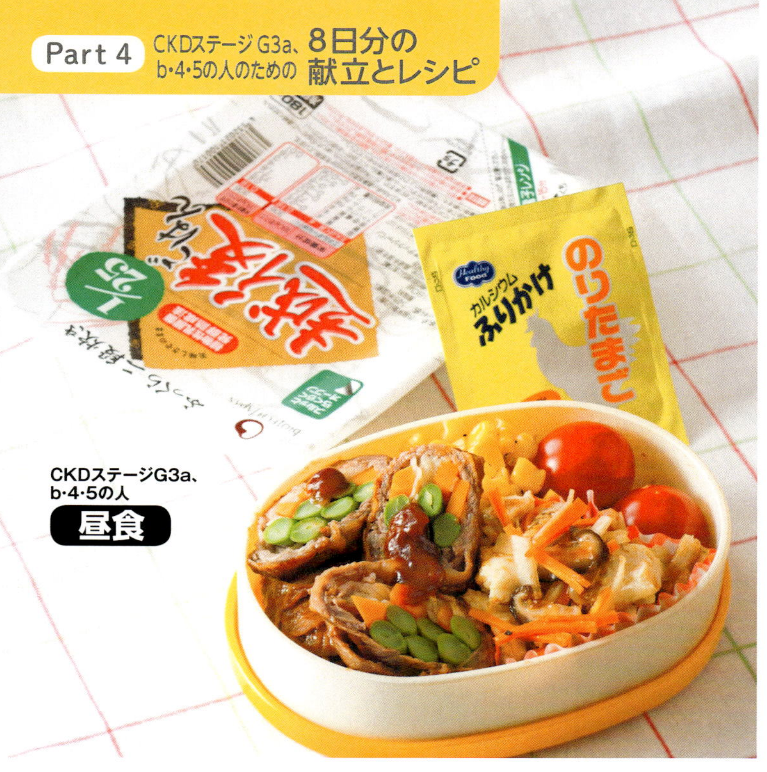

CKDステージG3a、b・4・5の人
昼食

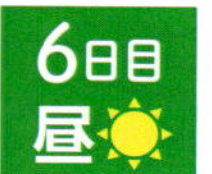

6日目 昼 パックごはんに、野菜の甘みやきのこのうま味盛りだくさんのおかずを添えて。

40 の材料（1人分）

特 1/25越後ごはん……180g
➡50は同量の普通ごはんに。
特 カルシウムふりかけ(のりたまご)…1袋（3g)

牛肉の野菜巻き

➡**30は牛肉と野菜のケチャップいため
に。**

- 牛肩ロース薄切り肉……50g
  ➡30は25gにし、玉ねぎ30g(ゆで)を加える。
- 塩……0.2g
- 小麦粉……大さじ1/2強
- さやいんげん（ゆで）……30g
- にんじん（ゆで）……20g
- えのきだけ（ゆで）……20g
- 植物油……小さじ1/2
- A
  - 黒こしょう……少々
  - 酒……小さじ1
  - トマトケチャップ…小さじ1と3/5
  - 特 塩分50%カット中濃ソース……小さじ1と1/3

五目どうふ

- 木綿どうふ……40g
- 玉ねぎ（ゆで）……10g
- にんじん・ごぼう（ゆで）……各5g
- 生しいたけ（ゆで）……1/3個（5g）
- 植物油……小さじ1/4
- B
  - 砂糖……小さじ1
  - 特 だしわりしょうゆ……小さじ1
- 削り節……大さじ2強

コーンソテー

- ホールコーン（冷凍）……30g
- オリーブ油……小さじ1/4
- 黒こしょう……少々

ミニトマト……2個（20g）

作り方

牛肉の野菜巻き

1. にんじんはさやいんげんと同じ長さに切って細く切る。えのきだけは長さを半分に切る。熱湯ににんじん、さやいんげん、えのきだけを順に加えてゆで、水けをきる。
2. 牛肉2枚を広げて塩を振り、1をのせて巻き、小麦粉をまぶす。
3. フライパンに油を熱して2を巻き終わりを下にして入れ、弱めの中火にして蓋をして3分ほど焼く。転がしながら全体に焼き色をつけ、フライパンに残った油をふいてAのソースをからめる。
4. あら熱がとれたら食べやすく切り、ソースをからめる。

五目どうふ

1. とうふはキッチンペーパーで包んで水けをきる。
2. にんじん、ごぼうは3㎝長さのせん切りにし、玉ねぎとしいたけは薄切りにする。以上を熱湯でゆで、ざるに上げて水けをきる。
3. なべに油を熱して2を入れていため、しんなりしたらとうふを手でちぎって加え、いため合わせる。Bを加えてからめ、火を止めて削り節をまぶす。

コーンソテー

フライパンにオリーブ油を熱して凍ったままのコーンをいため、こしょうを振る。

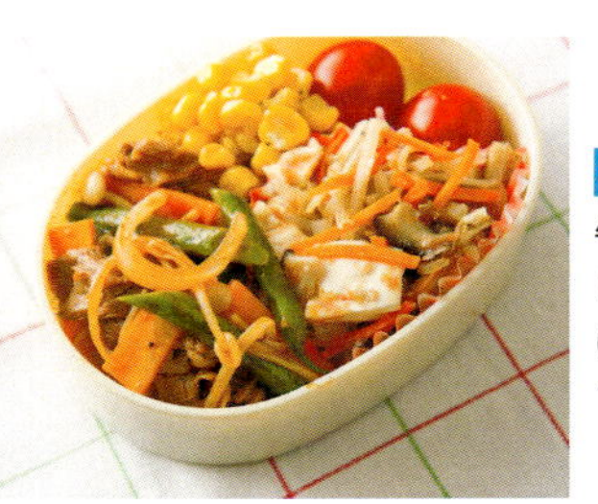

30 牛肉と野菜のケチャップいため

牛肉を食べよく切る。玉ねぎはくし形に、さやいんげんは斜め4㎝長さに、にんじんは薄い短冊切りにし、えのきだけは長さを半分に切る。以上を熱湯でさっとゆでる。油でいためてAをからめる。

6日目 昼食		タンパク	カリウム	塩
50	631kcal	21.8g	692mg	1.3g
50 40	637kcal	17.5g	643mg	1.3g
30	568kcal	12.9g	595mg	1.1g

40 の材料（1人分）

特 1/25越後ごはん……………… 180g
➡50は同量の普通ごはんに。

ぎんだらの塩こうじ漬け焼き

ぎんだら……………… 1/2切れ（40g）
➡50は生鮭80gに。
酒…………………………… 小さじ1
塩こうじ（塩分12.5%）…………… 10g
➡50は15gに。
枝豆（冷凍さやつき）…． 22g（正味15g）
➡30は青じそ1枚に。

30 は、つけ合わせの枝豆をやめて、青じそ1枚を器に敷いてぎんだらの塩こうじ漬け焼きを盛る。

しゅんぎくのごまあえ

しゅんぎく（ゆで）………………… 60g
すり白ごま……………… 小さじ3/5
砂糖…………………………… 小さじ1
特 だしわりしょうゆ……… 小さじ5/6

里いもと根菜の煮物

里いも（ゆで）……………………… 50g
➡50は大根（ゆで）30gにかえて、**根菜の煮物**に。
れんこん・にんじん（ゆで）……… 各30g
こんにゃく……………………… 60g
干ししいたけ…………… 大2個（4g）
A
- 特 和風顆粒だしのもと ……………………小さじ1/2
- みりん……………小さじ1と1/3
- 砂糖……………………… 小さじ2/3
- 特 だしわりしょうゆ……小さじ1と1/3

さやえんどう（ゆで）……………… 4g

6日目 夕食		タンパク	カリウム	塩
50	594kcal	17.0g	1001mg	1.9g
50	661kcal	22.8g	886mg	2.3g
40	599kcal	12.7g	952mg	1.9g
30	575kcal	10.8g	859mg	1.9g

6日目 夕

塩こうじや干ししいたけのうまみとごまの香りの力で、和食献立でも、塩分は3g以下です。

作り方

ぎんだらの塩こうじ漬け焼き

1 ぎんだらは水けをふき、酒と塩こうじをまぜてまぶし、ラップに包んで半日おく。
2 洗って水けをふいてグリルか油をひかないフライパンで焼く。枝豆をさっとゆでて添える。

50 根菜の煮物
里いもは大根にかえ、7～8㎜厚さのいちょう形に切ってゆで、同様に煮る。

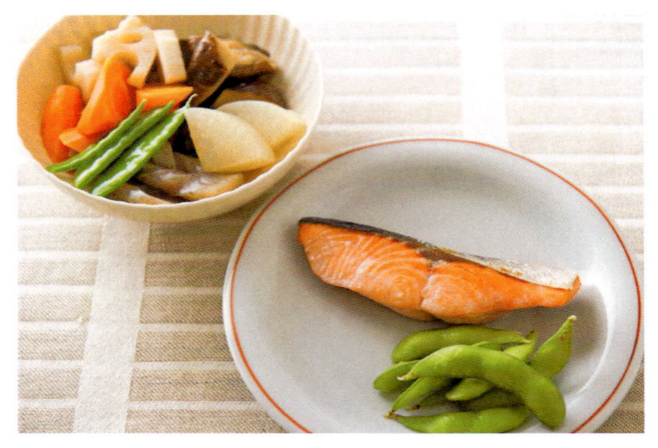

50 鮭の塩こうじ漬け焼き
ぎんだらを生鮭にかえて、塩こうじと酒をまぶして漬け、同様に焼く。

しゅんぎくのごまあえ

1 しゅんぎくは食べよく切って熱湯でゆで、水にとってしぼる。
2 ごま、砂糖、だしわりしょうゆをすりまぜ、しゅんぎくをあえる。

里いもと根菜の煮物

1 里いもは皮を厚めにむいて一口大に切って、水から入れて3分ほどゆで、くしが通ったら水にとって洗い、水けをきる。
2 れんこんは1㎝厚さのいちょう形に切る。にんじんは乱切りにする。れんこんは水からゆで、煮立ったらにんじんを加えていっしょにゆで、ざるに上げる。
3 こんにゃくは5～6㎜厚さの短冊形に切って中央に切り目を入れて片端を通してたづなに作り、水から入れてゆでる。
4 しいたけは水につけてもどし、そぎ切りにする。
5 なべに水1/2カップとAを合わせて1～3を入れて火にかけ、煮立ったら火を弱めて蓋をして15分ほど煮る。
6 味がなじんだらゆでたさやえんどうを加えてひと煮する。

CKDステージG3a、b・4・5の人

夕食

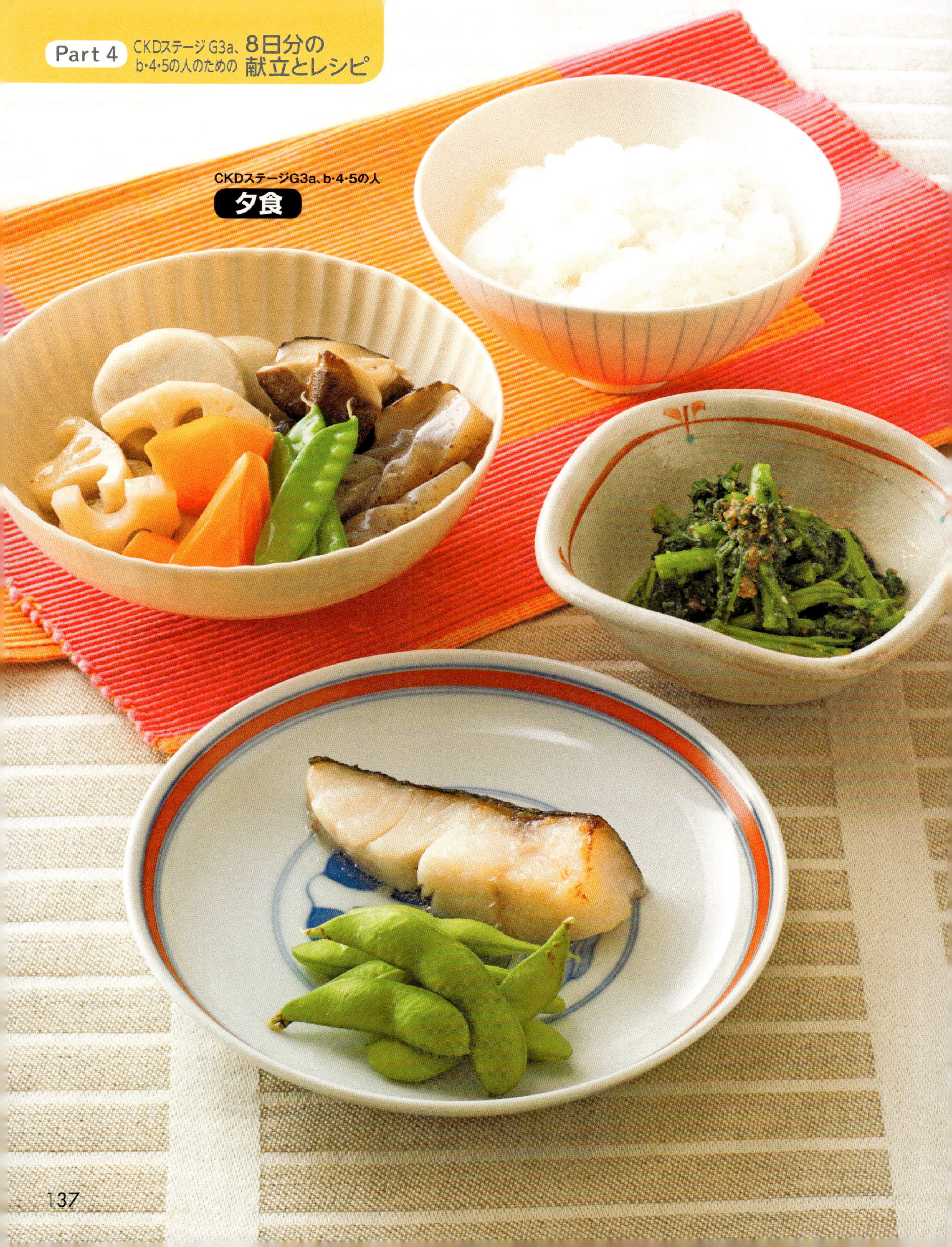

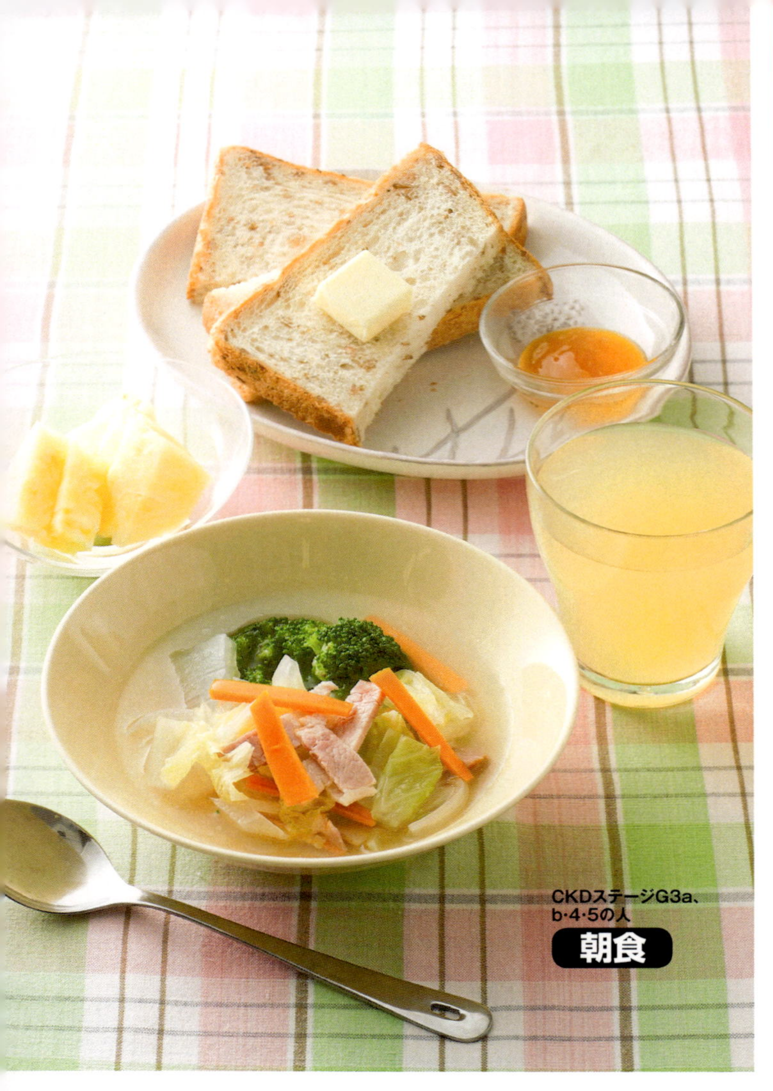

7日目の献立

朝はタンパク質を控えめに。
昼と夕を充実させます。

7日目の栄養価	タンパク	カリウム	塩
50 1806kcal	47.9g	3265mg	4.8g
50 1844kcal	51.1g	3422mg	4.7g
40 1818kcal	39.2g	3167mg	4.8g
30 1827kcal	30.1g	2874mg	4.6g

7日目 朝

ベーコンのうまみと塩けが
うれしい野菜スープに、
ライ麦パンの香ばしさが
アクセント。

40 の材料（1人分）

ライ麦食パン……………………80g
➡ 30 は越後の食パン2枚（100g）に。
バター……… 小さじ2 ➡ 50、30 は除く。
あんずジャム…………………小さじ2強

白菜とベーコンのスープ

白菜……………………………50g
ブロッコリー……………………30g
玉ねぎ…………………………20g
にんじん………………………10g
ベーコン（薄切り）………………10g
固形コンソメ…………1/3個強（1.5g）
塩………………………………0.1g
こしょう…………………………少々

りんごジュース……1カップ

パイナップル（生）……75g

作り方

白菜とベーコンのスープ

1. 白菜は一口大に切る。にんじんは薄い短冊形に切る。ベーコンも短冊形に切る。玉ねぎはくし形に切る。
2. ブロッコリーは小房に分けて熱湯でゆで、ざるにとって水けをきる。
3. なべに1を入れて水120mLを注ぎ、固形コンソメを加えて火にかける。煮立ったら蓋をして火を弱め、7～8分煮る。
4. にんじんに火が通ったらブロッコリーを加え、再び煮立ったら塩とこしょうで味をととのえる。

カリウムCUT

野菜は切ってから下ゆでをする。パイナップルは缶詰めに、りんごジュースは粉飴入りレモンティー（130ページ朝食参照）にかえる。以上で合計でカリウムを約247mg減らすことができる。

7日目朝食		タンパク	カリウム	塩
50 40	500kcal	11.0g	731mg	2.1g
50	440kcal	11.0g	729mg	1.9g
30	497kcal	4.7g	591mg	1.7g

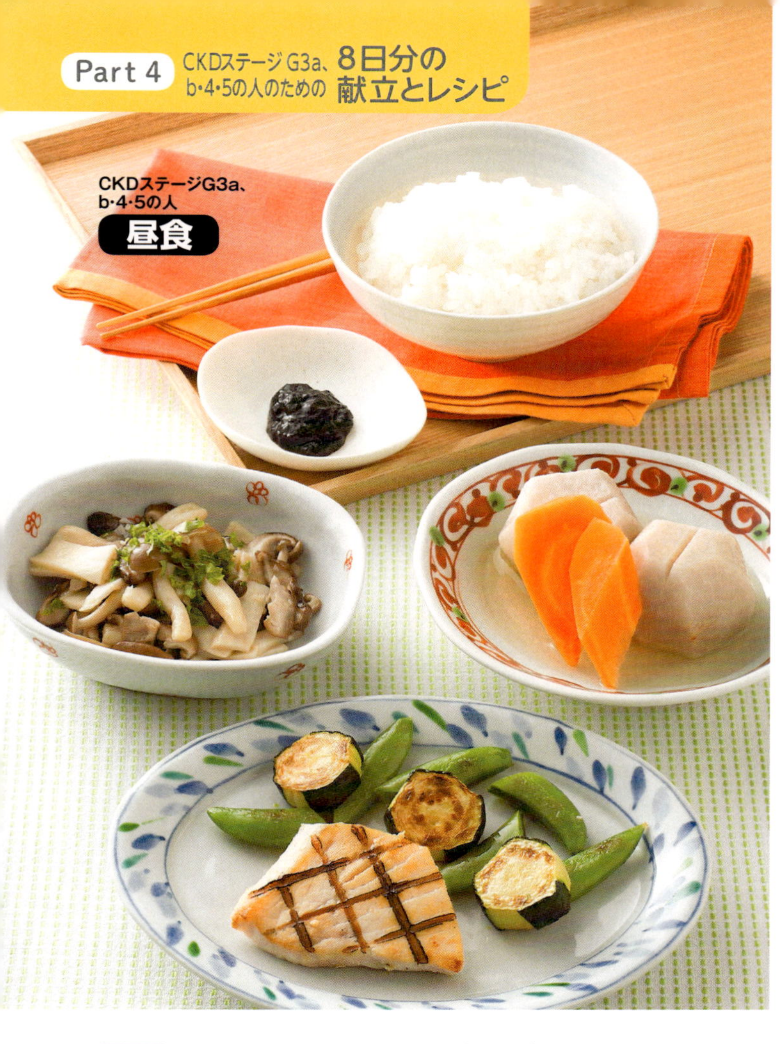

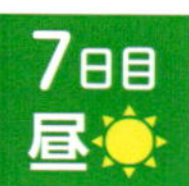

7日目 昼

しょうゆ&オリーブ油に、魚にはバター、きのこにはにんにくの香りを加えてコク満点に。

40の材料（1人分）

特 1/25越後ごはん……………… 180g
➡ 50は同量の普通ごはんに。
特 レナケアーのり佃煮…… 小1袋(8g)

かじきと野菜のグリル

めかじき………… 40g➡ 50は80gに。
A［特 だしわりしょうゆ…… 小さじ1/3強
　 酒・みりん………… 各小さじ1/6弱
スナップえんどう…………………30g
ズッキーニ…………………………30g
オリーブ油………………… 小さじ3/4
バター…………………… 小さじ1/4

きのこのガーリックソテー

生しいたけ・しめじ……………… 各30g
エリンギ……………………………30g
にんにく……………………………少々
オリーブ油……………… 小さじ1と1/4
特 だしわりしょうゆ……… 小さじ1/3
こしょう……………………………少々
パセリ………………………………少々

里いもの甘煮

里いも………………………………90g
にんじん……………………………25g
特 和風顆粒だしのもと…… 小さじ1/2
特 だしわりしょうゆ………… 小さじ1
砂糖………………………… 小さじ1弱

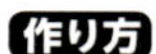

作り方

かじきと野菜のグリル

1 かじきはAをからめて10分おく。
2 スナップえんどうは熱湯で色よくゆでる。ズッキーニは5㎜厚さの輪切りにする。
3 グリルパンまたはフライパンにオリーブ油を熱し、2を並べて両面をこんがり焼き、器にとり出す。
4 あいたフライパンにかじきを入れて両面に焼き色をつけ、火を弱めてじっくり焼く。火が通ったらバターを加えてさっとからめて香りを移し、3の器に盛る。

きのこのガーリックソテー

1 しいたけは石づきをそいで薄切りにする。しめじは小房に分ける。エリンギは長さを半分に切り、縦に薄切りにする。
2 にんにくとパセリはそれぞれみじん切りにする。
3 フライパンにオリーブ油とにんにくを入れて火にかけ、香りが立ったら1を入れていためる。しんなりしたらだしわりしょうゆとこしょうで調味する。
4 器に盛ってパセリを散らす。

里いもの甘煮

1 里いもは皮をむいて水から入れてゆで、火がやっと通るくらいになったらゆでこぼし、ぬめりを洗い落とす。大きないもは、頭に浅く切り目を入れる。
2 にんじんは大きめの乱切りにしてかためにゆで、湯をきる。
3 なべに里いもを入れて水をかぶるまで入れ、だしのもとを加える。煮立ったらにんじんを加えて火を弱め、砂糖を加え5〜6分煮る。だしわりしょうゆを加え、煮て味を含ませる。

7日目 昼食		タンパク	カリウム	塩
50	636kcal	21.3g	1521mg	1.3g
50	572kcal	18.4g	1398mg	1.2g
40 30	579kcal	14.1g	1349mg	1.3g

40 の材料（1人分）

特 1/25越後ごはん……………………180g
➡ 50 は同量の普通ごはんに。

鶏肉とキャベツのトマト煮

鶏皮なしもも肉……………………50g
➡ 50 は75gに、30 は大豆の水煮50gにかえて、**大豆とキャベツのトマト煮**に。

A
- 塩……………………0.2g
- こしょう……………………少々

キャベツ……………………50g
玉ねぎ……………………30g
にんじん……………………10g

B
- トマトケチャップ……… 大さじ1強
- トマトピュレ……… 大さじ1/2弱
- 赤ワイン……………… 小さじ1/5
- バター……………… 小さじ1/6
- 特 だしわりしょうゆ…… 小さじ1/6弱
- バジル（乾燥）……………… 少々

生クリーム……………小さじ1/5
グリンピース（冷凍）……………5g

かぼちゃのサラダ

かぼちゃ……………………80g
レタス……………………1枚
玉ねぎのみじん切り……… 大さじ1/2
塩……………………0.1g
マヨネーズ……………… 小さじ2.5
生クリーム……………… 小さじ1/2弱

セロリのカレーピクルス

セロリ……………………25g

C
- 酢……………… 大さじ1と2/3
- 白ワイン……………… 大さじ1
- 砂糖……………… 大さじ1強
- 塩……………………0.2g
- カレー粉……………… 小さじ1

桃缶とかんてんかんの紅茶シロップかけ

桃（缶詰め）……………………20g
粉かんてん……………………0.8g
紅茶シロップ
- 紅茶（抽出液）……… 大さじ1と1/3
- 白ワイン……………… 小さじ1
- 砂糖……………… 小さじ1
- 特 粉飴……………… 小1袋（13g）

7日目 夕

薄味を引き立てる最強野菜のトマトをベースにした煮込みが主役。ピクルスの酸味が応援団です。

作り方

鶏肉とキャベツのトマト煮

1. 鶏肉は一口大に切り、Aを振る。
2. キャベツはざく切りに、にんじんは薄い短冊切りにする。玉ねぎは3～4㎜厚さのくし形に切る。
3. なべに2を入れ、水120mLとBを加え、火にかける。煮立ったら弱火にして蓋をし、30～40分煮る。途中で煮詰まってきたら水を足す。
4. フッ素樹脂加工のフライパンを熱して鶏肉を入れ、両面をきつね色に焼きつけ、3のなべに加え、さらに15分煮る。
5. 最後に生クリームを加えてひと煮し、熱湯に通したグリンピースを散らす。

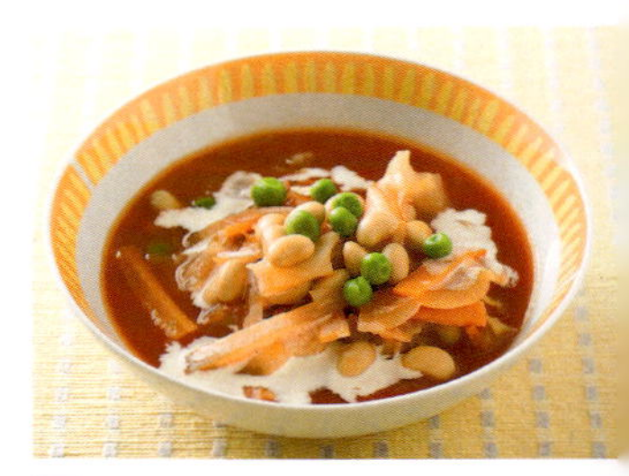

30 大豆とキャベツのトマト煮
野菜を煮てBを加えて煮込んだら大豆を加えてひと煮し、器に盛ってから生クリームとグリンピースを添える。

かぼちゃのサラダ

1. かぼちゃは皮つきのまま一口大に切り、ポリ袋に入れて電子レンジ（500W）で8～9分加熱し、ざるに出して冷ます（カリウムを減らす場合はかぼちゃをゆでて湯をすてる）。
2. レタスは一口大にちぎって器に敷き、かぼちゃを盛る。
3. 玉ねぎは塩を振ってしんなりしたら水けをしぼり、マヨネーズと生クリームを加えまぜ、かぼちゃの上にかける。

セロリのカレーピクルス

1. セロリは5㎝長さの拍子木切りにする。
2. 耐熱容器にセロリを入れてCを加え、ラップをして電子レンジ（500W）で30秒加熱する（カリウムを減らす場合はセロリをゆでて湯をすてる）。冷めるまでおいて味をなじませる。

桃缶とかんてんかんの紅茶シロップかけ

1. なべに水150mLを入れて粉かんてんを振り入れ、火にかけて沸騰したら中火にしてまぜながら2分煮て、流し缶かバットに流して固める。
2. 紅茶シロップの材料を耐熱皿に入れてラップをかけ、電子レンジであたため、冷ます。
3. 桃缶とかんてんかんを一口大に切って器に盛り合わせ、2のシロップをかける。あればミントの葉を飾る。

7日目 夕食		タンパク	カリウム	塩
50	734kcal	18.5g	1136mg	1.5g
50	768kcal	18.8g	1172mg	1.5g
40	739kcal	14.2g	1087mg	1.5g
30	751kcal	11.3g	934mg	1.6g

CKDステージG3a、b・4・5の人

夕食

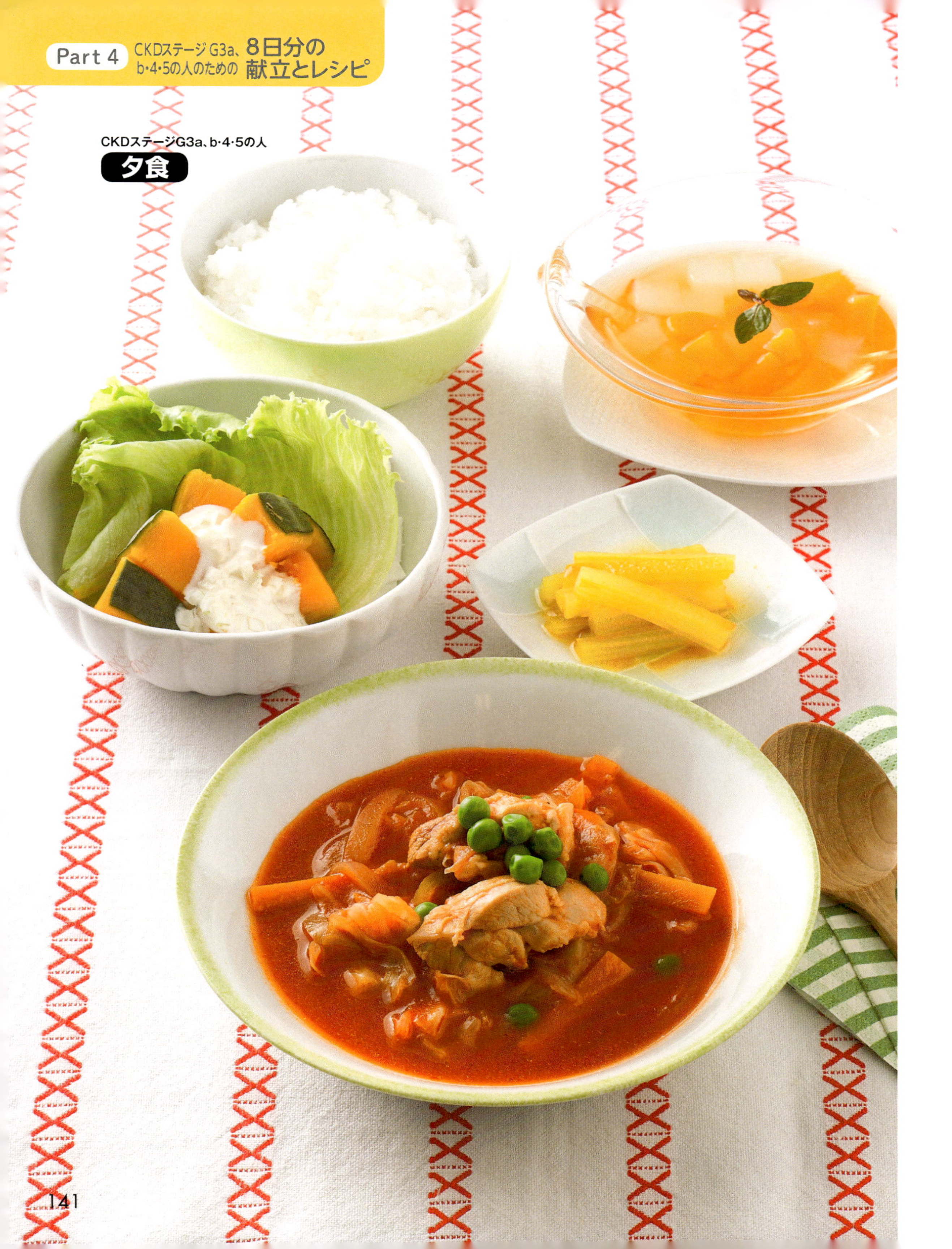

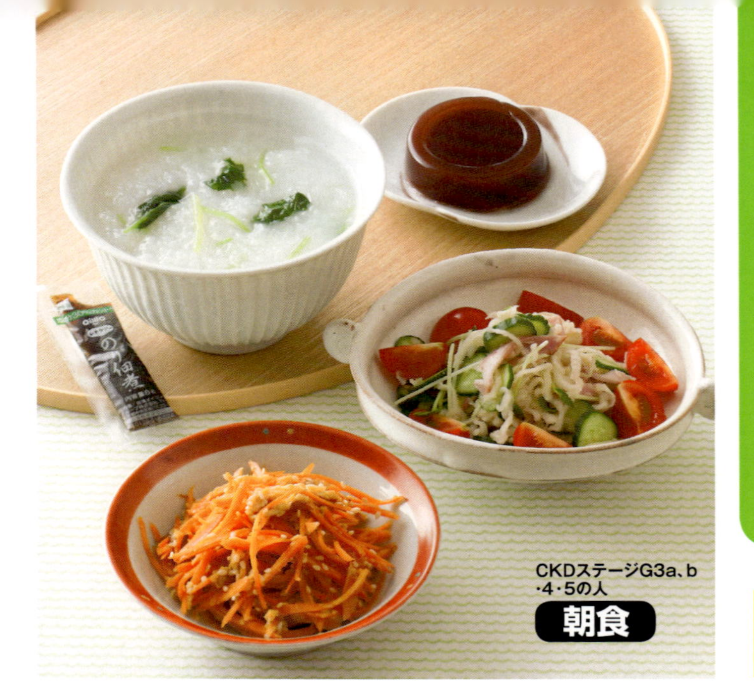

CKDステージG3a、b・4・5の人

朝食

8日目の献立

昼食をコンビニですませたいので、朝食の卵は半分ですませ、夕食は野菜たっぷりの洋風おかずにして、脂肪も塩分も節約します。

8日目の栄養価	タンパク	カリウム	塩
50 1815kcal	51.7g	2022mg	5.3g
50 1835kcal	49.5g	1977mg	5.6g
40 1858kcal	40.5g	1760mg	5.4g
30 1851kcal	29.7g	1773mg	5.3g

8日目 朝

おかゆを主役にして、エネルギー量と塩分を節約します。

40の材料（1人分）

おかゆ

- 特1/25越後米粒タイプ………… 100g
  - ➡ 50 は普通米55gに。
- 三つ葉（ゆで）……………………… 3g
- 特レナケアーのり佃煮……小1袋（8g）

にんじんしりしり

- にんじん……………………………60g
- 植物油・ごま油…………… 各小さじ1/2
- A
  - 特和風顆粒だしのもと…… 小さじ1/2
  - 特だしわりしょうゆ…… 小さじ5/6
  - 砂糖……………………… 小さじ1
- 卵…………………………… 1/2個分
- いり白ごま………………… 小さじ1/3

切り干し大根のサラダ

- 切り干し大根（ゆで）…………………40g
- きゅうり……………………………20g
- ロースハム……………………1枚（10g）
- ミニトマト…………………2個（20g）
- 貝割れ菜………………………………5g
- B
  - 酢……………………………小さじ1
  - 特だしわりしょうゆ………小さじ1
  - ごま油…………………… 小さじ1/2

特 低カロリー水ようかん

……………………………………1個（58g）

➡50は特マクトンビスキー1パック（18.6g）に。

作り方

おかゆ

1. 厚手なべに湯420mLを沸かして米粒タイプを加えてまぜ合わせ、蓋をしてときどきまぜながら10分炊く。蓋をしたまま10分ほど蒸らす。
2. 三つ葉は熱湯でさっとゆでて2cmに切って 1 に加え、さっとまぜて器に盛る。のりの佃煮を添える。

にんじんしりしり

1. にんじんは斜め薄切りにしてからせん切りにし、水にさらして水けをよくきる。
2. なべに植物油とごま油を熱してにんじんをいため、しんなりしたらAで調味し、卵をときほぐして流し、手早くまぜ、ごまを振る。

切り干し大根のサラダ

1. 切り干し大根は水でもどし、熱湯でさっとゆで、冷めたら水けをしぼる。
2. きゅうりは小口切りにし、ハムは1cm幅に切る。
3. Bをまぜて甘酢を作り、1 と 2、長さを半分に切った貝割れ菜をあえ、器に盛って縦4つ割りにしたミニトマトを飾る。

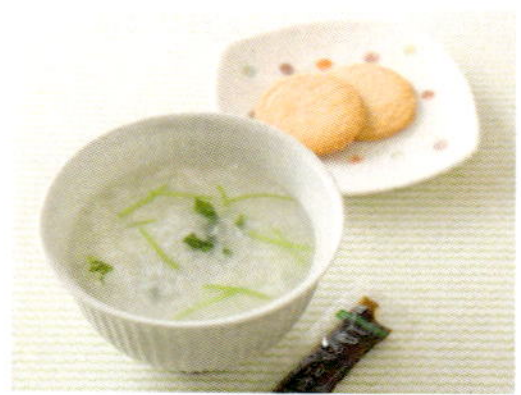

50は普通米のおかゆに。デザートはマクトンビスキーにかえる。

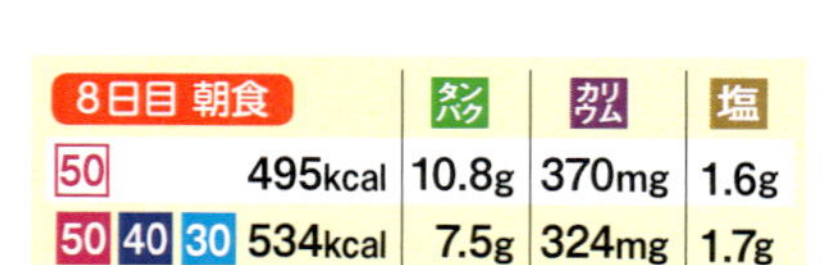

8日目 朝食	タンパク	カリウム	塩
50 495kcal	10.8g	370mg	1.6g
50 40 30 534kcal	7.5g	324mg	1.7g

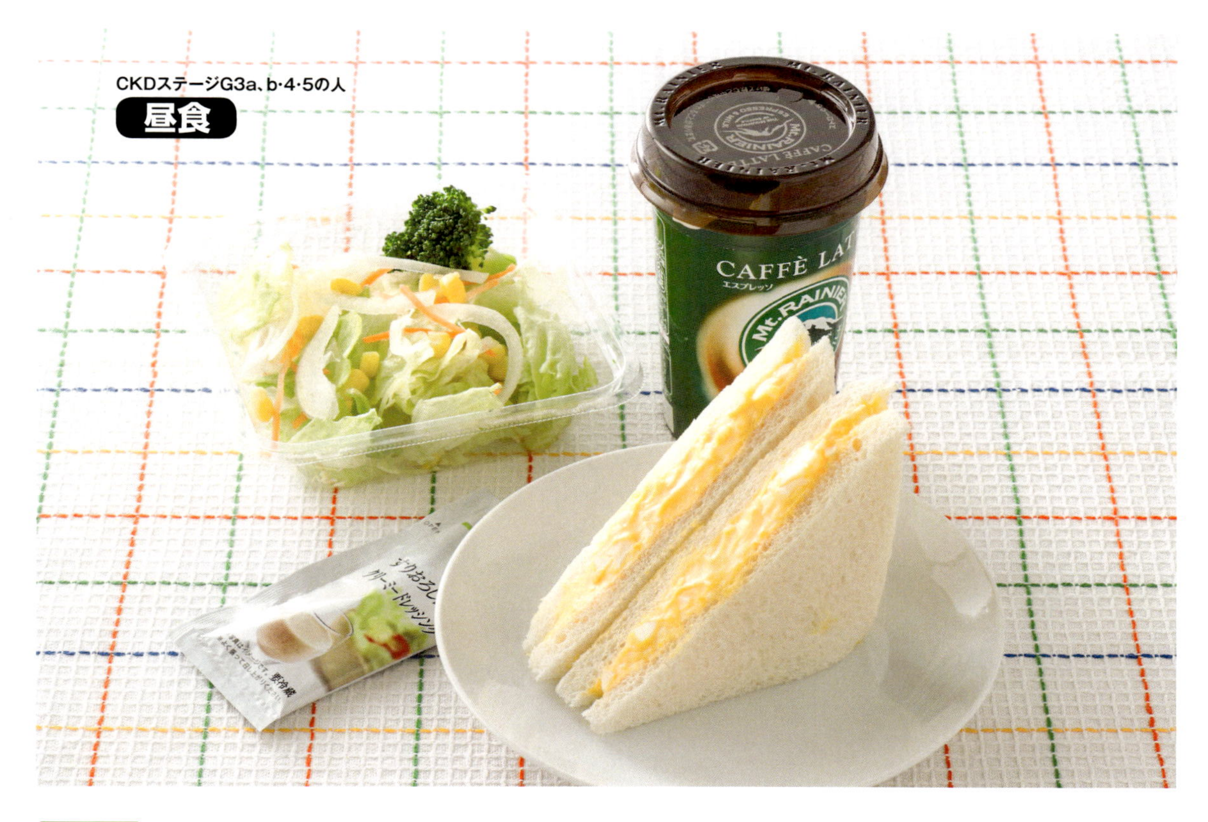

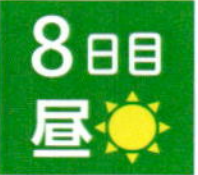
8日目 昼

コンビニでおすすめのランチメニューは比較的低塩分のサンドイッチです。
野菜料理はやはり、ドレッシングを選べるサラダがいちばん。飲み物はスープを避けて、塩分ゼロのコーヒー飲料にします。

40 の材料（1人分）

サラダ

レタス……30g
ブロッコリー（ゆで）……10g
ホールコーン（水煮）……10g
にんじん・玉ねぎ……各5g
すりおろし野菜クリーミードレッシング…… 小1袋（22g）
➡ 50 50 はサラダのドレッシングを自宅から持参して 特 ノンオイルドレッシング（ごま）にかえる。

卵サンドイッチ……2切れ（60g）

食パン（市販品）……40g
ゆで卵……1個（60g）
マヨネーズ……大さじ1と1/3
塩……0.2g

エスプレッソカフェラテ

……1パック（240mL）
➡ 50 50 は、加糖ヨーグルト小1カップをデザートに添える。

8日目 昼食		タンパク	カリウム	塩
50 50	542kcal	19.2g	753mg	2.0g
30 40	540kcal	15.6g	586mg	2.0g

※ここでの栄養価は、各コンビニが公表している成分値を参考に、平均値を算出しています。カリウムは、一般的な市販食品の成分値を参考にして算出しています。

40 の材料（1人分）

特 1/25越後米粒タイプ………… 180g
➡50は同量の普通ごはんに。

ロールキャベツ

キャベツ…………………… 大２枚（120g）
牛ひき肉・豚ひき肉……………… 各25g
➡30はじゃがいも60gにかえて、**キャベツとじゃがいものスープ煮**（写真参照）にする。
玉ねぎ（ゆで）………………………30g
A
- とき卵………………………… 10g
- パン粉…………… 大さじ１と2/3
- 牛乳………………………小さじ２
- 塩………………………………0.3g
- こしょう・ナツメグ………… 各少々

ベーコン………………… 小２枚（20g）
特 コンソメ塩分ひかえめ
…………………… 1/2個強（2.5g）
白ワイン………………………小さじ２
トマト（完熟）……………………30g

マカロニサラダ

特 アプロテンたんぱく調整マカロニタイプ……………………………25g
➡50は同量の普通マカロニにかえ、ツナオイル漬け缶15gを足し、**マカロニとツナのサラダ**に。
きゅうり……………………………20g
玉ねぎ………………………………15g
にんじん（ゆで）…………………… 5g
ハーフカロリーマヨネーズ… 小さじ2.5
➡50は 特 ノンオイルフレンチドレッシング1袋（10mL）に。
こしょう………………………… 少々
パセリのみじん切り………… 小さじ2

フルーツポンチ

キーウィフルーツ…………………… 40g
りんご（缶詰め）……………………30g
➡50は抜く。
りんご缶の缶汁……… 大さじ１と1/3
➡50は抜く。30は 特 粉飴26gを足す。

カリウムCUT　フルーツポンチのキーウィフルーツを同量のみかん缶詰め（缶汁なし）に変えると、カリウムは86mg減る。

8日目 夕

ベーコンとトマトでコクとうまみを補ったロールキャベツを主役に。

作り方

ロールキャベツ

1. キャベツは大きいままゆでで芯をそいで冷ます。
2. 玉ねぎはみじん切りにしてさっとゆでる。そいだキャベツの芯もみじんに切る。
3. ボウルにひき肉とAを合わせてよくねりまぜ、粘りけが出たら2を加えてさらによくまぜる。
4. 3を２つに分けてキャベツ１枚ずつで巻き、外側にベーコンを巻いてつまようじなどで止める。
5. 小なべに並べて湯１カップを注ぎ、コンソメ、ワインを加える。トマトを皮ごと１㎝角に切って散らし、火にかける。煮立ったら空気穴をあけたキッチンペーパーかアルミホイルを落とし蓋にして中火で20分ほど煮る。

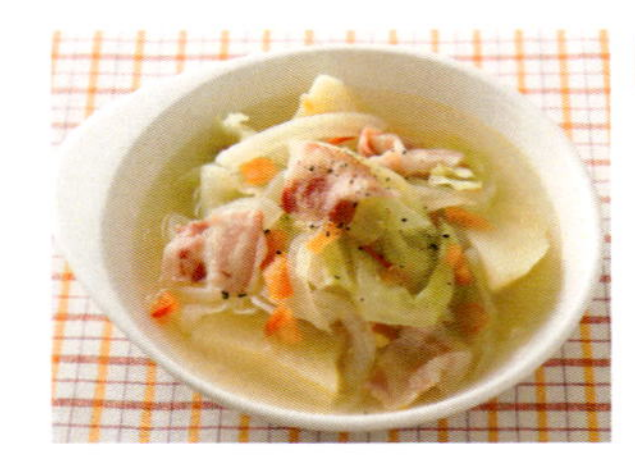

30 キャベツとじゃがいものスープ煮

じゃがいもは1㎝厚さに切ってゆでる。キャベツは2㎝幅に、玉ねぎは5㎜幅に切って、さっとゆでる。ベーコンは1〜2㎝幅に刻む。以上と刻んだトマトをスープで煮る。

マカロニサラダ

1. マカロニはやわらかくゆでる。
2. きゅうりは小口切りに、玉ねぎは薄切りにし、ともに水にさらして水けをふく。にんじんは薄いいちょう形に切り、ゆでて冷ます。
3. マカロニと2をボウルに合わせてマヨネーズとこしょうであえ、パセリをまぜて器に盛る。

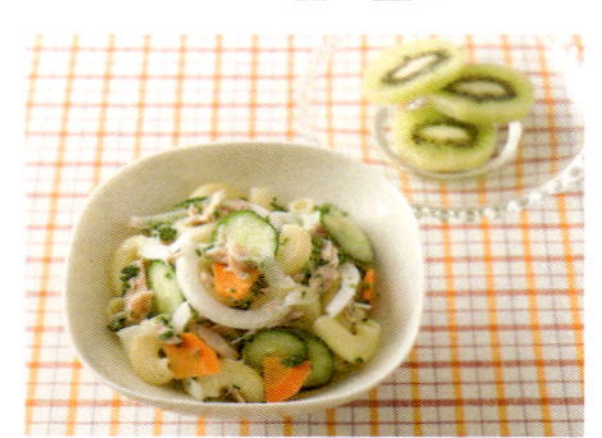

50 マカロニとツナのサラダ

普通のマカロニで作り、ツナを加える。デザートはキーウイフルーツのみにする。

フルーツポンチ

キーウィとりんご缶を食べよく切って器に盛り、りんご缶の缶汁をかける。

8日目 夕食	タンパク	カリウム	塩
50	778kcal 21.7g	899mg	1.8g
50	760kcal 22.8g	900mg	2.0g
40	784kcal 17.4g	850mg	1.8g
30	777kcal 6.6g	863mg	1.6g

CKDステージG3a、b･4･5の人

夕食

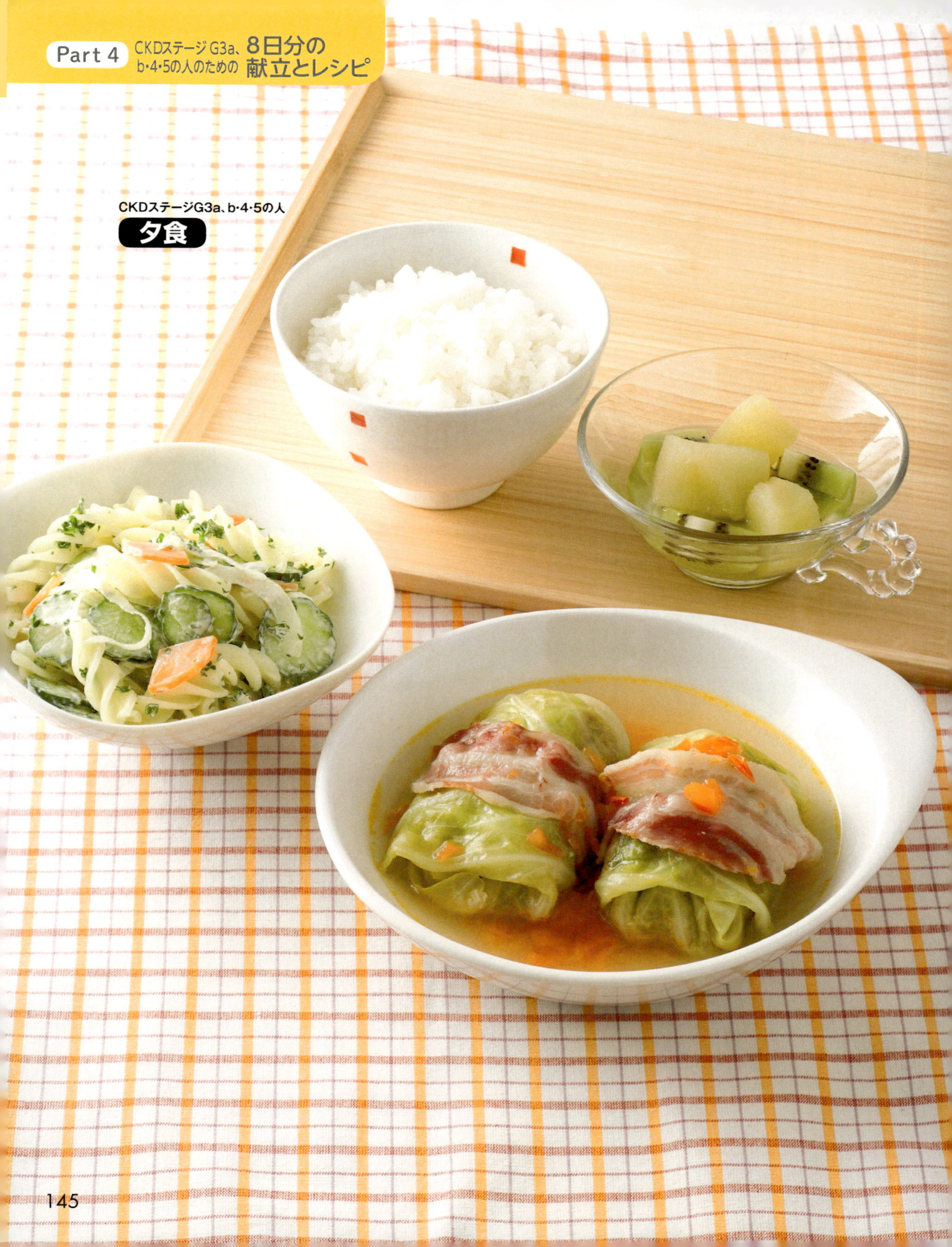

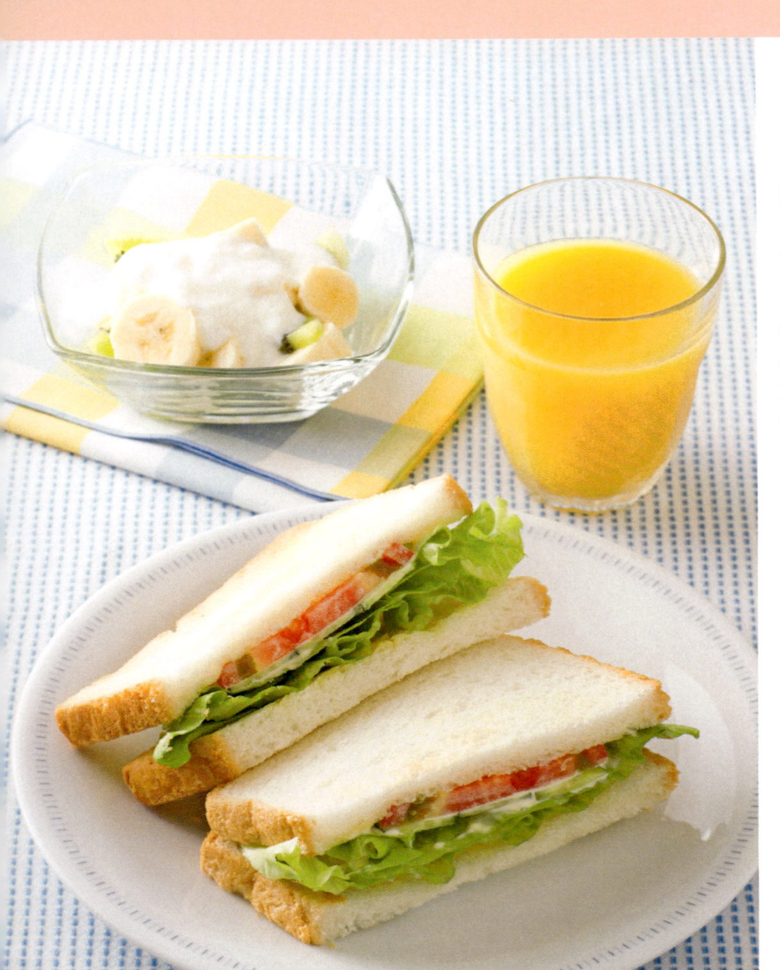

朝食献立 1

サンドイッチの具は生野菜のみですが、マヨネーズのコクと、薄く塗ったからしバターの風味で不満を感じません。タンパク質はヨーグルトだけ。カリウムやリンの制限が必要な場合は、果物を缶詰めやいちごに変えましょう。

40 の材料（1人分）

野菜サンドイッチ

特 レナケアーふんわり食パン……2枚（100g）
➡50 は普通食パン２枚（80g）に。
バター……小さじ1
からし粉……小さじ1/5
トマト……20g
レタス・きゅうり……各10g
塩……0.2g
➡50 50は、塩をツナ水煮缶15gにかえる。
マヨネーズ……小さじ1.5
➡50は、同量のハーフカロリーマヨネーズにかえる。50はマヨネーズ小さじ2.5に。

フルーツヨーグルト

バナナ……1/2本（50g）
キーウィフルーツ……1/2個（30g）
プレーンヨーグルト（全脂無糖）……40g
➡50は同量の脱脂加糖ヨーグルトに。

オレンジジュース

……3/4カップ（150mL）
➡50 は200mLに。50 は低脂肪牛乳180gに。

作り方

野菜サンドイッチ

1 バターを室温にもどし、からし粉を水でといて加え、ねりまぜる。
2 食パンは片面に 1 を塗る。
3 トマトは薄切りにする。
4 きゅうりは斜めに切り、レタスとともに水にさらし、水けをふく。
5 食パン１枚にレタスを敷いてマヨネーズをしぼり、トマトときゅうりをのせて塩を振り、もう１枚の食パンではさみ、食べよく切る。

フルーツヨーグルト

バナナは輪切りに、キーウィフルーツはいちょう形に切って器に盛り、ヨーグルトをかける。

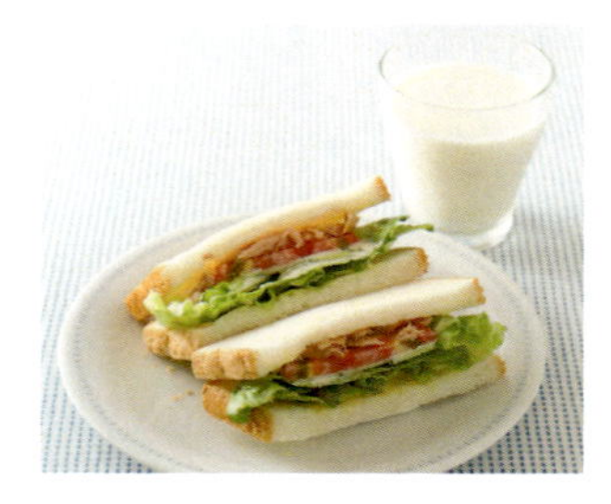

50 50は、**ツナと野菜のトーストサンド**に。作り方5で、塩のかわりに缶汁をきったツナをのせて作る。50はオレンジジュースを50は200mLに。低脂肪牛乳にかえる。

カリウムCUT バナナを同量のみかん缶詰め（缶汁なし）に、キーウイフルーツを同量のりんごにかえて、ジュースをぶどうにかえると、カリウムは418mg減る。リンもほぼ7割減に。

朝食の栄養価		タンパク	カリウム	塩
50	504kcal	14.9g	892mg	1.5g
50	581kcal	16.3g	843mg	1.2g
40 30	569kcal	7.8g	729mg	0.9g

朝食献立 ❷

どんぶり物は塩分過多になりがちですが、とろろはごはんによくからむので、薄塩でもおいしく食べられます。ミニトマトのはちみつマリネは塩分ゼロで日持ちがするので保存食におすすめです。

朝食の栄養価		タンパク	カリウム	塩
50	466kcal	8.8g	591mg	1.0g
50	472kcal	4.5g	542mg	1.0g
40	530kcal	4.5g	542mg	1.0g
30	527kcal	4.3g	506mg	0.9g

40 の材料（1人分）

山いもとめかぶのどんぶり

特 1/25越後ごはん……180g
➡50は同量の普通ごはんに。
山いも……50g
特 だしわりしょうゆ……小さじ1強
めかぶ(生)……30g
きゅうり……40g
もみのり……少々
青じそ……1枚
いり白ごま……小さじ1/3

ミニトマトのはちみつマリネ

ミニトマト……3個(30g)
はちみつ……大さじ1弱
白ワイン……大さじ1
特 粉飴……15g➡50 50は抜く。

生しいたけと貝割れ菜のすまし汁

生しいたけ……小1個(10g)
貝割れ菜……3g
特 和風顆粒だしのもと……小さじ1/2
特 だしわりしょうゆ……小さじ1/2
ゆずの皮……少々

作り方

山いもとめかぶのどんぶり

1 山いもはすりおろし、だしわりしょうゆと、水か湯大さじ1を加えてなめらかにまぜる。
2 きゅうりは斜め薄切りにしてからせん切りにし、水にさらして水けをきる。青じそもせん切りにしてから水にさらし、水けをきる。
3 器にごはんを盛ってもみのりを散らし、きゅうり、1のとろろ、めかぶ、青じそをのせ、ごまを振る。

ミニトマトのはちみつマリネ

1 ミニトマトはへたを落とし、沸騰した湯に入れて皮がはじけたらすぐに水にとり出し、皮をむく。水けをきって耐熱ボウルに入れる。
2 はちみつとワインを小なべに入れて直火にかけるか、耐熱容器に入れて電子レンジで加熱して煮立て、粉飴を加え、トマトにかけて冷めるまでおいて味をなじませる。

生しいたけと貝割れ菜のすまし汁

1 しいたけは軸を除き、薄切りにする。貝割れ菜は根元を落として長さを半分に切る。
2 なべに湯120mLを沸かしてだしのもとをとかし、しいたけを加えて煮立て、だしわりしょうゆで調味し、蓋をして1分煮る。
3 貝割れ菜を入れてひと煮して器に盛り、ゆずの皮をそいで浮かせる。

柑橘類の香りを食卓に

黄色いゆずの表皮だけをそいだ「へぎゆず」は、汁物、蒸し物、煮物などの和食の香りづけに愛用されています。料理から出る湯気とともに香りが立つので、器に蓋をして食卓に運び、食べる直前に蓋をあけるとより効果的。香りは塩味だけでなく、コクやうまみの不足も補う力があります。実は汁をしぼって料理に。酢やレモンのしぼり汁より酸味がやわらかいので、酸味が苦手な人にもおすすめです。汁をしぼったあと、表皮をそいで冷凍しておくと香りが保存できます。

40 の材料（1人分）

焼きビーフン

ビーフン（乾燥）……………………40g
豚もも薄切り肉…… 30g➡ 30は抜く。
A ┌ 特だしわりしょうゆ…… 小さじ1/3
　 └ 酒…………………… 小さじ2/5
玉ねぎ（ゆで）……………………30g
パプリカ（黄・ゆで）……………… 15g
たけのこの水煮……………………15g
干ししいたけ…………… 小1個（1g）
万能ねぎ…………………………… 5g
植物油………………………… 小さじ1
B ┌ 特だしわりしょうゆ… 小さじ2/3
　 │ 鶏がらスープのもと… 小さじ1/2
　 │ 砂糖…………………小さじ1/3
　 │ 酒…………………… 小さじ4/5
　 └ 塩…………………………… 0.5g
ごま油………………………… 小さじ1/4

トマトと卵の酸辣湯（サンラータン）風

ミニトマト………………… 2個（20g）
ねぎ…………………………………10g
C ┌ 鶏がらスープのもと…. 小さじ1/2
　 │ 特だしわりしょうゆ…. 小さじ1/2
　 │ 塩…………………………… 0.2g
　 └ こしょう…………………………少々
かたくり粉…………………… 小さじ1/2
卵…………………………… 1/2個分
酢……………………………… 小さじ1
ラー油………………………… 小さじ1/4

ごま豆乳プリン

粉ゼラチン…………………… 小さじ1/3
豆乳（調整豆乳）…………………30g
砂糖………………………… 大さじ4/5弱
生クリーム（乳脂肪）……… 大さじ4/5
ねり白ごま…………………… 小さじ4/5
あんずジャム（低糖度）… 大さじ1/2弱
➡50は抜く。
ラム酒………………………… 小さじ1/5

昼食の栄養価	タンパク	カリウム	塩
50 40 621kcal	17.2g	486mg	3.1g
50 599kcal	17.2g	478mg	3.1g
30 551kcal	11.6g	390mg	3.0g

昼食献立 ❶

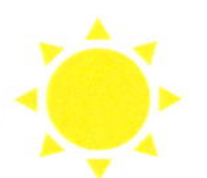

ラーメンが恋しくなったときのおすすめ献立です。ビーフンはいため煮にし、スープは卵のうまみに酸味と辛みをきかせて塩分を控えます。それでも3g以上になるので、朝、夕食は塩分1g台のメニューを組み合わせましょう。

作り方

焼きビーフン

1 ビーフンはざるに入れて熱湯を回しかけ、蓋をして蒸らし、かためにもどし、はさみでざっと切る。
2 豚肉は細く切ってAをまぶす。
3 玉ねぎは薄切りに、パプリカは斜めに1.5㎝幅に、たけのこは細く切る。以上は熱湯でさっとゆでてざるに上げる。
4 しいたけはもどして薄切りにする。万能ねぎは斜めに切る。
5 フライパンに油を熱して2をいため、豚肉の色が変わったら3としいたけを加えていため合わせる。
6 水60～90mLとBの調味料を入れて煮立て、ビーフンを加えて大きくまぜながら火を通し、最後に万能ねぎを加えて火を止め、ごま油を回しかけて香りをつける。

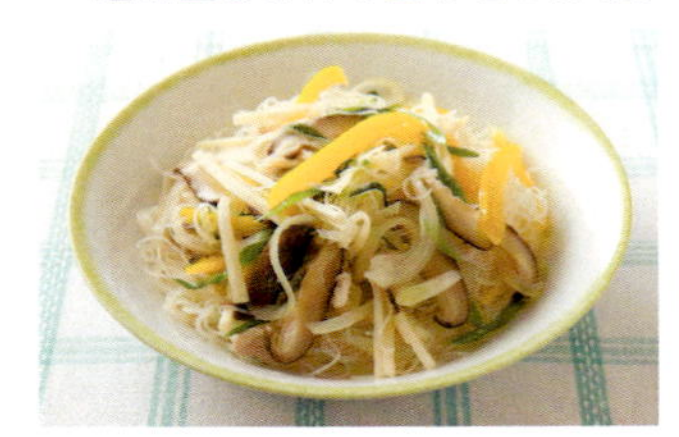

30は豚肉を入れずに、野菜とビーフンだけで作る。野菜をじっくりいためて甘みとコクを補うとよい。

トマトと卵の酸辣湯風

1 ミニトマトは4つ割りに、ねぎは小口切りにする。
2 なべに湯3/4カップとCを合わせて煮立て、1を入れてひと煮する。かたくり粉を倍量の水でといて流し、とろみをつける。
3 卵をほぐして細く流し入れ、浮き上がったら火を止めて酢を加え、器に盛ってラー油を振る。

ごま豆乳プリン

1 粉ゼラチンは水小さじ1に振り入れてふやかす。
2 豆乳を人肌に温めて1と砂糖を加えてとかし、容器ごと氷水にあてて底からまぜながらとろみがつくまで冷やす。
3 生クリームを7分立てにして2に加え、ねりごまをまぜ、器に流して冷やしかためる。
4 ジャムにラム酒をまぜてのせ、あればミントを添える。

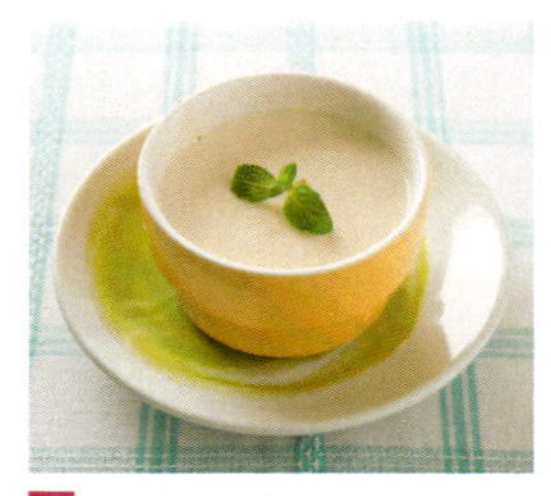

50はジャムなしで、ミントの葉またはレモンの薄切りを添える。

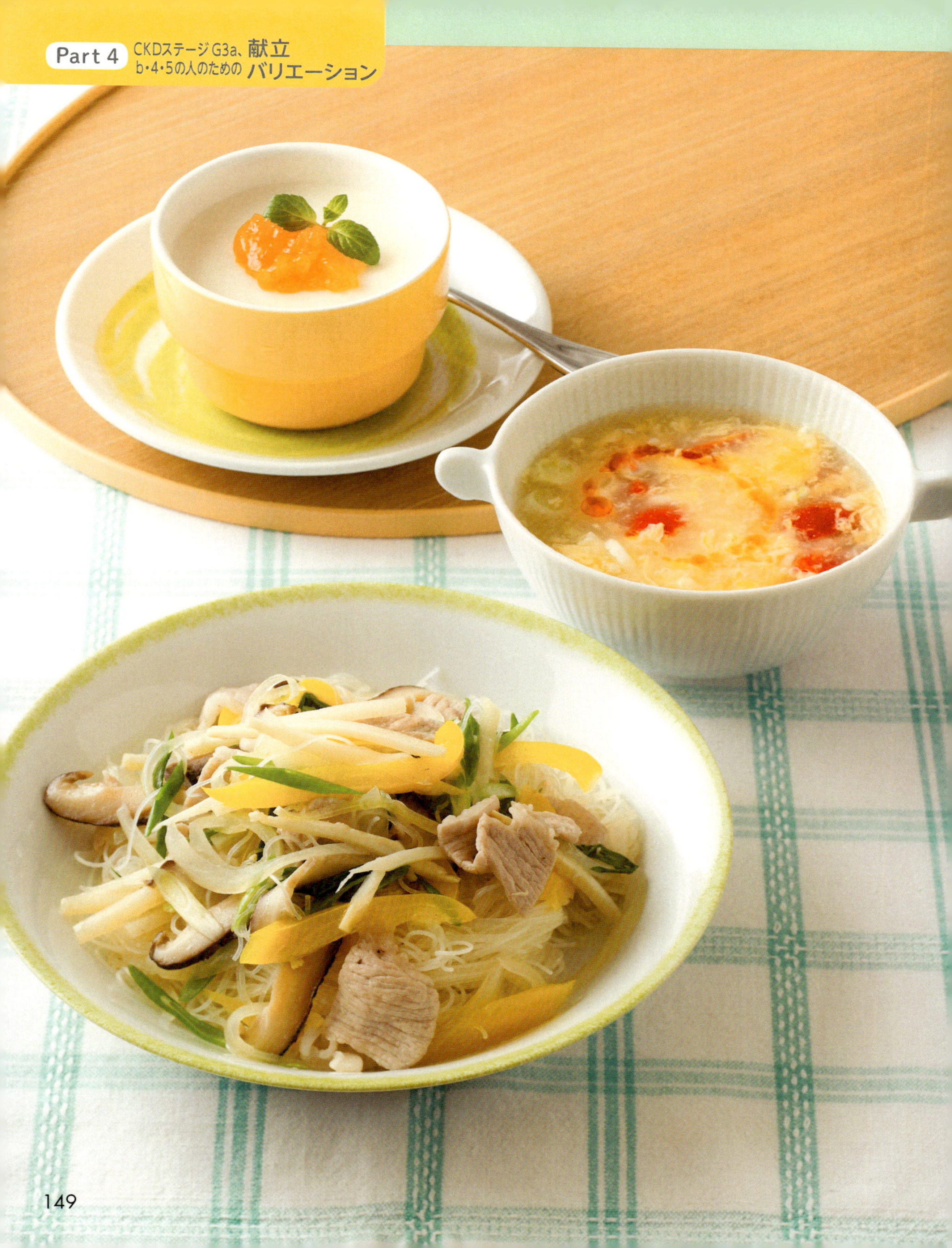

昼食献立 ❷

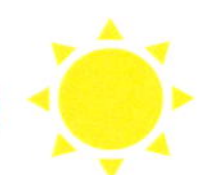

パスタは、ほうれんそうの甘みとくるみの香ばしさがポイント。ベーコン１枚で十分おいしくできます。サラダがわりに食物繊維豊富なりんごを添え、レモンソーダでエネルギーを補います。

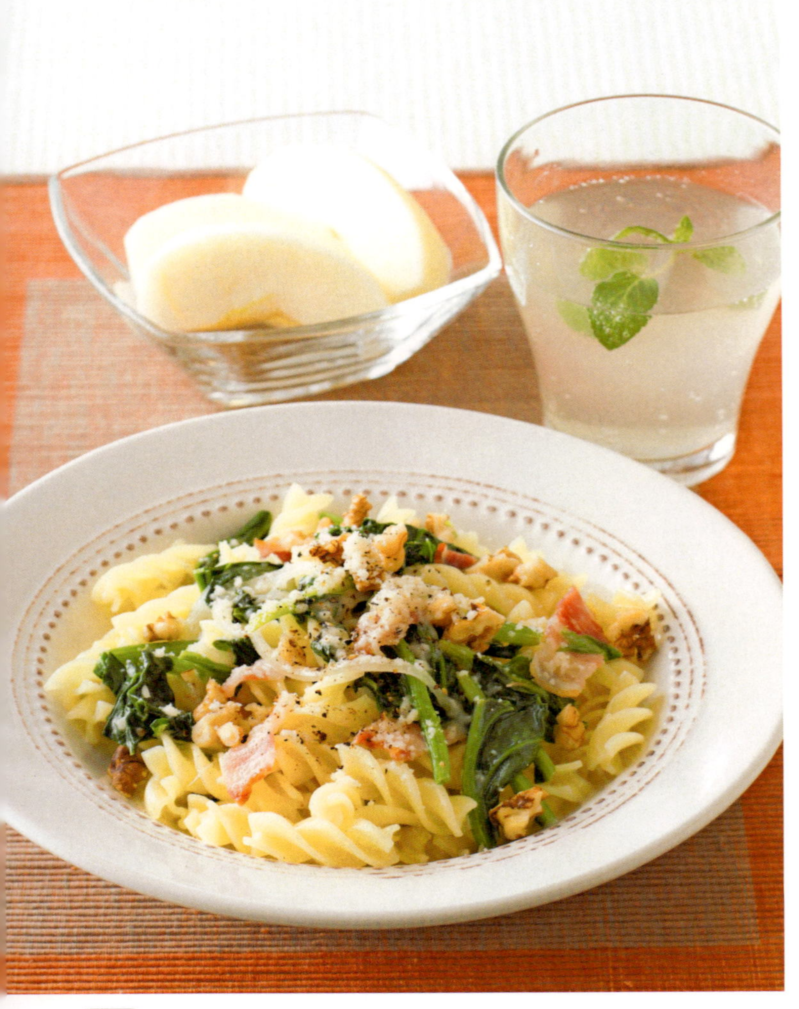

40 の材料（1人分）

ほうれんそうとくるみのパスタ

特 アプロテンたんぱく調整マカロニタイプ……60g
➡50は同量の普通マカロニに。
ほうれんそう（ゆで）……50g
ベーコン……1枚（15g）
玉ねぎ（ゆで）……15g
くるみ（製菓用）……10g
にんにくのみじん切り……小さじ1/4
オリーブ油……小さじ1
白ワイン……大さじ1
生クリーム（植物性脂肪）……大さじ4
特 コンソメ塩分ひかえめ……2g
塩……0.3g
あらびき黒こしょう……少々
パルメザンチーズ……小さじ1

レモンソーダ

炭酸水……3/4カップ
はちみつ……大さじ1/2弱
レモン汁……小さじ1

りんご……大1/4個（75g）

作り方

ほうれんそうとくるみのパスタ

1 マカロニは表示どおりゆでる。
2 ベーコンは1㎝幅に切る。
3 ほうれんそうは4㎝長さに切る。玉ねぎは薄切りにする。熱湯を沸かして玉ねぎを入れてさっとゆで、ざるにとる。ほうれんそうもゆで、水にとって水けをしぼる。
4 くるみはからいりし、あらく刻む。
5 フライパンにオリーブ油、ベーコン、にんにくを入れていため、香りが立ったら玉ねぎを加えてしんなりするまでいためる。
6 ワインを入れて煮立て、ほうれんそう、パスタ、生クリーム、コンソメ、塩を加えて調味する。
7 器に盛ってこしょう、チーズ、くるみを散らす。

レモンソーダ

グラスにレモン汁とはちみつを合せてよくまぜ、炭酸水を注ぎ、あればミントを添える。

昼食の栄養価		タンパク	カリウム	塩
50	748kcal	17.3g	746mg	1.6g
50 40 30	728kcal	9.9g	644mg	1.6g

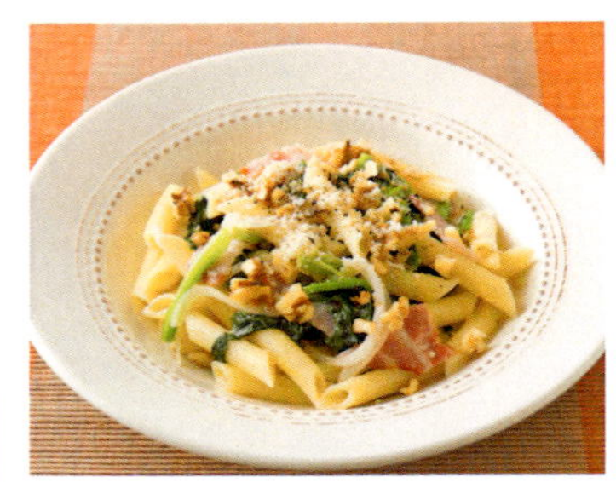

50は市販のマカロニまたはスパゲッティを使って同様に作る。

カリウムCUT　りんごを同量の缶詰めにかえると、カリウムは68㎎減る。

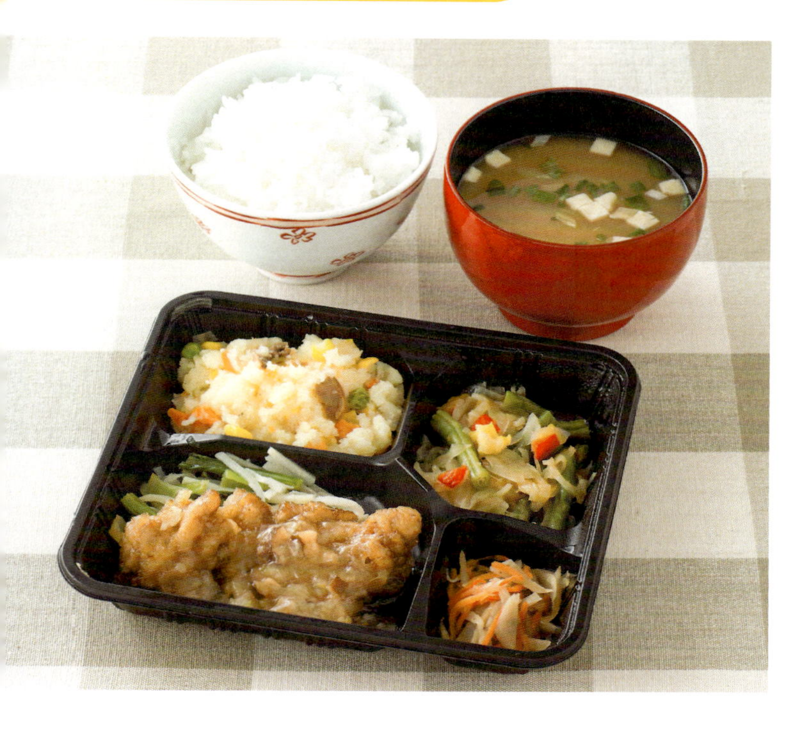

昼食献立 ③

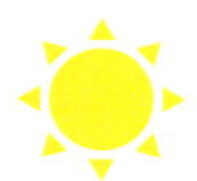

時間のないときに重宝するのが医療用冷凍食品です。おかずセットに、低タンパクごはんと、低塩分のみそ汁を添えます。

50 50 40

特 1/25越後ごはん……………………180g
➡ 50 は同量の普通ごはんに。

特 揚げ鶏の香味ソース
……………………………………1食分

特 塩分1/2みそ汁(豆腐)
……………………………………1食分

揚げ鶏の香味ソース(ゆめの食卓K1、ヘルシーフード)は、甘酢味の揚げ鶏の香味ソース、マッシュポテト、ごぼうのサラダ、さやいんげんのいため物の盛り合わせ。

1食分 308kcal
タンパク 9.5g　カリウム 376mg　塩 1.5g

昼食献立 ④

すしを食べたいときは、1.5食分のタンパク質をとる計算で、朝夕の食事で調整します。写真の種類と個数、栄養価を参考に選んでください。しょうゆは外食する場合も、低塩分製品を持参しましょう。

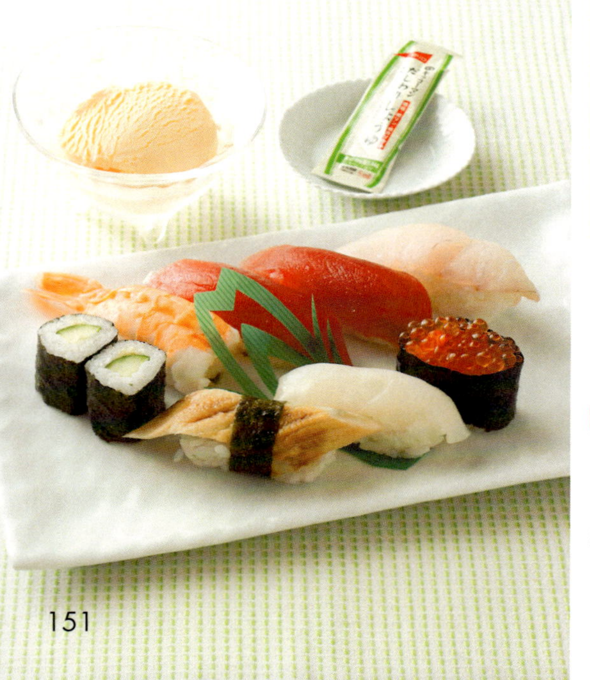

きゅうり巻き(2個分)
➡ 30 は4個(写真参照)に。
すしめし……………………30g
きゅうり……………………10g
のり………………………1/4枚
特 だしわりしょうゆ(※)‥1袋(5mL)

ラクトアイスクリーム
…………………………50g

握りずし(7個分)
➡ 30 は鉄火巻き(写真参照)に。
すしめし(1個18g)……126g
あなご(たれ)…… 1切れ(10g)
はまち………… 1切れ(20g)
まぐろ(赤身)…… 2切れ(20g)
えび…………… 1尾分(10g)
いか……………… 1切れ(9g)
いくら……………………10g

30 は鉄火巻き8個(すしめし120g、まぐろ赤身40g、のり2枚)、きゅうり巻き4個(すしめし60g、きゅうり18g、のり1枚)に。

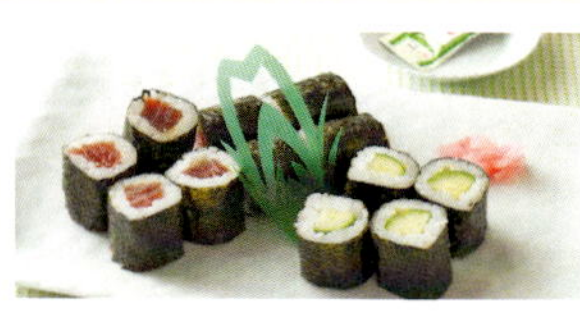

50 50 40 は、握りずし7個、きゅり巻き2個を、持参した減塩しょうゆで食べる。

昼食の栄養価		タンパク	カリウム	塩
50 50 40	564kcal	25.0g	523mg	3.0g
30	507kcal	19.9g	422mg	2.6g

※特 だしわりしょうゆは、2019年2月にリニューアルされたため、ここでは 特 食塩濃度5%減塩しょうゆ1袋(5mg)(93ページ)にかえてください。栄養価は商品をかえた結果を反映しています。

夕食献立 ❶

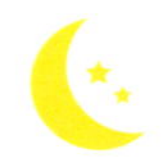

赤身の刺し身も、霜降りにして香味野菜と合わせるとマヨネーズでおいしく食べられます。ごまあえはいりごまをすりつぶし、ふろふき大根はだしこんぶを使ってゆでます。このひと手間が、減塩料理をおいしく作るコツです。

40 の材料（1人分）

特 1/25越後ごはん……………… 180g
➡50は同量の普通ごはんに。

まぐろのたたきと香味野菜のサラダ

まぐろ（赤身・さく）…………………… 70g
➡50は100gに。30はまぐろ（赤身）30gとアボカド40gにかえて**まぐろとアボカドのサラダ**に。

玉ねぎ……………………………… 30g
水菜・みょうが…………………… 各20g
青じそ……………………………… 1枚
にんにく……… 小1/2かけ➡30は抜く。
しょうが……………… 少々➡30は抜く。
A［特 だしわりぽんず……… 小さじ2
　マヨネーズ……………… 小さじ2.5

ふろふき大根

大根 ……………………………… 100g
だしこんぶ………………………… 5cm
B［特 減塩みそ・砂糖…… 各小さじ1
　みりん………………… 小さじ1/6
ゆずの皮…………………………… 少々

さやいんげんのごまあえ

さやいんげん……………………… 50g
いり白ごま……………………… 小さじ1
砂糖…………………………… 小さじ2/3
特 だしわりしょうゆ……… 小さじ1/2

特 たんぱく調整ビスコ………… 小1袋

夕食の栄養価	タンパク	カリウム	塩
50	549kcal	24.0g	917mg	1.2g
50	639kcal	26.3g	1034mg	1.2g
40	608kcal	20.0g	874mg	1.2g
30	641kcal	12.2g	1061mg	1.1g

作り方

まぐろのたたきと香味野菜のサラダ

1 まぐろはさくのまま熱湯にくぐらせ、すぐに冷水にとって水けをふく。

2 玉ねぎは薄切りに、みょうがは斜め薄切りに、水菜は4㎝長さに、青じそはせん切りにする。以上を水に放してシャキッとしたら水けをきる。にんにくは薄切りに、しょうがはせん切りにする。

3 まぐろを4～5㎜厚さに切って**2**といっしょに器に盛り、**A**をまぜてかける。

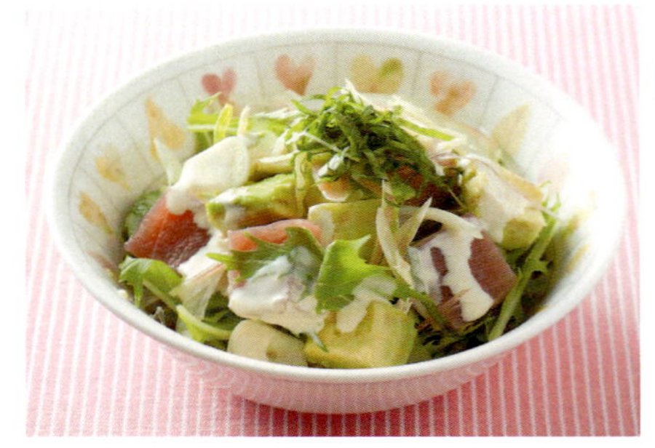

30
まぐろとアボカドのサラダ
まぐろとアボカドはそれぞれ一口大に切り、水にさらして水けをきったみょうが、水菜、玉ねぎとあえ、器に盛る。**A**を回しかけ、青じそのせん切りをのせる。

ふろふき大根

1 大根は2㎝厚さの輪切りにし、皮を厚くむいて上下に切り目を入れる。

2 なべにこんぶを敷いて大根をのせ、かぶるまで水を加えて大根に火が通るまでゆでる。

3 小なべに**B**を合わせて弱火にかけ、まぜながらとろりとするまでねる。

4 器に大根を盛って**3**のねりみそをかけ、ゆずの皮を刻んで散らす。

さやいんげんのごまあえ

1 さやいんげんは熱湯でゆでて水にとって冷まし、4㎝長さに切る。

2 乾いたすり鉢にいりごまを入れてすりつぶし、砂糖とだしわりしょうゆを加えてすりまぜる。

3 さやいんげんを**2**に入れてあえ、器に盛る。

カリウムCUT 30はアボカドをくるみ20gにかえると、カリウムを180㎎減らすことができる。

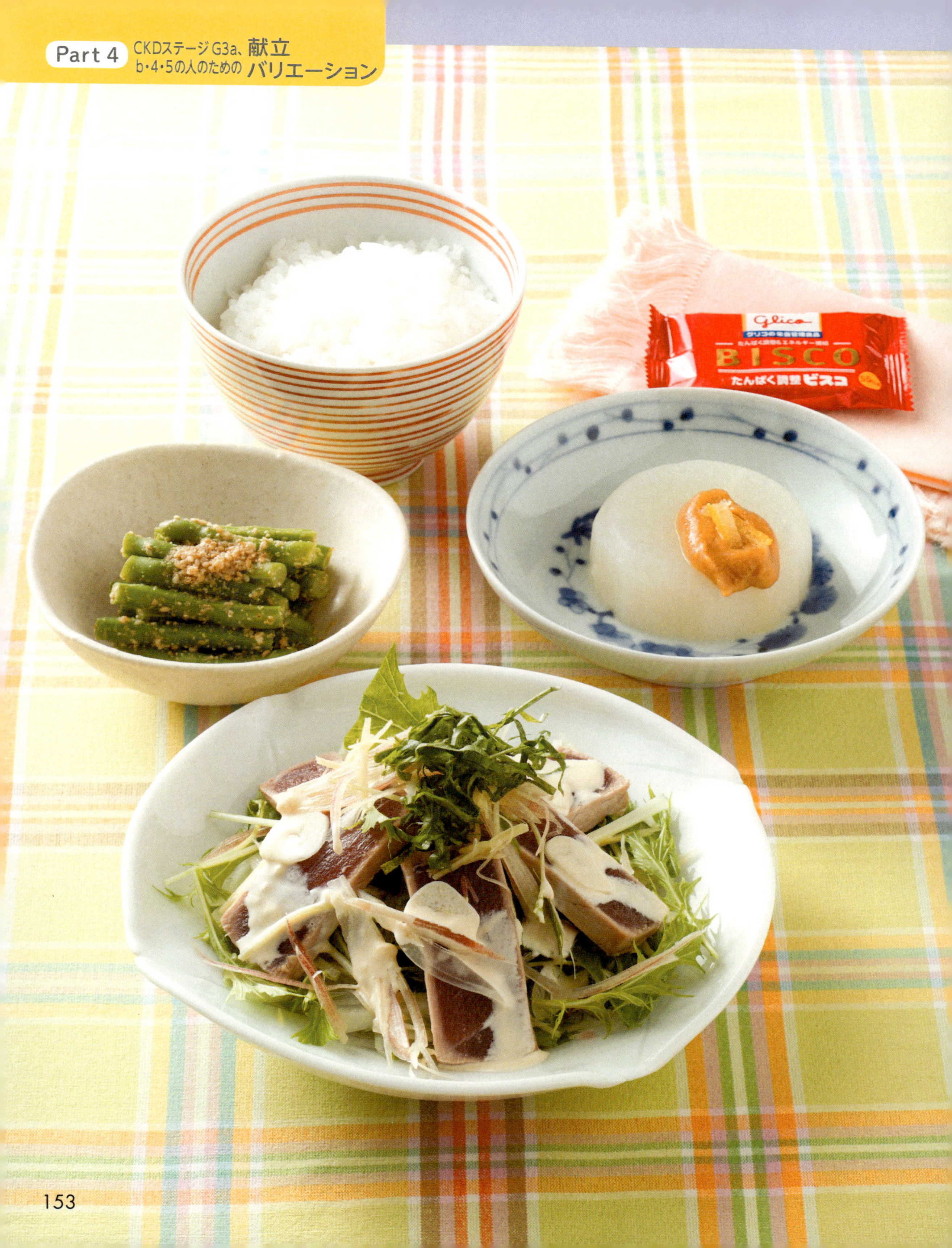
Glico
BISCO
たんぱく調整ビスコ

40の材料（1人分）

特1/25越後ごはん……………………180g
➡50は同量の普通ごはんに。

鶏肉のから揚げ・ビネガー風味

➡30は**たけのこのから揚げ**（写真参照）に。

鶏手羽元…………２本（骨つきで90g）
A
- 塩………………………………0.6g
- ガーリックパウダー…………少々
- 黒こしょう・オールスパイス…… 各少々
- 酢…………………………小さじ１

小麦粉……………………………小さじ２
揚げ油…………………適量（吸収量は４g）
きゅうり…………………………30g
キャベツ…………………………20g
ミニトマト………………………20g
レモンのくし形切り……１切れ（10g）
特ノンオイルドレッシング（焙煎ごま）…………………………１袋（10mL）

かぼちゃとさやえんどうのいため物

かぼちゃ（ゆで）…………………60g
さやえんどう（ゆで）……………30g
玉ねぎ（ゆで）……………………20g
オリーブ油……………………小さじ１
塩…………………………………0.3g
こしょう…………………………少々

みかん……………………１個（75g）

➡30は特たんぱく調整ビスコ２袋（21.8g）を足す。

カリウムCUT

みかんを同量の缶詰め（缶汁なし）にかえると、カリウムは56mg減る。

夕食の栄養価	タンパク	カリウム	塩
50 662kcal	19.2g	794mg	1.4g
50 40 667kcal	14.9g	745mg	1.4g
30 672kcal	6.8g	705mg	1.1g

夕食献立 ❷

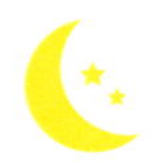

昼食の塩分をとりすぎた日の夕食におすすめは、減塩料理の最大の味方、揚げ物です。鶏手羽元の40％は骨。骨の分だけ見た目も香ばしさもボリュームアップします。かぼちゃもこしょうをきかせていためると薄塩を感じないおいしさです。

作り方

鶏肉のから揚げ・ビネガー風味

1. 手羽元はさっと洗って水けをふき、Aの塩とガーリックパウダー、黒こしょう、オールスパイス、酢をからめて10分ほどおく。
2. 手羽元は汁けをふいて小麦粉をまぶし、170度の揚げ油で４～５分、浮き上がってきつね色になるまで揚げ、油をよくきってとり出す。
3. きゅうりは薄い小口切りにし、キャベツはせん切りにし、水にさらして合わせ、水けをきる。
4. 器に**2**を盛って**3**とミニトマト、レモン、ドレッシングを添える。から揚げにはレモンをしぼり、野菜にはドレッシングをかける。

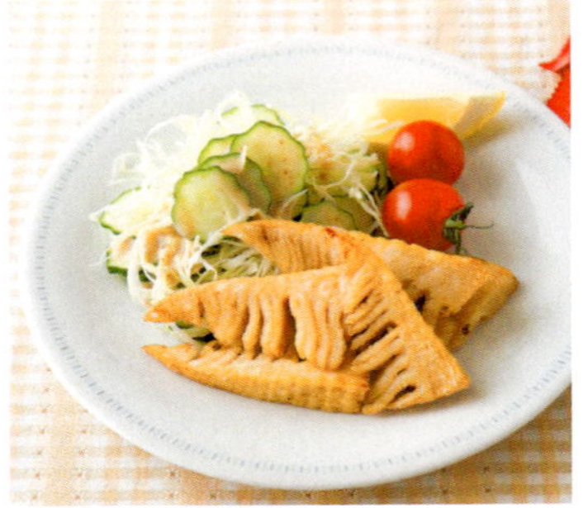

30 たけのこのから揚げ

たけのこの水煮90gを１㎝厚さのくし形か半月形に切り、水からゆでてゆでこぼす。水1/4カップと塩0.1g、特だしわりしょうゆと特和風顆粒だしのもと各小さじ1/2で汁けがなくなるまで煮、冷ます。かたくり粉大さじ１強をまぶし、揚げ油できつね色に揚げ、器に盛って一味とうがらしを振る。つけ合わせは同様にする。特たんぱく調整ビスコ２袋を添えてエネルギーを補う。

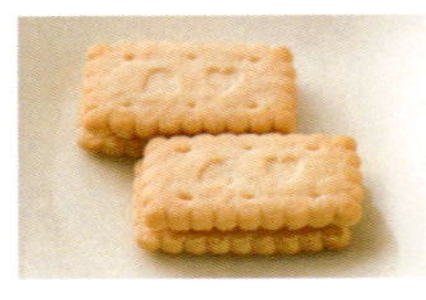

特たんぱく調整ビスコ。写真は1袋分

かぼちゃとさやえんどうのいため物

1. かぼちゃは１㎝厚さの食べやすい大きさに切る。玉ねぎは薄切りにする。
2. かぼちゃを水から入れてゆで、煮立ったらさやえんどうと玉ねぎを入れていっしょにゆで、ざるに上げる。
3. フライパンにオリーブ油を熱してかぼちゃを入れて両面を焼き、玉ねぎとさやえんどうを加えていため合わせ、塩とこしょうで調味する。

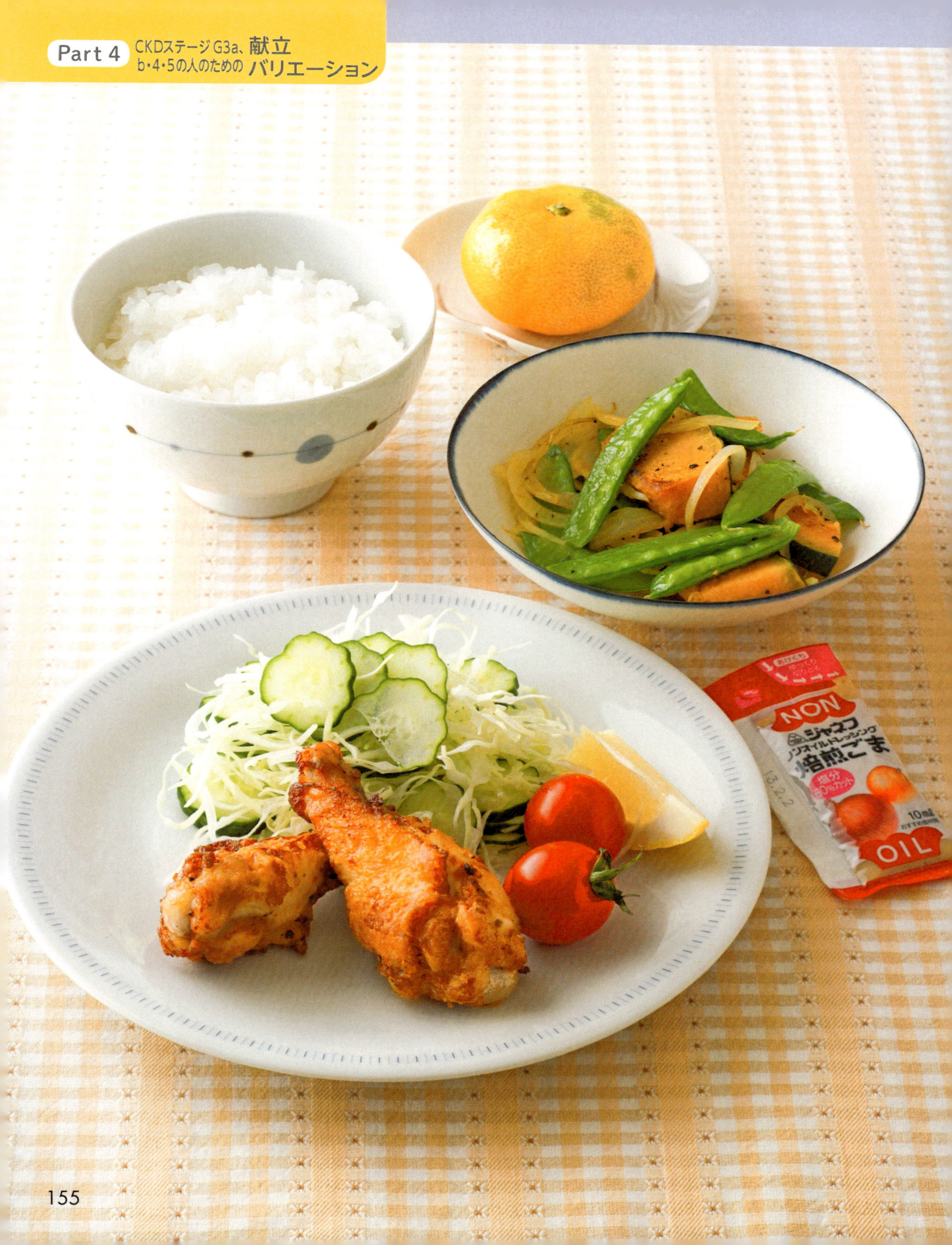
NON
ジャネフ
ノンオイルドレッシング
焙煎ごま
OIL

40 の材料（1人分）

特 1/25越後ごはん……………… 180g
➡ 50 は同量の普通ごはんに。

金目だいの香り焼き

➡ 30 は**きのこの香り蒸し**に（材料は作り方を参照）。

金目だい……………………………60g
➡ 50 は80gに。50 は40gにする。
だしこんぶ…………………………5cm
酒…………………………小さじ1/2弱
塩………………………………0.3g
➡ 50 は0.2gに。
青じそ……………………………1枚

かぼちゃの含め煮

かぼちゃ…………………………80g
さやいんげん……………………20g
特 和風顆粒だしのもと……小さじ1/2
砂糖…………………………小さじ2/3
特 だしわりしょうゆ………小さじ1弱

きゅうりのおろしあえ

きゅうり…………………………10g
大根……………………………100g
A
- 酢………………………小さじ1弱
- 砂糖……………………小さじ2/3
- 特 だしわりぽんず……小さじ1弱

茶わん蒸し

かまぼこ…………………………20g
生しいたけ…………………1個（10g）
ぎんなん（水煮缶詰め）………3個（5g）
三つ葉……………………………2g
とき卵……………………………35g
B
- 水………………………120mL
- 特 和風顆粒だしのもと……小さじ1/2
- 塩………………………………0.5g
- 薄口しょうゆ…………………0.5g

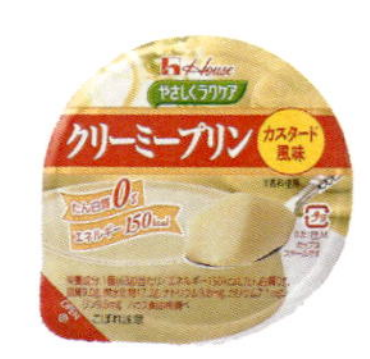

50 は、「やさしくラクケア クリーミープリン・カスタード風味」（183ページ）1個をデザートに添えてエネルギー量を補う。

夕食献立 ③

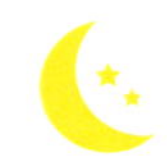

和風献立も、白身魚を主役にし、汁物がわりに茶わん蒸しを、あえ物をおろし酢にすることで、２ｇ強の塩分で楽しめます。鮮度の良い魚を選び、だしをきかせるのがコツです。

作り方

金目だいの香り焼き

1. バットなどにこんぶを敷いて金目だいをのせ、酒と塩を振って10分おく。
2. 水けをふいてグリルで焼き、器に青じそを敷いて盛る。

30 きのこの香り蒸し

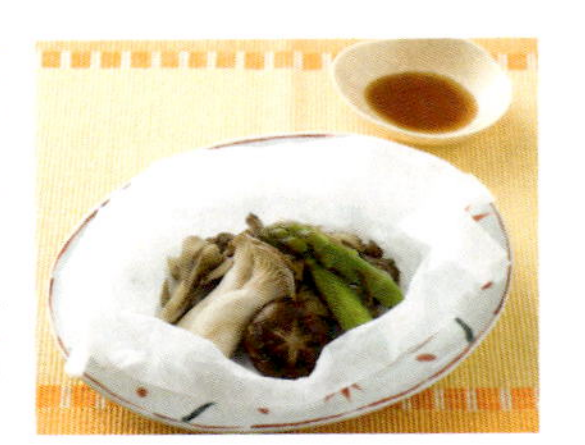

まいたけ40gは小房に分け、生しいたけ1個はかさに切り目を入れ、エリンギ30gは縦半分に切る。グリーンアスパラガス１本は４cm長さに切る。以上をクッキングシートに盛って白ワイン小さじ1/2強とバター小さじ２をのせ、シートの縁を重ねて閉じ、蒸し器か電子レンジで加熱して火を通す。

かぼちゃの含め煮

1. かぼちゃは皮付きのまま一口大に切る。
2. さやいんげんは熱湯でゆでて４cm長さに切る。
3. なべにかぼちゃを並べて水をひたひたに注ぎ、だしのもと、砂糖、だしわりしょうゆを加えて火にかける。煮立ったら蓋をして火を弱め、火が通るまで煮る。おろしぎわに**2**を加えてひと煮する。

きゅうりのおろしあえ

1. きゅうりは薄いいちょう切りにして水にさらし、水けをふく。
2. 大根をすりおろして水けをきり、きゅうりをあえて器に盛る。
3. **A**をまぜ合わせ、**2**にかける。

茶わん蒸し

1. かまぼことしいたけは薄切りにする。三つ葉は2cmに刻む。
2. **B**を煮立て、冷めたら卵とまぜ合わせ、こして器に注ぐ。
3. **2**に**1**とぎんなんを加え、蒸気の立った蒸し器に入れて弱火で10～12分蒸す。

カリウムCUT 含め煮のかぼちゃは、量を半分に減らしてゆで、なす30gをゆでて加えると、カリウムが108mg減少する。

夕食の栄養価	タンパク	カリウム	塩
50 724kcal	21.7g	1057mg	2.1g
50 642kcal	24.3g	1134mg	2.3g
40 610kcal	21.0g	1068mg	2.3g
30 593kcal	13.7g	1168mg	2.2g

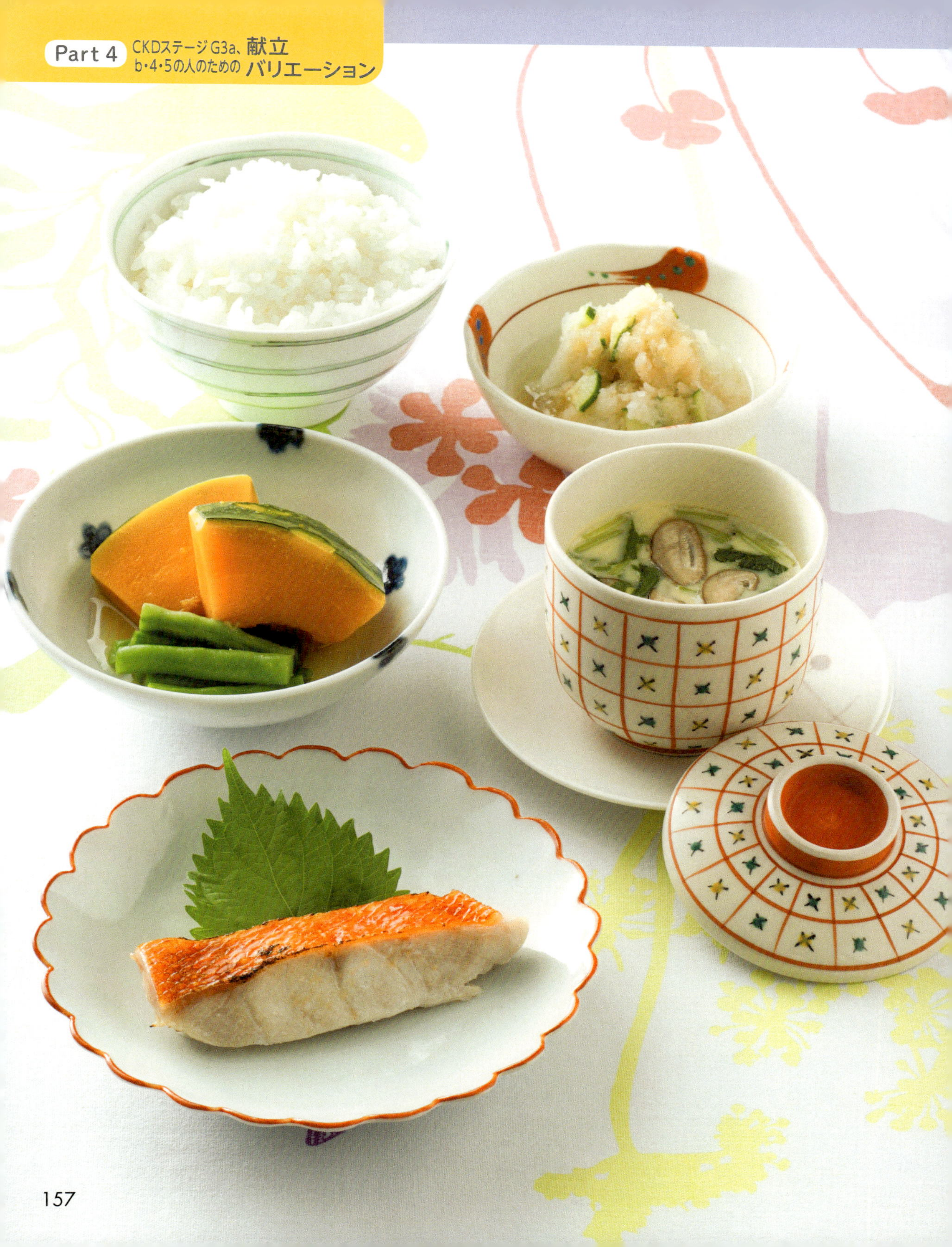

夕食献立 ❹

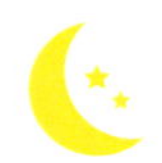

お好み焼きは、肉や魚が少なめでも薄塩でもおいしく、しかも、1枚ずつ、具を変えることができるので、家族みんなで囲む食卓に最適です。

40の材料（1人分）

お好み焼き

豚ロース薄切り肉……30g
➡ 30は豚バラ薄切り肉20gに。50はむきえび、やりいか各30gを足す。
キャベツ……40g
葉ねぎ……5g
小麦粉……30g
A
- 長いも……20g
- 卵……1個
- 水……大さじ2弱

植物油……小さじ1
特 塩分50％カット中濃ソース……小さじ2.5
マヨネーズ……大さじ1/2
削り節……小さじ1（2g）
青のり……小さじ1/2
紅しょうが（市販品）……3g

ほうれんそうのソテー

ほうれんそう（ゆで）……60g
オリーブ油……小さじ1/2
塩……0.2g
こしょう……少々

しらすとねぎの焼きおにぎり

特 1/25越後ごはん……100g
しらす干し（半生）……大さじ2弱
万能ねぎ……1本（6g）
あらびき黒こしょう……少々
オリーブ油……小さじ1/2

梅酒ゼリー

梅酒……25mL
炭酸水……75mL
粉ゼラチン……小さじ2/3
梅（梅酒の梅）……1個（10g）
いちご……1個（7g）

夕食の栄養価		タンパク	カリウム	塩
50 40	797kcal	27.4g	820mg	2.3g
50	847kcal	38.3g	988mg	2.6g
30	739kcal	21.2g	733mg	1.7g

作り方

お好み焼き

1 豚肉は一口大に切る。
2 キャベツは1㎝角に切って水にさらし、水けをきる。葉ねぎは小口切りにする。
3 Aの長いもはすりおろし、卵は割りほぐし、水とともにボウルに入れてよくまぜ、小麦粉を加えてなめらかにとき、**2**をまぜる。
4 ホットプレートに油をなじませて弱火にし、豚肉を並べて**3**を流してまるくのばす。中火で焼き、七分通り火が通ったら返して、中濃ソースとマヨネーズをかけ、削り節、青のり、紅しょうがをのせる。

ほうれんそうのソテー

1 ほうれんそうは3～4㎝長さに切って熱湯でゆでて水にとってしぼる。
2 お好み焼きと同じプレートにオリーブ油を熱してほうれんそうをいため、塩とこしょうで調味する。

しらすとねぎの焼きおにぎり

1 万能ねぎは小口切りにし、しらす干し、こしょうとともにあたためたごはんにまぜ、2つに分けてにぎる。
2 お好み焼きと同じプレートにオリーブ油をひいてのせ、焼いてあたためる。

梅酒ゼリー

1 粉ゼラチンは水大さじ1/2に振り入れてふやかす。
2 梅酒を小なべに煮立てて**1**を入れてとかし、ボウルに移して冷ましてから炭酸水を加える。
3 器に流して刻んだ梅酒の梅を散らし、冷やし固める。
4 器に盛っていちごと、あればミントの葉を飾る。

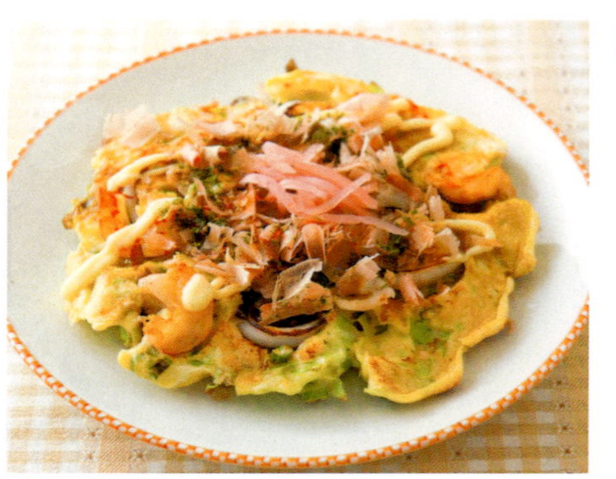

50は、厚みを半分に切って背わたを除きさっと洗って水けをふいたむきえびと、皮をむいて薄い輪切りにしたいかを豚肉とともに油をなじませたプレートに並べ、上に種を流して焼く。

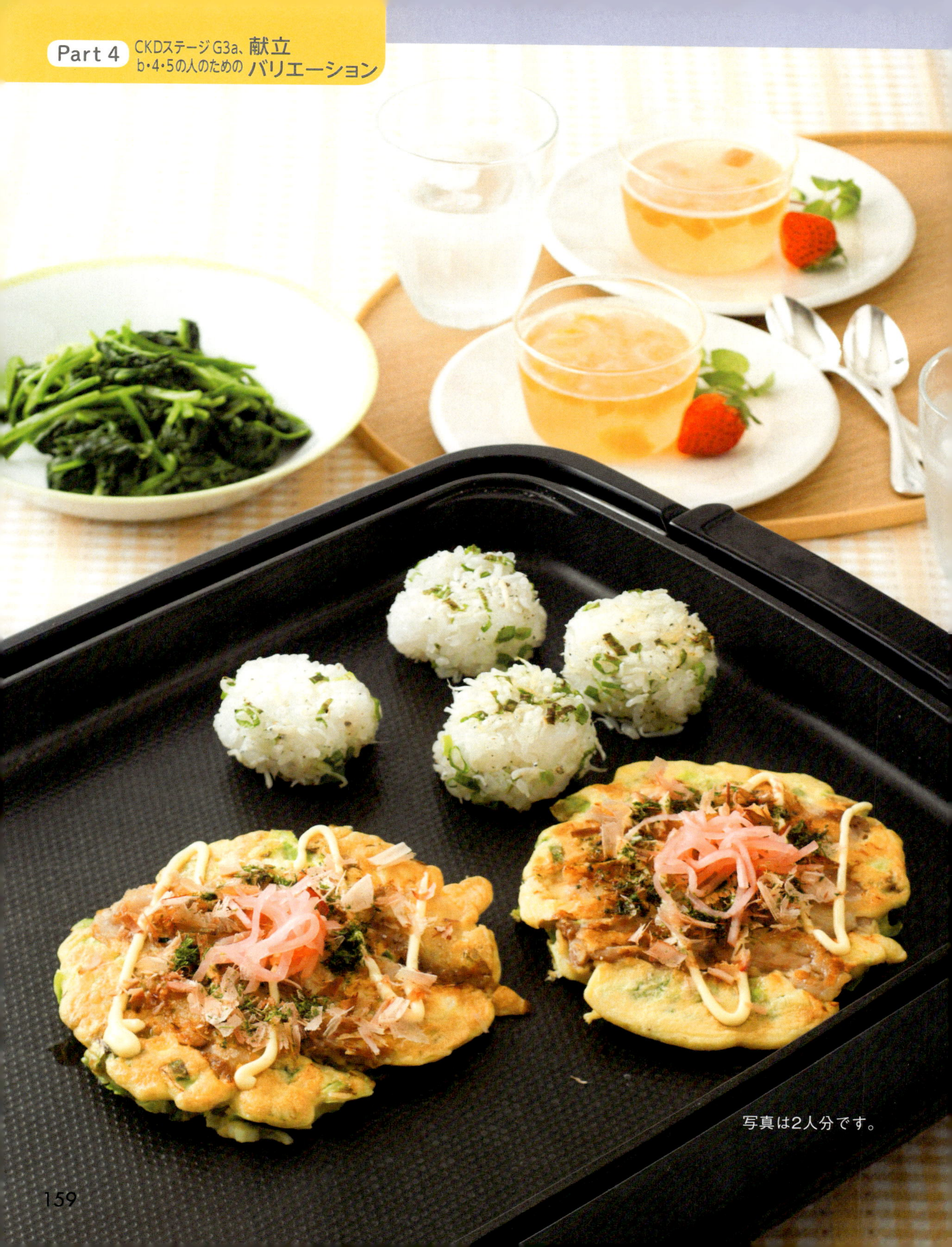

写真は2人分です。

夕食献立 ⑤

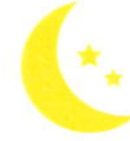

友人とたまには居酒屋へ。そんな日は、朝、昼は主食と野菜料理ですませ、その分、肉や魚を夕食に集中してとります。塩分も夕食で２食分とるので、朝昼は汁物や煮物を避け、サラダやいため物にして塩分を節約しましょう。

40 の材料（１人分）　※調味料は一般的なメニューの目安量。手作りするときの参考にしてください。

焼き鳥

ねぎま（たれ）……………………１本
- 鶏胸肉（皮つき）…………35g
- ねぎ……………………………10g
- しょうゆ……小さじ1/3強
- 酒………………… 小さじ1/2
- 砂糖…………… 小さじ1/6

鶏皮（たれ）………………………１本
- 鶏皮……………………………30g
- しょうゆ……小さじ1/3強
- 酒………………… 小さじ1/2
- 砂糖…………… 小さじ1/6

手羽（皮つき・塩）……………１本
- 鶏手羽…………………………40g
- 塩……………………………0.4g

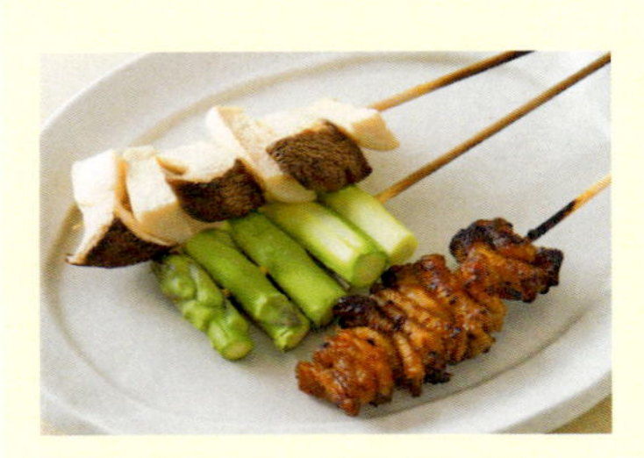

30は、鶏皮のたれ焼き1本、グリーンアスパラガスの塩焼き(30g)、エリンギの塩焼き(50g)各1本とする。

刺し身の盛り合わせ

まぐろの赤身…… 3切れ（35g）
甘えび…………………５尾（23g）
大根のつま …………………20g
青じそ …………………………１枚
しょうゆ……………小さじ1/2
わさび…………………………少々

フライドポテト

じゃがいも…………………… 60g
揚げ油（吸収量）……………３g
塩…………………………………0.3g
パセリ ……………………………少々

こんぶのおにぎり

ごはん……………………… 120g
こんぶのつくだ煮……………４g
塩…………………………………0.5g
焼きのり………………… 1/6枚

●グリーンアスパラガスの塩焼き　7kcal
タンパク 0.8g　カリウム 78mg　塩 0.3g

●エリンギの塩焼き　12kcal
タンパク 1.8g　カリウム 230mg　塩 0.3g

大根のサラダ

大根………………………………50g
貝割れ菜…………………………10g
削り節………………… 小さじ２
特 ノンオイルドレッシング（青じそ）
…………………… １袋（10mL）

レモンハイ

しょうちゅう…………………80mL
レモン汁……………… 小さじ２
炭酸水………………3/5カップ

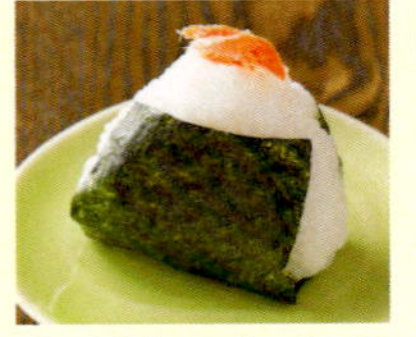

50 50
塩鮭のおにぎり
こんぶを塩鮭5gにかえる。

●1個（130g）で206kcal
タンパク 4.3g　カリウム 82mg　塩 0.8g

夕食の栄養価		タンパク	カリウム	塩
50 50	845kcal	39.0g	1174mg	3.7g
40	839kcal	38.1g	1189mg	3.9g
30	686kcal	25.9g	1269mg	3.3g

居酒屋メニューの選び方

酒の肴は塩分の高いものが多いが、焼き鳥やフライドポテト、おにぎりなどに振る塩は、「振らないで」とか「少なめに」と頼むとよい。そんな注文を快く聞いてくれる店と懇意にするのが居酒屋で楽しむ最大のコツ。

● 焼き鳥

焼き鳥の塩分は、たれでも塩でも１本あたり0.4g前後。3本とも鶏肉にするとタンパク質がオーバーするので、1本は皮か野菜にするとよい。

● 野菜料理

しっかり調味されている煮物やいため物、あえ物よりも、テーブルで調味できる生野菜のサラダ、野菜の網焼きや素揚げなどがおすすめ。そうした料理も念のため、たれやソースはかけずに別に、と頼むとよい。

● 刺し身

刺し身は低脂肪低エネルギーの魚介を選びたい。タンパク質の多いまぐろの赤身、かつお、あじに、水分が多い分だけタンパク質が少なめのえび、ほたて貝柱を組み合わせる。はまち、サーモンは高脂肪・高エネルギーなので控えたい。あじ、いか、たこは身に含まれる塩分が多いので、しょうゆをさらに減らし、レモンやすだちなどのポン酢、しょうがや青じそなどの香味野菜を添えて食べるとよい。

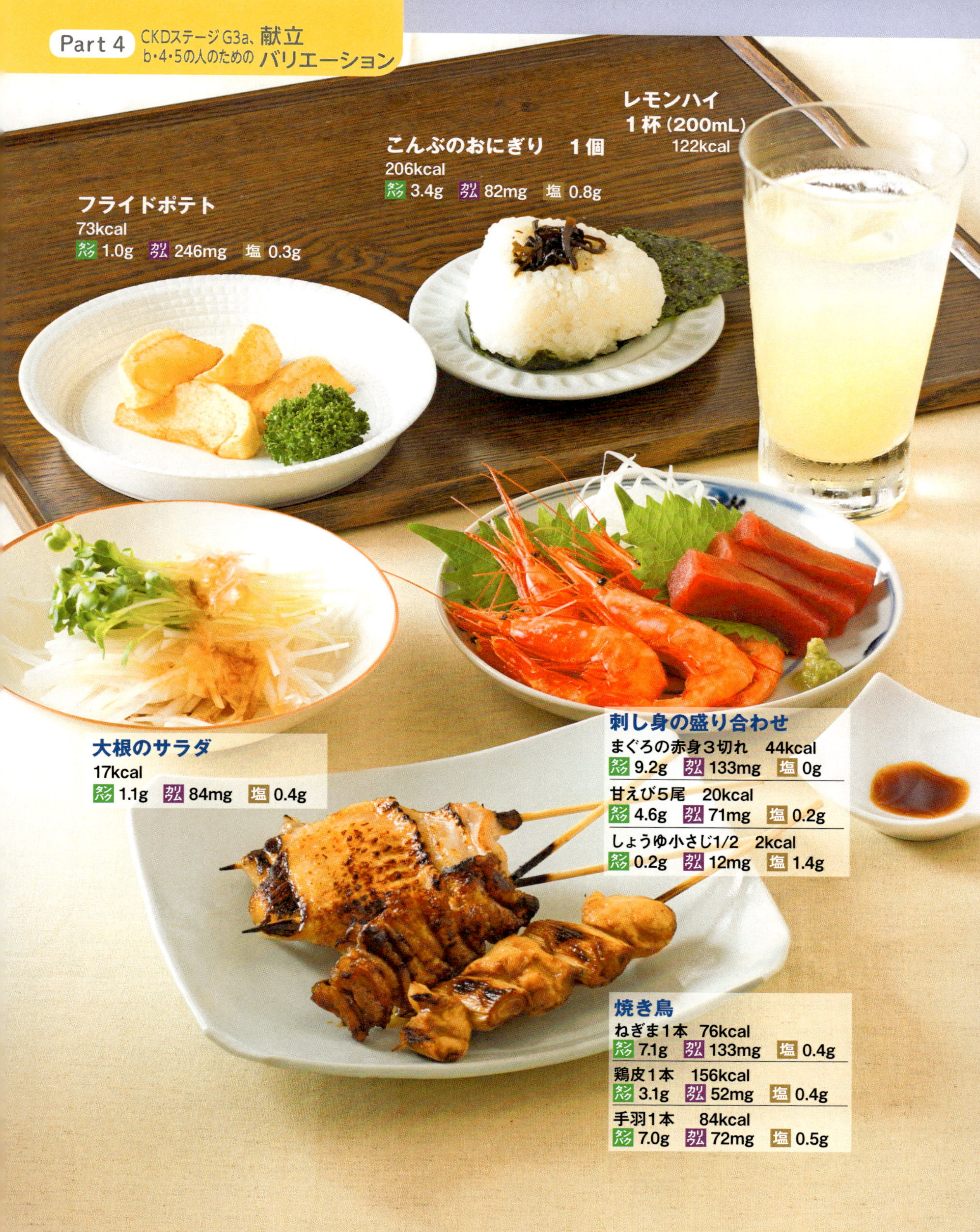

レモンハイ 1杯（200mL）
122kcal

こんぶのおにぎり 1個
206kcal
タンパク 3.4g カリウム 82mg 塩 0.8g

フライドポテト
73kcal
タンパク 1.0g カリウム 246mg 塩 0.3g

大根のサラダ
17kcal
タンパク 1.1g カリウム 84mg 塩 0.4g

刺し身の盛り合わせ

まぐろの赤身3切れ 44kcal
タンパク 9.2g カリウム 133mg 塩 0g

甘えび5尾 20kcal
タンパク 4.6g カリウム 71mg 塩 0.2g

しょうゆ小さじ1/2 2kcal
タンパク 0.2g カリウム 12mg 塩 1.4g

焼き鳥

ねぎま1本 76kcal
タンパク 7.1g カリウム 133mg 塩 0.4g

鶏皮1本 156kcal
タンパク 3.1g カリウム 52mg 塩 0.4g

手羽1本 84kcal
タンパク 7.0g カリウム 72mg 塩 0.5g

透析療法の食事療法

ＣＫＤがステージＧ５になり、透析療法を導入したのちも、食事療法は必要です。タンパク質の制限はゆるくなりますが、塩分とカリウムに加えて、リンと水分の摂取量にも注意しなければなりません。長く安定して透析療法を行うためには、生活全体の管理とともに、食事療法を根気よく続けることがたいせつです。

透析療法期の食事療法の基本

透析療法には２つの方法があり（詳しくは64〜71ページ参照）、透析方法の違いから、食事療法の基準も異なります。なお、合併症の有無などによって個人差があるので、実際の制限値は医師の指示に従ってください。

HD 血液透析

※（例）は、身長172㎝、標準体重65kg、男性の場合。

1日の摂取量	基準	例
エネルギー(kcal)	[標準体重(　　)kg × 30〜35]kcal	1950〜 2275kcal
タンパク質(g)	[標準体重(　　)kg × 0.9〜1.2]g	58.5 〜78g
塩分(g)	6.0g 未満	6.0g 未満
水分(mL)	できるだけ少なく	ドライウエイト65kgの場合975mL
カリウム(mg)	2000mg 以下	2000mg 以下
リン(mg)	[タンパク質摂取量(　　)g ×15]mg以下	877mg 〜1170mg

PD 腹膜透析

1日の摂取量	基準	例
エネルギー(kcal)	[標準体重(　　)kg × 30〜35]kcal	1950〜 2275kcal
タンパク質(g)	[標準体重(　　)kg × 0.9〜1.2]g	58.5 〜78g
塩分(g)	[尿量(　　)L × 5 + 透析によって除かれた水分量(　　)L× 7.5]g	尿量1.0L、除水量0.5Lの場合、8.75g
水分(mL)	[尿量(　　)mL + 透析によって除かれた水分量(　　)]mL	尿量1000mL、除水量500mLの場合、1500mL
カリウム(mg)	制限なし➡ 検査値により制限が必要な場合がある。	検査値によって制限が必要な場合もある
リン(mg)	[タンパク質摂取量(　　)g ×15] mg以下	877mg 〜1170mg

・標準体重＝身長$(m)^2$ × 22として算出。
・ドライウエイトは、透析直後の目標体重。 すなわち、体の中の水分が過不足なく適度に保たれているときの体重。

出典：日本腎臓学会編「慢性腎臓病に対する食事療法基準 2014年版」より一部改変して引用

透析療法期の合併症を防ぐポイント

透析を行っても腎臓の働きを100%代行できるわけではありません。透析療法による合併症も起こります。それら合併症をできるだけ抑える第一のガードは食事療法です。

エネルギーとタンパク質の過不足は腎臓の寿命を縮める

透析が始まっても、摂取エネルギー、タンパク質とも、自分の適量をきちんと守ることがたいせつです。

過剰なエネルギー摂取による肥満は腎臓に負担を与えるからです。ただ、摂取エネルギーが不足すると、体タンパク質が破壊されて老廃物が増え、腎臓の負担を増やします。透析患者では、肥満よりもやせすぎのほうが予後によくないとされています。標準体重が保てるよう、エネルギー摂取不足にならないよう注意が必要です。

タンパク質も、過剰摂取はいうまでもなく、老廃物を増やすリスクになりますが、タンパク質の摂取量が不足すると、透析後の生存率が低くなるという報告もあります。

塩分と水分の制限は、血管を守り、心不全を防ぐ最大の要

塩分のとりすぎは血圧を上昇させて腎臓の負担を増大させます。また、体内に水分がたまるため、血液量が増えて心臓や血管の負担が増し、腹膜透析ではさらに、透析液の濃度を高くしなければならないので、腹膜の寿命を縮めることになります。

いずれの透析療法でも、除去できる水分には限度があるため、口からとる水分も制限する必要があります。塩分と水分の排泄がきちんとできない状態が続くと、透析患者の最大の死因である心不全を招く危険も増します。

リンの制限は、骨がもろくなる腎性骨異栄養症、皮膚のかゆみ、心不全の予防につながる

腎臓はビタミンDを活性化して血液中のリンとカルシウムのバランスを調整していますが、透析療法ではこの機能を代行することはできません。そのため、低カルシウム血症になり、副甲状腺ホルモンが過剰に分泌されて骨からカルシウムがとけ出し、腎性骨異栄養症といって、骨がもろくなる症状が起きます。

そこにリンをとりすぎると、リンとカルシウムが結合して関節や血管などに石灰が沈着するため、関節痛や皮膚のかゆみが生じやすくなります。石灰化が心臓の弁や心肺の血管で起これば、心臓弁膜症や心不全、肺水腫などの重篤な合併症を招く危険もあります。リン値が高いと心血管疾患の合併が高くなるという報告もあります。

透析療法が始まるとリンを多く含むタンパク質食品の摂取量が増えるため、リンの過剰摂取になりがちです。カルシウムの宝庫、乳製品もリンを多く含んでいるので、注意しましょう（100ページ参照）。

カルシウムやリンの血中濃度に応じて、医師から、ビタミンD剤、リン吸着剤、カルシウム剤などの服用が指示されます。

血液透析ではカリウムの過剰、腹膜透析ではカリウムの不足に要注意

カリウムは腎機能が低下すると排泄が滞るため、慢性腎炎でも高カリウム血症になることがあります。血液透析ではさらにその傾向が強くなります。カリウムは主に尿から排泄されますが、血液透析では尿量が減るため、血液中に残るカリウムが多くなるからです。

カリウムは野菜や果物に多く含まれているので、下調理で含有量を減らしたり、カリウムの多い果物を控えて（98ページ参照）、過剰にとらないよう注意しましょう。

腹膜透析では透析液にカリウムが含まれていないため、透析のたびに血液中のカリウムが排泄されてしまい、逆にカリウムが不足する可能性があります。したがって、野菜や果物を生のまま食べてもかまいません。ただ、腹膜透析の患者でもカリウム制限が必要な場合があります。個人差があるので、医師に確認してください。

なお、カリウム制限のために食物繊維の多い野菜や豆、海藻が不足し、水分も制限されるために、透析中は便秘になりがちです。起床後すぐに少量の冷水を飲む、食事を規則正しくとる、適度な運動をするなどの工夫をしても改善しない場合は、医師に整腸剤や下剤を処方してもらいましょう。

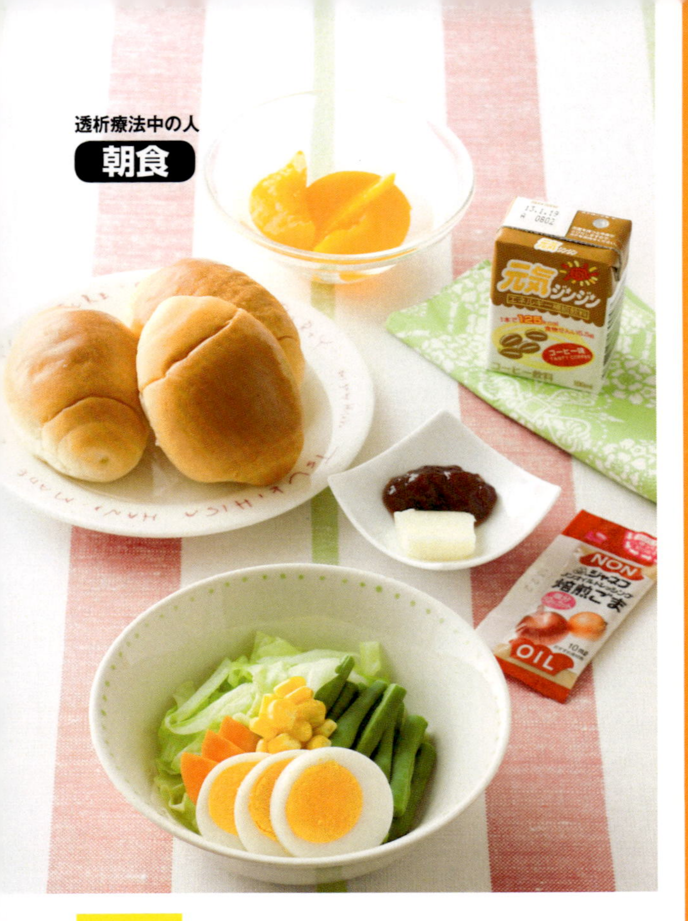

透析療法中の人の献立

HD 血液透析　PD 腹膜透析

107〜109ページで紹介したCKDステージG１・２と同じ献立を、透析療法中の食事療法に改変して紹介します。どこが異なるのか、ステージG１・２の写真も再掲載してあるので、見比べて確認してください。タンパク質の制限は透析前よりゆるやかになるので、主食はステージG１・２と同じく普通の食品です。ただ、カリウムとリンを制限するために、牛乳、野菜の調理法、果物はかえなければなりません。透析食の写真、材料、作り方は、いずれも血液透析の場合HDを基本に紹介し、腹膜透析の場合は改変点をPDとして示しています。血液透析では、野菜のカリウムを減らすために下ゆでしますが、腹膜透析で、医師からとくにカリウムを制限されていない場合は、下ゆでを省いてけっこうです。逆に、缶詰めのフルーツを腹膜透析ではフレッシュフルーツにかえてもよいのですが、腹膜透析でもカリウムの制限があるかたは、缶詰めのフルーツのままにしましょう。

1日の栄養価	タンパク	カリウム	リン	塩
HD 1827kcal	56.7g	1579mg	663mg	4.6g
PD 1785kcal	57.3g	1850mg	688mg	4.5g

透析療法中の人 朝

サラダの野菜はゆでてカリウムを控え、飲み物は低リン高カルシウムの特殊食品に。

材料（１人分）

バターロール……………… ３個（75g）
バター………… 小さじ２➡PDは除く。
いちごジャム……………… 小さじ２強

ゆで卵とゆで野菜のサラダ

キャベツ（ゆで）…………………… 40g
さやいんげん（ゆで）……………… 20g
にんじん（ゆで）…………………… ５g
ホールコーン（冷凍）……………… ５g
ゆで卵…………………………1/2個分
特 ノンオイルドレッシング（焙煎ごま）
………………………… １袋（10mL）

黄桃（缶詰め・缶汁なし）……50g
➡PDはぶどう75gに。

特 元気ジンジン（コーヒー味）
………………… １パック（100mL）

作り方

ゆで卵とゆで野菜のサラダ

1 キャベツは１㎝幅に切る。さやいんげんは４㎝長さに切る。にんじんは薄い半月形に切る。
2 湯を沸かして1を入れてゆで、火が通ったらざるに上げて水けをふく。残った湯に凍ったままのコーンを入れてさっとゆでて水けをふく。
3 2を器に盛り合わせ、ゆで卵を薄切りにしてのせ、ドレッシングを添える。

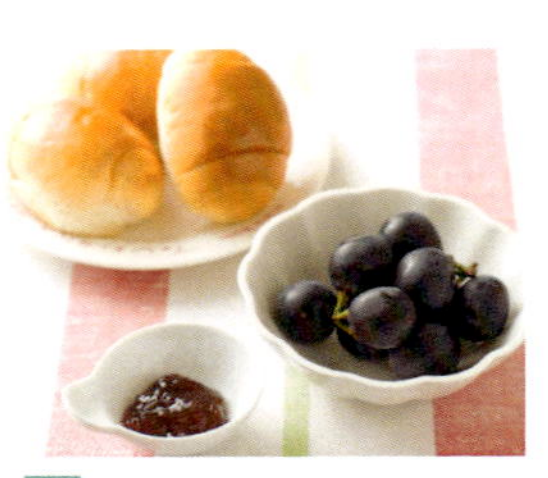

PDはロールパンに添えるバターを除き、デザートはぶどうにかえる。

ステージG1･2の人の朝食だと…（107ページ参照）

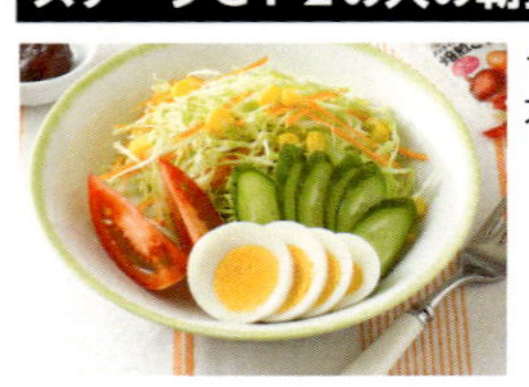

サラダは生野菜。PDでカリウムの制限が不要な人は同じ生野菜にしても。

朝食の栄養価	タンパク	カリウム	リン	塩
HD 565kcal	12.3g	288mg	149mg	1.5g
PD 507kcal	12.3g	344mg	154mg	1.4g

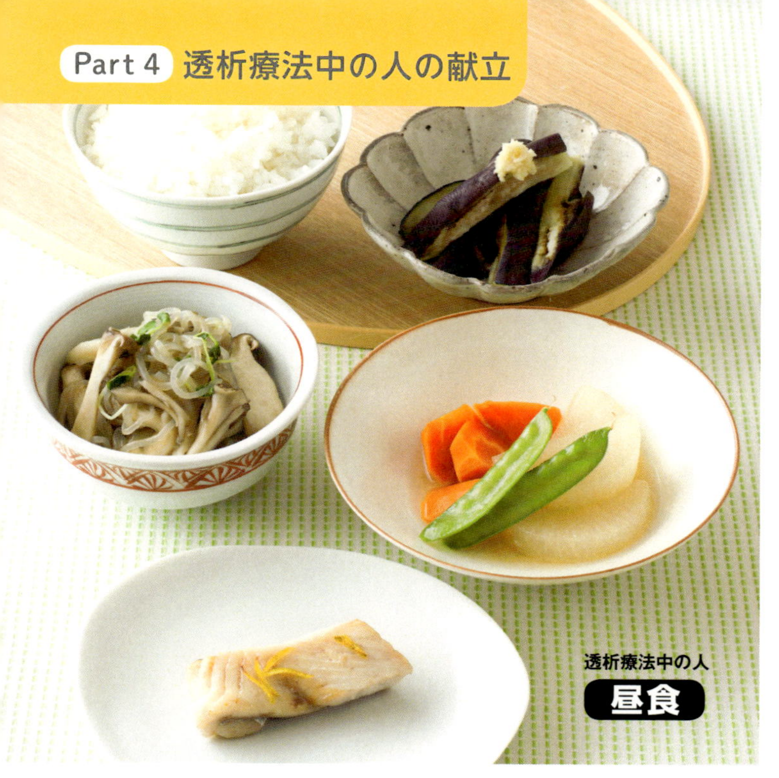

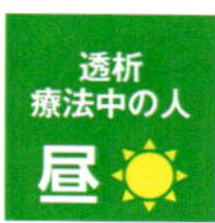

カリウムとリンの多いほうれんそうはなすに、山いもはきのこにメンバーチェンジ。

材料（1人分）

普通ごはん……200g

さわらの柚香焼き

さわら……1/2切れ（40g）

A
- 特だしわりしょうゆ……小さじ1/3強
- 酒……小さじ1/6
- みりん……小さじ1/6弱

ゆずの皮……少々

大根とにんじんの含め煮

大根（ゆで）……60g➡PDは80gに。
にんじん（ゆで）……25g
さやえんどう（ゆで）……5g
特和風顆粒だしのもと……小さじ1/2
砂糖……小さじ1
特だしわりしょうゆ……小さじ5/6

きのことしらたきのしぐれ煮

まいたけ（ゆで）……40g
エリンギ（ゆで）……35g
しらたき……50g
特だしわりつゆの素（6倍濃縮）……大さじ1弱
貝割れ菜……3g

なすのしょうがあえ

なす（ゆで）……60g
特だしわりしょうゆ……小さじ1/2
おろししょうが……少々

昼食の栄養価		タンパク	カリウム	リン	塩
HD	498kcal	18.0g	748mg	281mg	2.3g
PD	513kcal	18.3g	824mg	287mg	2.3g

作り方 さわらの柚香焼き

さわらは水けをふいてAをからめ、ゆずの皮のせん切りをまぶし、冷蔵庫に2時間ほど入れて味をなじませ、グリルなどで焼く。

大根とにんじんの含め煮

1 大根は1㎝厚さの半月切りに、にんじんは乱切りにする。さやえんどうは筋を除く。

2 大根を水からゆで、途中でにんじんを加え、最後にさやえんどうを入れていっしょにゆで、ざるに上げて水けをきる。

3 なべに大根とにんじんを入れて湯1/2カップとだしのもと、調味料を加えて味がなじむまで煮、さやえんどうを入れて火を止める。

きのことしらたきのしぐれ煮

1 まいたけはほぐし、エリンギは長さを半分にしてから縦半分に切って縦薄切りにし、ともに熱湯でさっとゆで、ざるに上げる。

2 しらたきは食べよい長さに切って水からゆでてざるに上げる。

3 なべに1と2を入れてだしわりつゆの素を加えて火にかけ、中火で煮汁を飛ばしながら煮る。最後に根元を落とした貝割れ菜を加えてさっと煮る。

なすのしょうがあえ

1 なすは縦半分に切って、皮目を下にして熱湯に入れてゆでる。上下を返してしんなりするまでゆでたら、ざるに上げて冷ます。

2 なすを縦に裂き、水けをしぼってだしわりしょうゆであえて器に盛り、おろししょうがをのせる。

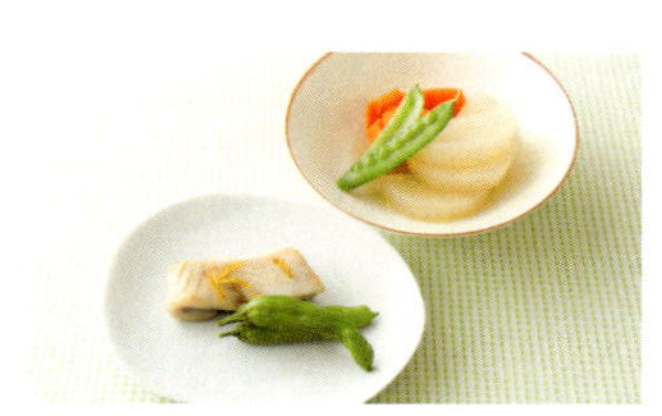

PDはさわらの柚香焼きに、ししとうがらし2本（10g）を植物油小さじ1/4で転がし焼いて添える。大根とにんじんの含め煮の大根は1切れ（20g）増やす。

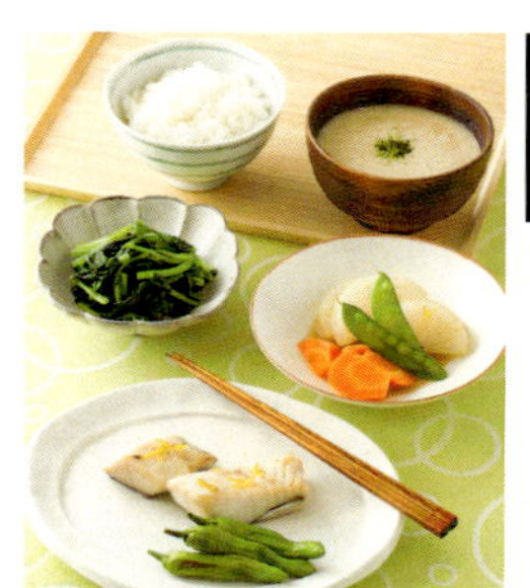

ステージG1・2の人の昼食だと…
（108ページ参照）

副菜は含め煮のほか、ほうれんそうのおひたしととろろ汁。どちらもカリウム、リンとも比較的多い。

材料（1人分）

豚肉と野菜のカレーいため

豚ロース薄切り肉……………………80g
もやし（ゆで）……………………… 40g
玉ねぎ（ゆで）……………………… 20g
にんじん（ゆで）…………………… 10g
ピーマン………………………………10g
植物油……………………… 小さじ3/4
カレー粉………………… 小さじ1/6弱
特だしわりしょうゆ……… 小さじ5/6
おろししょうが…………………… 少々

レタスとゆで野菜のサラダ

レタス……………………………… 30g
きゅうり…………………………… 20g
玉ねぎ（ゆで）……………………… 20g
にんじん（ゆで）…………………… 10g
特ノンオイルフレンチドレッシング
…………………………… 1袋（10mL）

大根とにんじんの即席ピクルス

大根（ゆで）………………………… 20g
にんじん（ゆで）…………………… 5g
A
- 酢………………… 大さじ1と2/3
- 白ワイン………………… 大さじ1
- 砂糖…………………… 大さじ1強
- 赤とうがらしの小口切り…… 2切れ

みかん（缶詰め・缶汁なし）

……………………………………… 50g
➡PDはキーウィフルーツ75gに。

透析療法中の人 夕

主菜は、水分の多いカレーを避けて、カレー粉いために。カリウムの多いズッキーニとカリフラワーもチェンジします。

作り方

豚肉と野菜のカレーいため

1 豚肉は1枚ずつ広げて熱湯にさっとくぐらせ、ざるに上げる。
2 もやしはひげ根を除く。玉ねぎは薄切りにする。にんじんは細く切る。以上を熱湯でさっとゆで、ざるに上げて水けをきる。ピーマンも細く切って水にさらし、水けをふく。
3 フライパンに油を熱して1と2を入れていため、カレー粉、だしわりしょうゆ、おろししょうがを加えて大きくいため合わせる。

レタスとゆで野菜のサラダ

1 レタスは一口大にちぎり、きゅうりは斜め薄切りにし、水にさらしてシャキッとしたらざるに上げる。玉ねぎは横にごく薄い半月切りにし、にんじんはせん切りにする。以上を熱湯でさっとゆでて冷水にとり、水けをふく。
2 1を合わせて器に盛り、ドレッシングを添える。

大根とにんじんの即席ピクルス

1 大根は3～5㎜厚さのいちょう形に、にんじんは3㎜厚さの半月形に切り、ともに水から入れてゆでる。好みのかたさになったらざるに上げて耐熱容器に入れる。
2 Aをよくまぜて1が熱いところに注ぐ。冷めたら食べごろ。

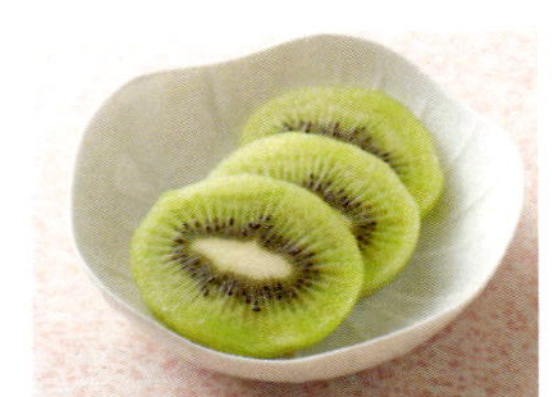

PDは、みかん缶をキーウィフルーツにかえる。

ステージG1・2の人の夕食だと…
（109ページ参照）

皮なしの鶏肉とズッキーニを使った野菜たっぷりのカレーは、豚肉と野菜のいため物より水分が50mL前後、カリウムは2倍も多い。ゆでたカリフラワーに生野菜を添えたサラダも、カリウムが1.5倍。

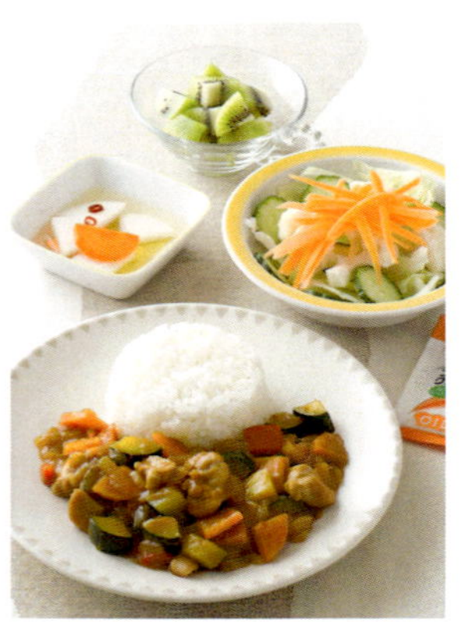

水分を調整するポイント

1 最も多くとる飲料は、量がわかるボトルで飲むか、自分専用のカップに目盛りをつけて量をはかるとよいでしょう。飲んだ量は忘れずに記録しましょう。専用メモを携帯すると便利です。
2 みそ汁やスープ、シチュー、めんつゆ、おかゆなど、料理中の汁も水分の計算に含めなければなりません。汁の量がわかりにくい外食は、できればそうしたメニューを避けたり、汁を飲まないようにしましょう。

夕食の栄養価		タンパク	カリウム	リン	塩
HD	764kcal	26.4g	543mg	233mg	0.8g
PD	765kcal	26.7g	682mg	247mg	0.8g

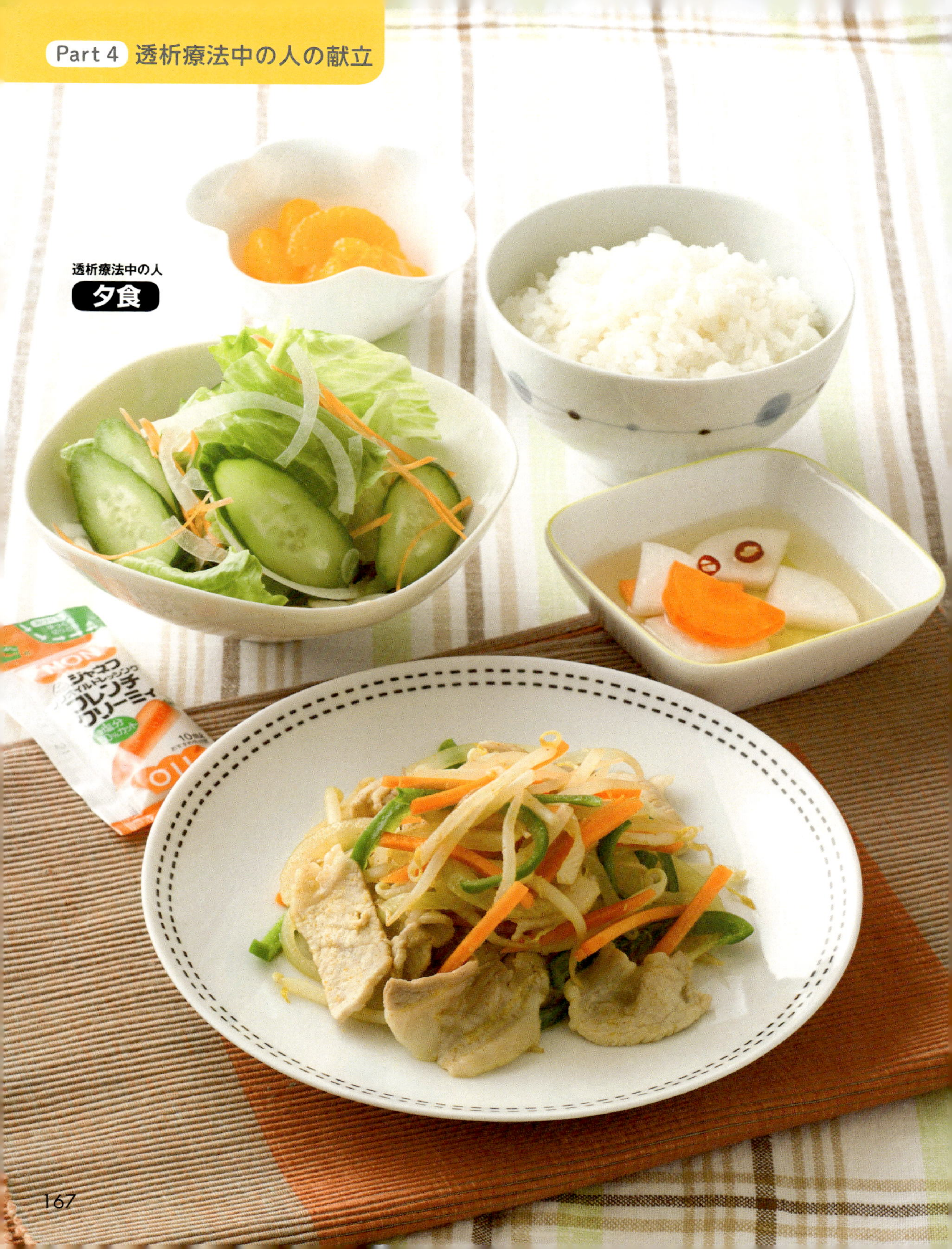

透析療法中の人

夕食

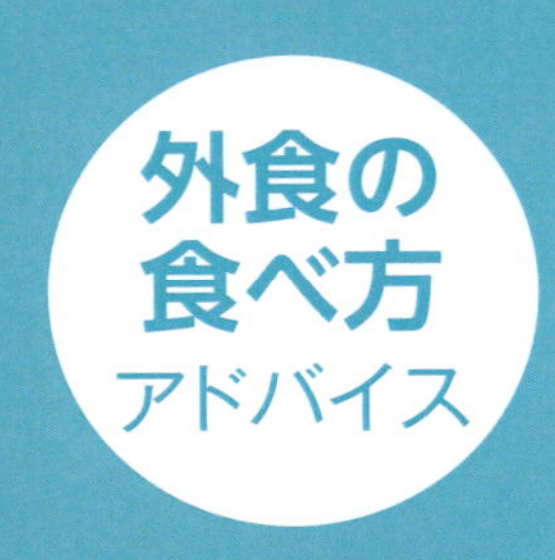

90ページで述べたように、外食をできるだけ控えることは、減塩メソッドのひとつ。そうはいっても、外で食事をとらざるを得ないことも、少なくないでしょう。そこで、代表的な外食メニューを選び、全体像だけでなく、具のひとつひとつや汁に至るまで、実際の分量に基づいて栄養データを計算して紹介します。もちろんここで紹介した料理は、あなたがどこかで注文する料理とまったく同じではありません。でも、どんなものにどのくらいの塩分や栄養成分が含まれているのかを知っておくと、塩分やタンパク質、カリウムをより確実に調整できます。

【注】各々の重量は実測にもとづいた量ですが、店によって異なります。

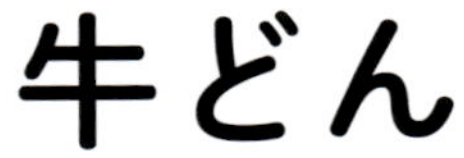

どんぶり物は、茶わん２杯分のごはんに行き渡るだけのたれがかかるので、塩分が多くなりがちです。比較的薄塩ですが、「つゆだく」は厳禁です。みそ汁や漬け物は残しましょう。ごはんの量は制限に応じて調節します。

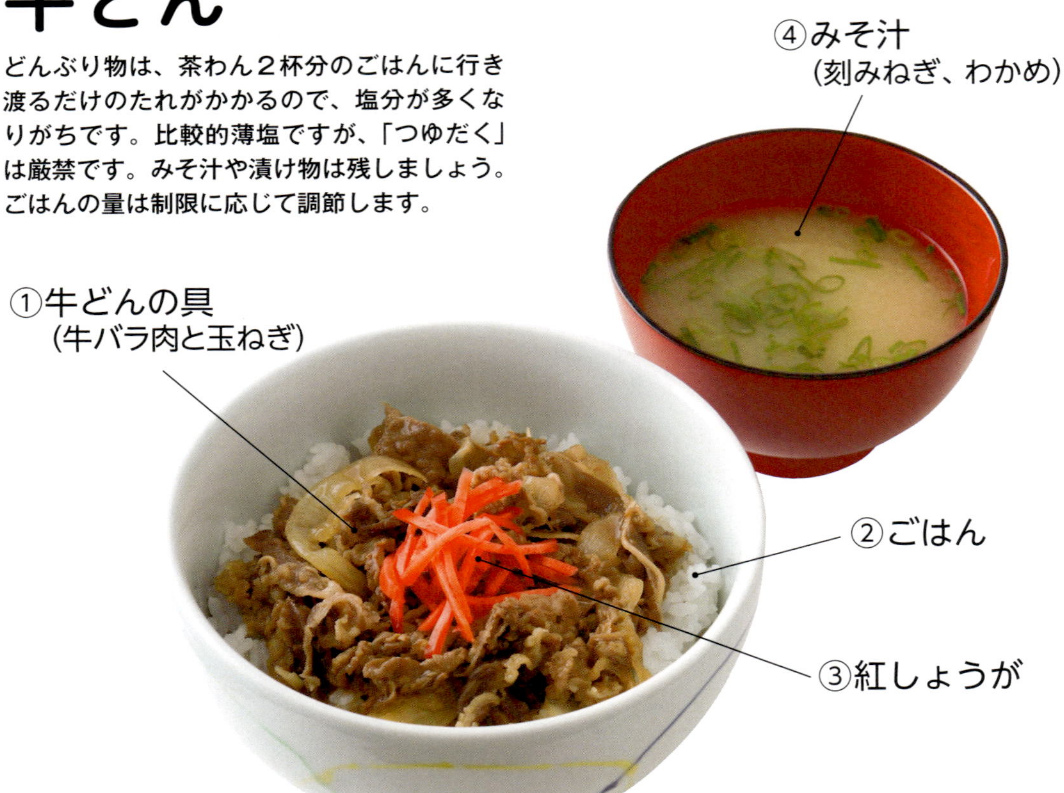

主材料と目安量	エネルギー (kcal)	タンパク質 (g)	脂質 (g)	カリウム (mg)	リン (mg)	塩分 (g)
①牛バラ肉70g　玉ねぎ30g	225	14.6	12.3	343	156	2.8
②ごはん250g	420	6.3	0.8	73	85	0.0
③紅しょうが10g	5	0.0	0.0	3	0	0.3
④みそ汁150mL わかめ1g ねぎ3g	25	2.1	0.8	84	44	1.4
合計	675	23.0	13.9	503	285	4.5

ラーメン

スープを全量飲むと、塩分の摂取量は１日の許容量を軽く上回ります。スープはできるだけ残しましょう。チャーシューもタンパク質と塩分の含有量をみれば、１枚で十分だとわかります。タンメンや五目めんなど、野菜が多くなるとカリウムも増えるので、制限のある人は注意しましょう。

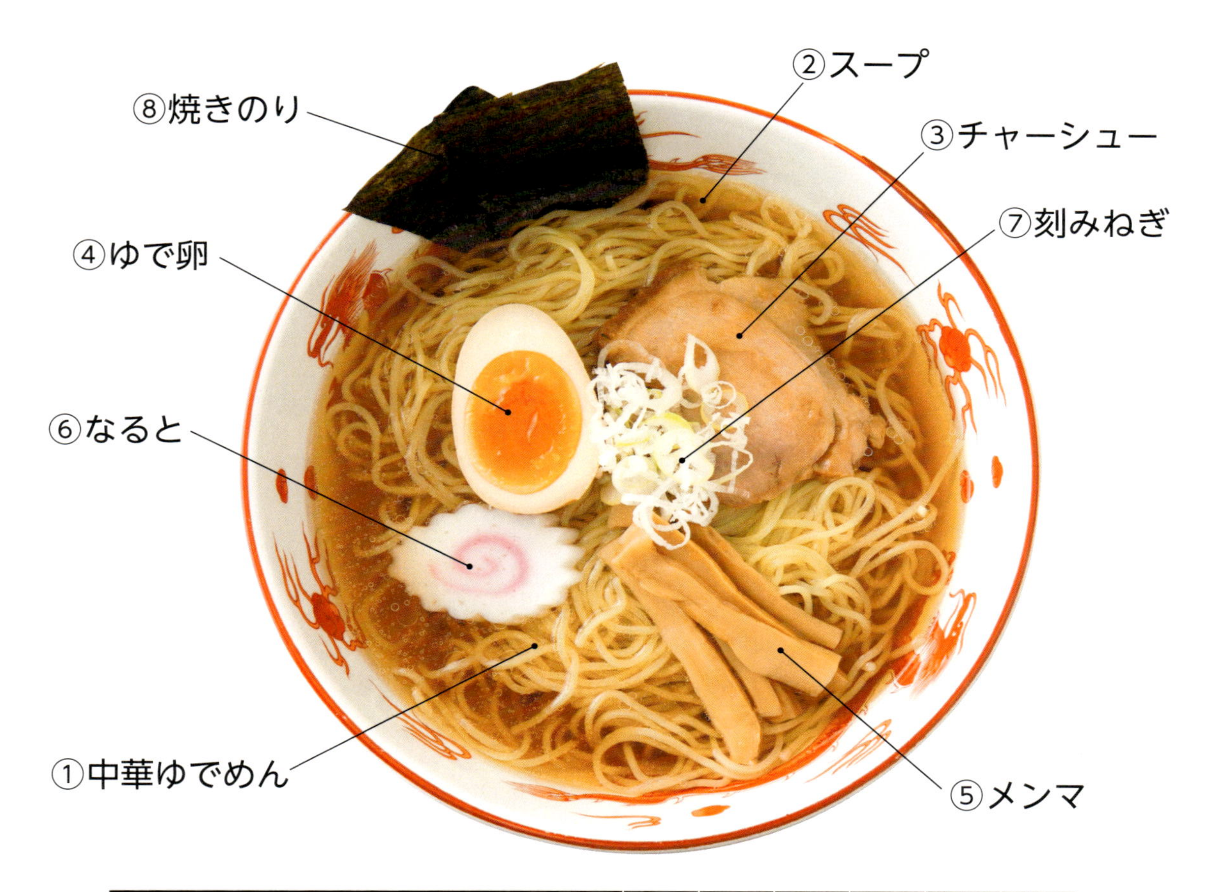

主材料と目安量	エネルギー (kcal)	タンパク質 (g)	脂質 (g)	カリウム (mg)	リン (mg)	塩分 (g)
①中華ゆでめん　180g	268	8.8	1.1	108	56	0.4
②スープ（しょうゆ味・ラード入り）365mL	66	3.7	5.0	366	160	5.8
③チャーシュー 20g	34	3.9	1.6	58	52	0.5
④ゆで卵 25g	38	3.1	2.6	33	45	0.1
⑤メンマ 10g	2	0.1	0.1	1	1	0.1
⑥なると５ g	4	0.4	0.0	8	6	0.1
⑦刻みねぎ 10g	3	0.2	0.0	22	3	0.0
⑧焼きのり 0.8g	1	0.3	0.0	18	5	0.0
合計	416	20.5	10.4	614	328	7.0

なすとベーコンのトマトソース・スパゲッティ

パスタはゆでるときに塩を加えるので、ほかのめん類にくらべて塩分が高くなります。タンパク質も多いので、パスタの量を控えると全体に調整できます。トマトソースはカリウムが多く、チーズや生クリームなどの乳製品や肉類が多いソースだとリンが多くなることにも留意しましょう。

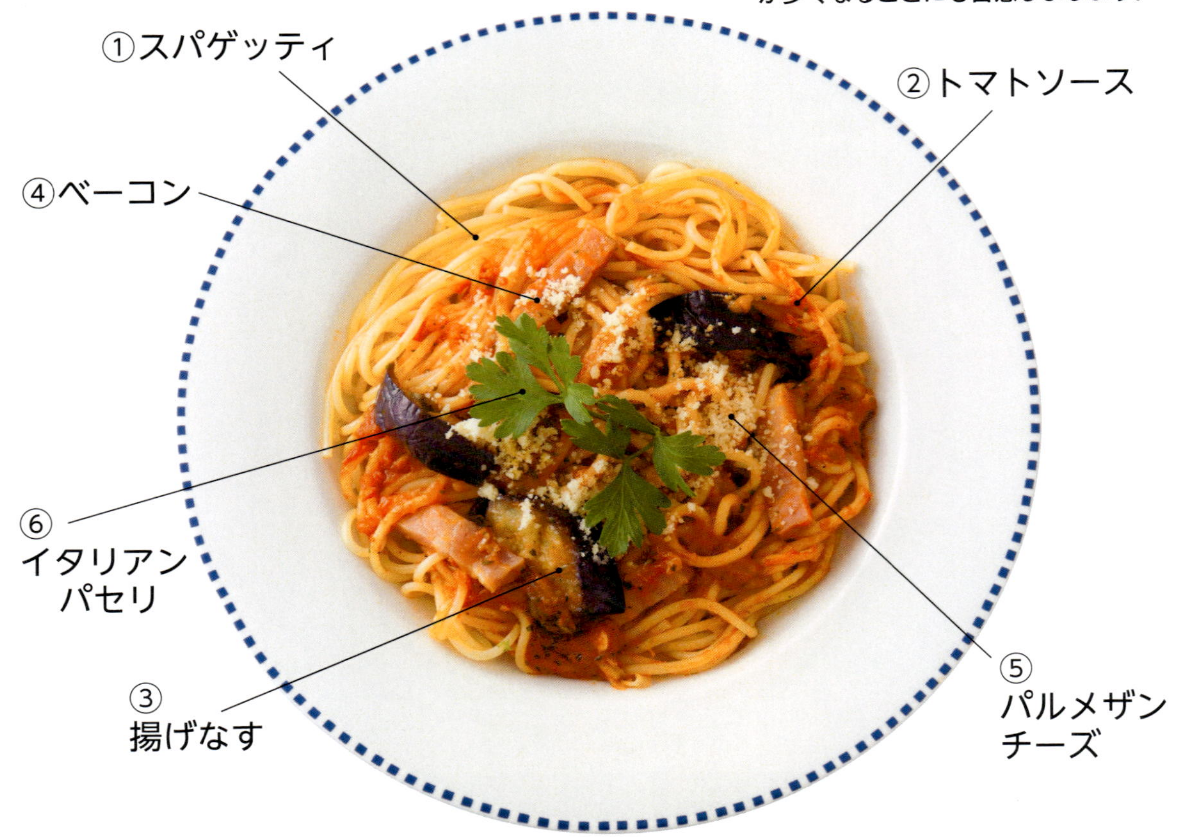

主材料と目安量	エネルギー (kcal)	タンパク質 (g)	脂質 (g)	カリウム (mg)	リン (mg)	塩分 (g)
①スパゲッティ(ゆで) 200g	298	10.4	1.8	24	92	0.8
②トマトソース 100g	122	2.2	8.2	357	47	1.9
③揚げなす 3切れ (40g)	55	0.4	5.0	88	12	0.0
④ベーコン 4切れ (20g)	81	2.6	7.8	42	46	0.4
⑤パルメザンチーズ小さじ1/2	24	2.2	1.5	6	43	0.2
⑥イタリアンパセリ 0.5g	0	0.0	0.0	5	0	0.0
合計	580	17.8	24.3	522	240	3.3

天ざるそば

塩分の大半はつけつゆなので、つゆを控えるだけで塩分を減らせます。そばは食物繊維が豊富ですが、パスタ並みにタンパク質が多く、カリウムも小麦粉製品より多め。制限が厳しい場合は残しましょう。そば湯も避けます。天ぷらは数とともにエネルギーも増えます。なすは油を吸いやすいので、少量でも高脂肪・高エネルギーです。

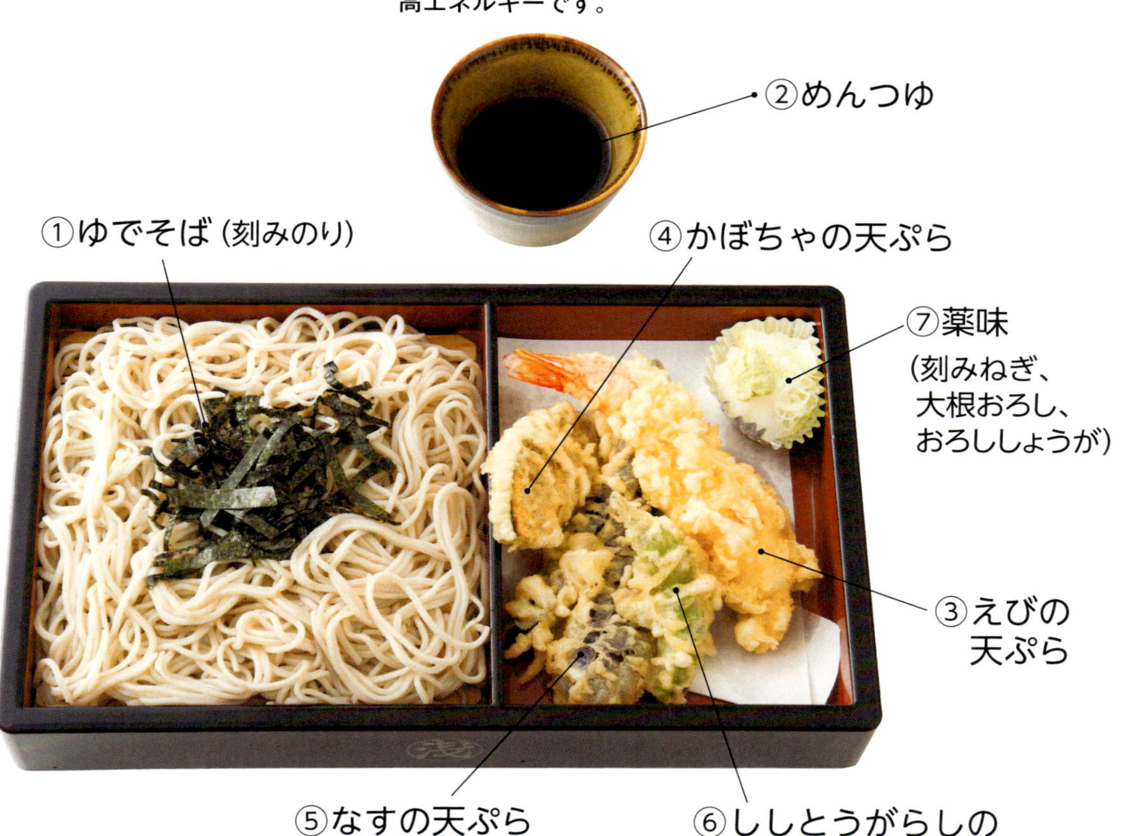

主材料と目安量	エネルギー (kcal)	タンパク質 (g)	脂質 (g)	カリウム (mg)	リン (mg)	塩分 (g)
①ゆでそば270g（刻みのり少々）	356	13.1	2.7	97	217	0.0
②めんつゆ80mL	35	1.8	0.0	80	38	2.6
③えびの天ぷら１尾分（50g）	69	9.6	2.8	185	137	0.2
④かぼちゃの天ぷら１切れ（20g）	60	0.8	1.4	74	12	0.0
⑤なすの天ぷら１切れ（30g）	41	1.2	2.6	57	19	0.0
⑥ししとうがらしの天ぷら１本	20	0.5	1.4	15	5	0.0
⑦薬味（ねぎ5g しょうが 2g　大根20g）	7	0.2	0.0	62	8	0.0
合計	588	27.2	10.9	570	436	2.8

ハンバーガーセット

パンやハンバーグの塩分は減らせないので、ハンバーガーにはさむ、ケチャップやマヨネーズの量を少なめにしてもらいましょう。チーズやベーコンが入ると塩分が多くなるので注意しましょう。フライドポテトも塩抜きでオーダーしましょう。もの足りない場合はケチャップを少量使用しましょう。エネルギー量を減らしたい場合は、ウーロン茶や0カロリーコーラを利用しましょう。

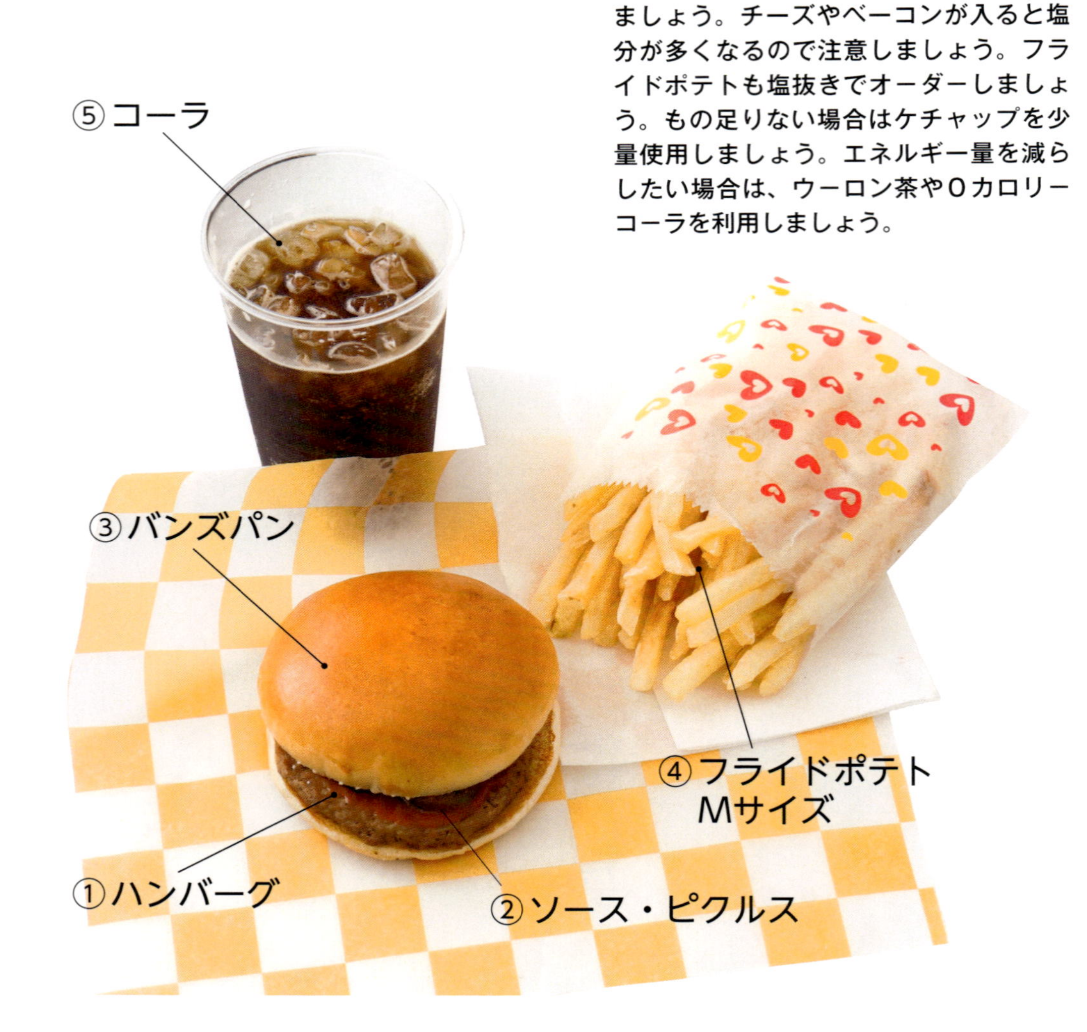

主材料と目安量	エネルギー (kcal)	タンパク質 (g)	脂質 (g)	カリウム (mg)	リン (mg)	塩分 (g)
①ハンバーグ（牛ひき肉30g　玉ねぎ10g）	96	6.6	6.0	117	63	0.2
②ソース（トマトケチャップ8g　マスタード3g）きゅうりのピクルス1枚	17	0.2	0.3	44	7	0.4
③バンズパン（パン60g　バター3g）	181	5.1	4.7	58	45	0.9
④フライドポテト135g	322	2.1	24.3	534	52	0.5
⑤コーラ200mL	92	0.2	0.0	0	22	0.0
合計	708	14.2	35.3	753	189	2.0

ギョーザ定食

中国風の定食のなかでは、エネルギー、タンパク質、脂肪とも多すぎず、野菜も最低限は確保でき、比較的バランスのよいメニューです。ただ、塩分は多すぎるので、スープの汁とザーサイは残しましょう。エネルギーの制限がある場合はごはんを減らします。

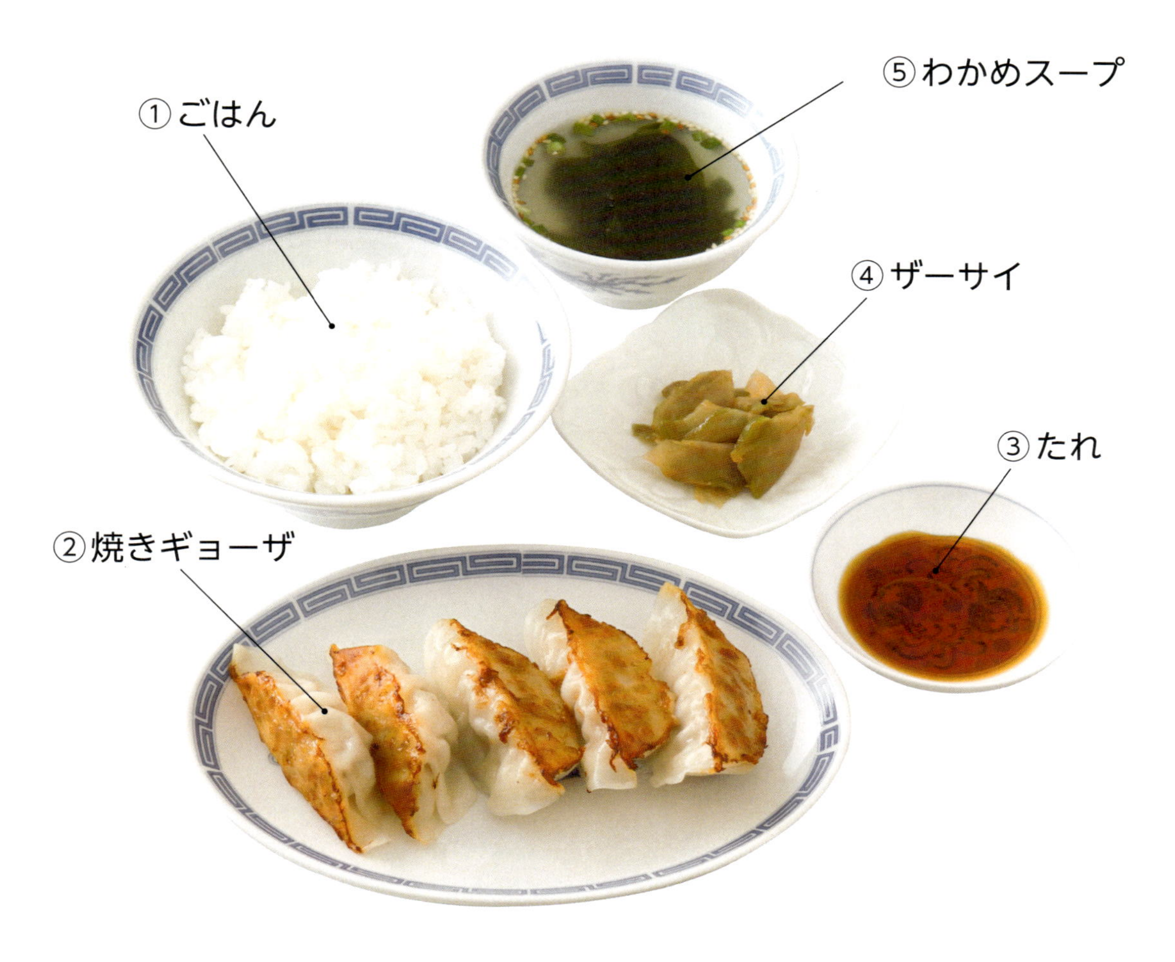

主材料と目安量	エネルギー (kcal)	タンパク質 (g)	脂質 (g)	カリウム (mg)	リン (mg)	塩分 (g)
①ごはん200g	336	5.0	0.6	58	68	0.0
②焼きギョーザ5個（豚ひき肉30g　キャベツ30g　にら10g）	241	9.7	9.2	244	89	0.9
③たれ（酢・しょうゆ各小さじ1/2　ラー油少々）	3	0.2	0.0	12	5	0.4
④ザーサイ10g	2	0.3	0.0	68	7	1.4
⑤わかめスープ（中華スープ110mL　わかめ1g　ねぎ2g）	13	1.1	0.5	161	52	1.0
合計	595	16.3	10.3	543	221	3.7

お弁当の食べ方 アドバイス

お弁当はごはんが多く、おかずに揚げ物がつきものなので、高エネルギーになりがちです。幕の内のような和風弁当は、1品ずつは少量でも、タンパク質食品が多く、味つけもしっかりしているので、タンパク質、塩分も多くなります。ねり製品やウインナなどの加工品が多いとリンも多くなります。まず、ごはんを減らし、揚げ物や加工品は控えめに。漬け物、つくだ煮は残しましょう。

ハンバーグ弁当

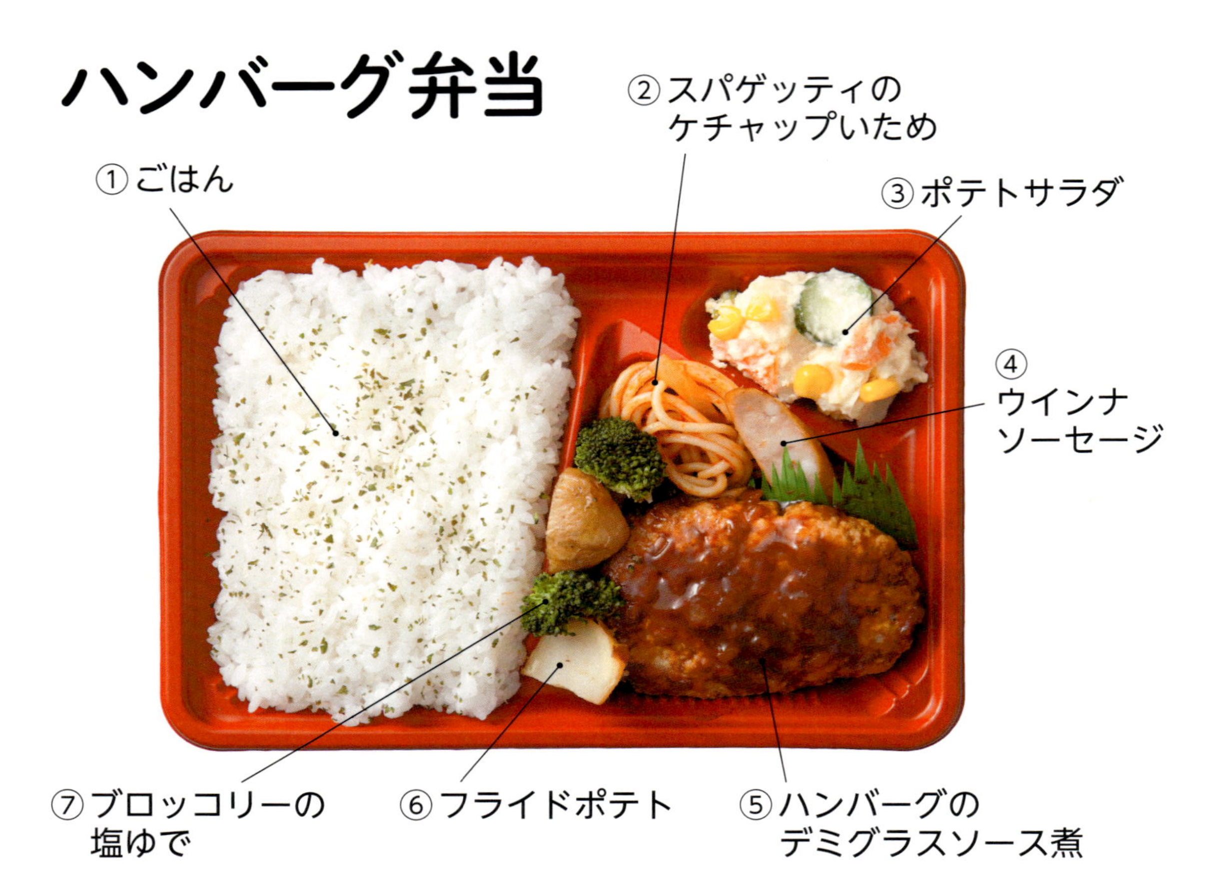

主材料と目安量	エネルギー (kcal)	タンパク質 (g)	脂質 (g)	カリウム (mg)	リン (mg)	塩分 (g)
①ごはん230g　乾燥パセリ少々	386	5.8	0.7	67	78	0.0
②スパゲッティのケチャップいため28g	66	1.6	2.3	27	15	0.5
③ポテトサラダ30g	73	0.7	5.4	123	20	0.4
④ウインナソーセージ1/2本 (11g)	35	1.5	3.1	20	21	0.2
⑤ハンバーグのデミグラスソース煮73g	254	15.1	14.4	620	239	3.1
⑥フライドポテト (皮つき丸ごと小1個) 12g	31	0.2	2.4	49	5	0.2
⑦ブロッコリーの塩ゆで2個 (9g)	2	0.3	0.0	16	6	0.3
合計	847	25.2	28.4	922	384	4.7

幕の内弁当

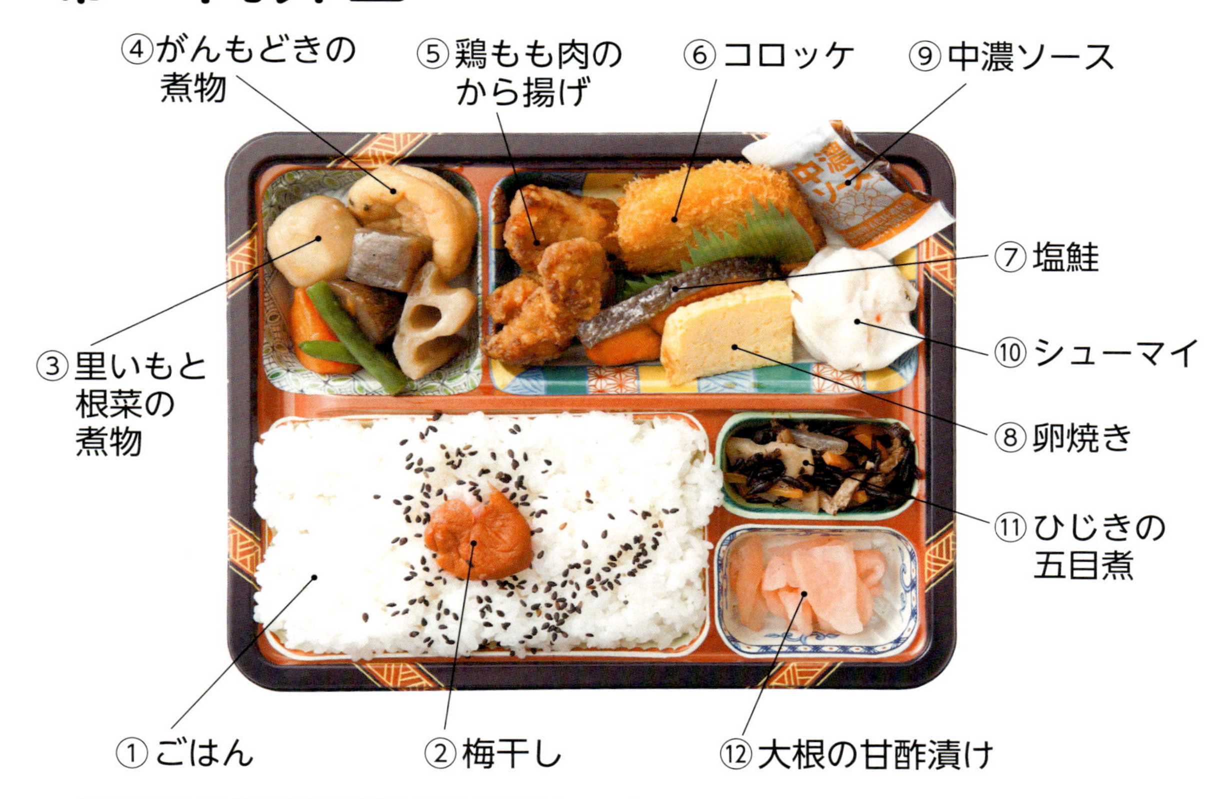

主材料と目安量	エネルギー (kcal)	タンパク質 (g)	脂質 (g)	カリウム (mg)	リン (mg)	塩分 (g)
①ごはん230g　黒ごま少々	392	6.0	1.2	71	84	0.0
②梅干し３g	1	0.0	0.0	13	1	0.7
③里いもと根菜の煮物（里いも18g　ごぼう10g　れんこん6g　にんじん7g　さやいんげん4g）	49	1.3	0.0	158	34	0.7
④がんもどきの煮物１個（18g）	63	3.3	3.2	39	47	0.8
⑤鶏もも肉のから揚げ２個（42g）	156	8.7	10.9	155	99	1.0
⑥コロッケ1/2個（33g）	91	1.5	5.6	99	20	0.2
⑦塩鮭17g	40	4.5	2.2	64	54	0.4
⑧卵焼き13g	32	1.6	2.3	18	23	0.2
⑨中濃ソース１袋（10g）	13	0.1	0.0	21	2	0.6
⑩シューマイ１個（28g）	60	2.6	3.1	53	27	0.4
⑪ひじきの五目煮 20g	34	1.1	1.8	168	20	0.5
⑫大根の甘酢漬け９g	17	0.5	0.0	9	6	0.3
合計	948	31.2	30.3	868	417	5.8

食事療法に役立つ調味料 & 食品ガイド

本書の食事療法メソッドで使用した食品を中心にご紹介します。同じ用途でも、各社それぞれ開発に工夫をこらしているため多様な商品があります。減塩調味料などは一般向けに市販されているものもあります。医師や管理栄養士に相談しながら、自分が使いやすいものを選んでください。

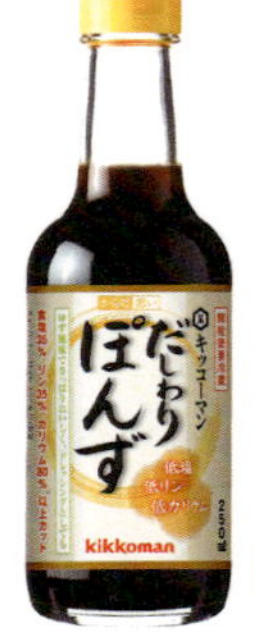

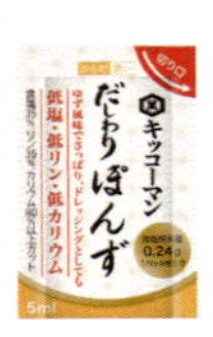

からだ想い だしわりぽんず

キッコーマン

100g中の食塩相当量4.4gと普通製品より35%以上低減。リンは35%以上、カリウムは80%以上低減

酸味とゆずの香りでさっぱりとおいしい。

1袋（5mL）中の食塩相当量0.24g、タンパク質0.1g

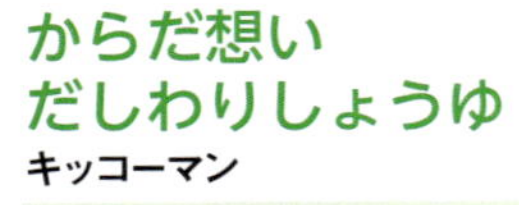

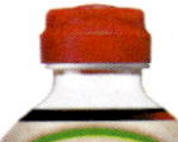

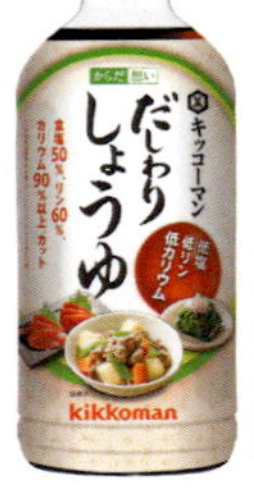

からだ想い だしわりしょうゆ

キッコーマン

100g中の食塩相当量5.9gと普通製品より50%以上カット。カリウムは90%以上、リンは60%以上カット

天然だしのうまみをきかせて、うす味のもの足りなさを補っている。2019年2月のリニューアルで従来製品よりさらに低塩分に。

1袋（3mL）中の食塩相当量0.19g、タンパク質0.1g

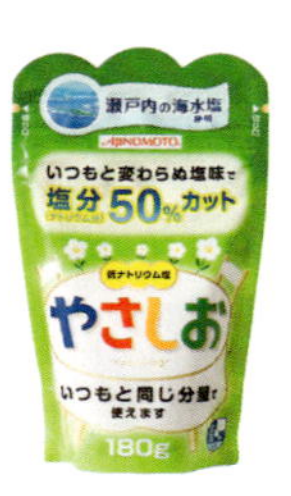

やさしお

味の素

100g中食塩相当量46g、カリウム27.6g

塩化ナトリウムの一部を塩化カリウムにおきかえた製品。塩分は食塩の約半分。

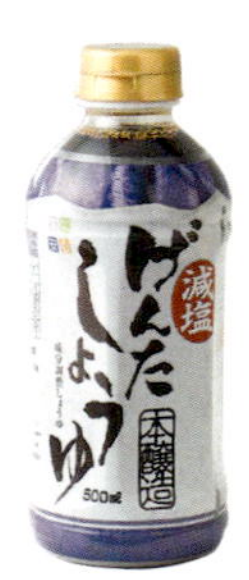

減塩げんたしょうゆ

キッセイ薬品工業

100g中の食塩相当量6.8g。タンパク質も普通製品の1/2以下。カリウムは1/14以下、リンは1/4以下

だしを加えることなく、本醸造しょうゆだけで減塩を実現した製品。

減塩調味料

計算しやすいよう、塩分は普通の製品の約半分に減らしている製品が少なくありません。タンパク質、リン、カリウムもカットしている製品もある一方で、カリウムが普通の製品より多くなっているものもあります。

塩分（ナトリウム）を減らすために塩化カリウムを使用しており、カリウム量が通常製品をかなり上回る製品があります。カリウム制限がある場合は医師と相談のうえ使用してください。

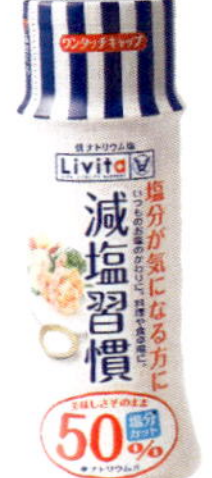

減塩習慣

大正製薬

100g中の食塩相当量48g、カリウム26.2g

海水塩の半分を塩化カリウムにおきかえて塩分を50%カットした食用塩。塩分は食塩の約半分。

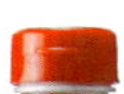

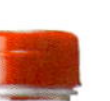

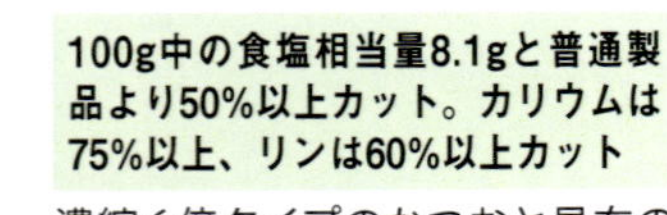

からだ想い だしわりつゆの素

キッコーマン

100g中の食塩相当量8.1gと普通製品より50%以上カット。カリウムは75%以上、リンは60%以上カット

濃縮6倍タイプのかつおと昆布の合わせだし。つゆやだしの素としてうすめて幅広く使える。

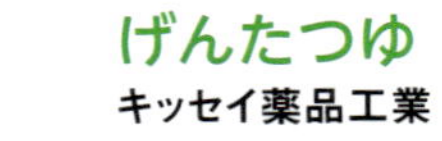

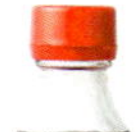

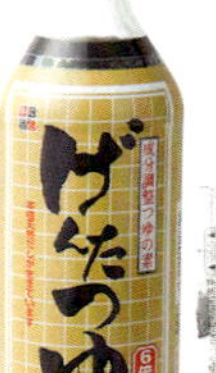

げんたつゆ

キッセイ薬品工業

100g中の食塩相当量9.0g、カリウムは186mg、リンは90mg

天然かつおだしがきいたつゆのもと。濃縮6倍タイプ。

1袋（5mL）中の食塩相当量0.5g、タンパク質0.3g、カリウム10.6mg

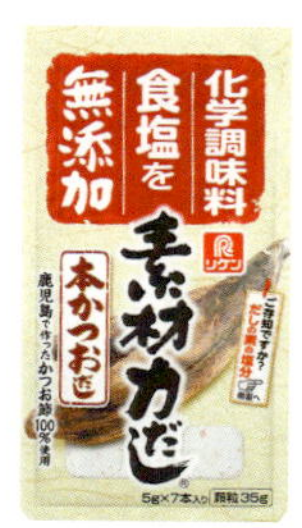

素材力だし® 本かつおだし

理研ビタミン

1袋（5g）中の食塩相当量は0.235g

鹿児島で作ったかつお節を100％使用した、化学調味料、食塩無添加の和風だしの素。同シリーズに、いりこだし、こんぶだしもある。

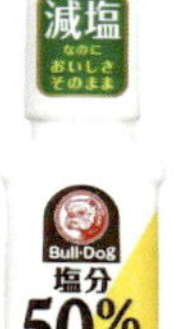

塩分50％カット ウスターソース

ブルドックソース

大さじ1中の食塩相当量0.6g、タンパク質0.1g。中濃ソースもあり、同食塩相当量0.4g、タンパク質0.2g

塩分は自社ウスターソースに比べ50％カット。食品添加物（着色料・増粘剤・化学調味料・甘味料）は加えていない。

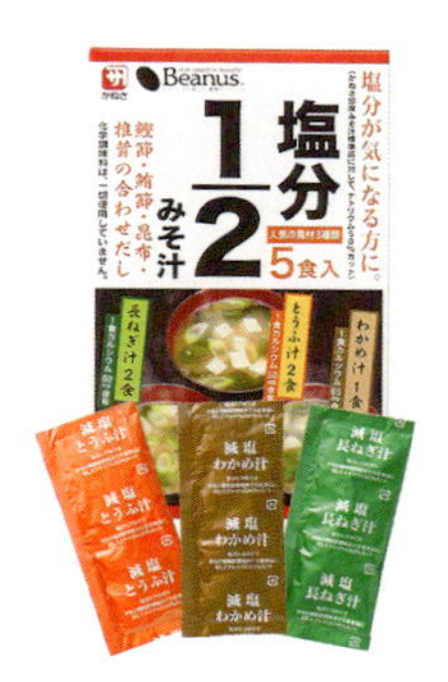

塩分1/2みそ汁

かねさ

3種類各1食当たり27kcal、タンパク質1.7g、リン30mgは共通。食塩相当量はわかめ0.8g、他2種は0.7g

減塩みそに合わせだし（かつお節、まぐろ節、こんぶ、しいたけ）を調合した即席みそ汁。とうふ、わかめ、長ねぎの3種類がある。

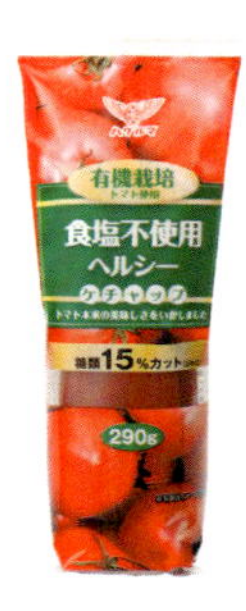

有機栽培トマト使用 ヘルシーケチャップ

ハグルマ

食塩相当量は0g。大さじ1中のタンパク質0.4g、カリウムは103mg

食塩、着色料、保存料無添加。

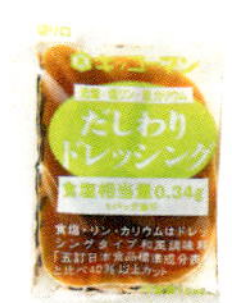

だしわりドレッシング

日清オイリオグループ

1袋10mL中、食塩相当量0.34gと、普通製品の1/2。カリウムも1/4の3mg

同メーカーの「だしわりしょうゆ」をベースにした和風ドレッシング。1食分の小袋のみの販売。

コンソメ 塩分ひかえめ

味の素

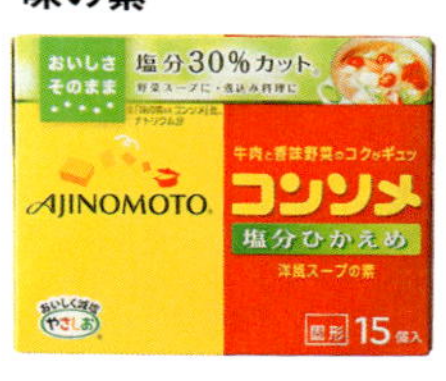

1個（5.3g）中の食塩相当量1.4gと普通製品（同2.4g）の約1/2。タンパク質は普通製品並み。カリウムは360mgとやや多め

一般に洋風だしのもとは塩分が多めなので、重宝な製品。玉ねぎやセロリ、にんじん、ローリエなどと合わせて使うとより効果的。

丸鶏がらスープ 塩分ひかえめ

味の素

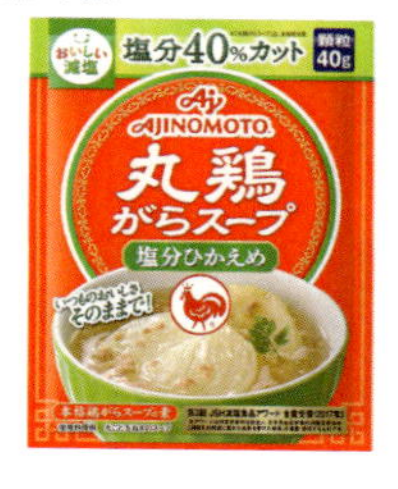

スプーン1杯（2.5g）分6.4kcal、タンパク質0.35g、カリウム157mg、食塩相当量0.67g

一般向けの同名商品のおいしさをそのままに塩分を40％カットしたスープの素。日本高血圧学会減塩委員会の減塩食品リストに掲載された。スープに限らず、いため物などにも幅広く使える。

タケヤ減塩みそ

竹屋

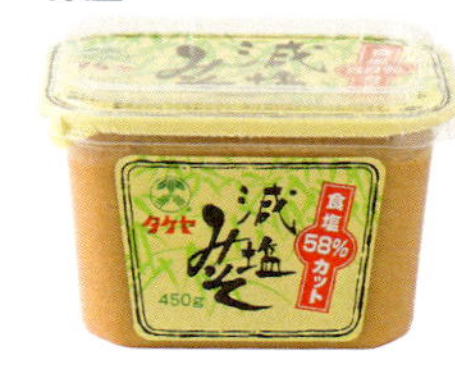

100g中の食塩相当量5.2gと普通製品の1/2以下。タンパク質12.3g、カリウム442mgは普通製品並み

上質の白目大豆を原料に、自家培養酵母で製造。信州みそとしての大豆や米（こうじ）の配合を変えずに減塩した製品。

ジャネフノンオイルドレッシング

キユーピー

油脂を加えずに、だしやスパイスをきかせて塩分も普通製品の50％以下に抑えた製品。8種類の味があり、10mL容量の分包のほか、200mL容量と1L容量のボトルもある。

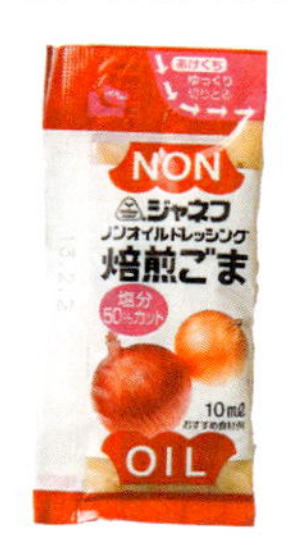

ノンオイルドレッシング
焙煎ごま

10mL当たり5kcal、タンパク質0.2g、食塩相当量0.4g

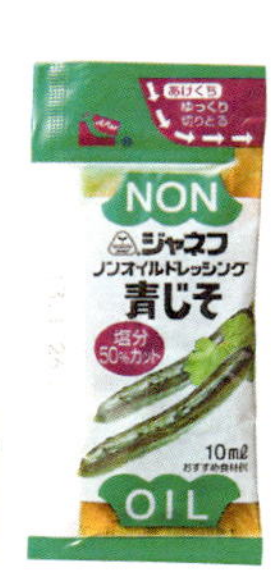

ノンオイル
ドレッシング
青じそ

10mL当たり4kcal、タンパク質0.3g、食塩相当量0.4g

※カリウム、リンはいずれも未測定。

主食やおかずになる低タンパク質食品

主食になる穀物は、毎日、適量を飽きずに食べることができるのが重要な条件です。おいしいだけでなく、TPOに応じて手軽に食べられたり、味のバリエーションを楽しめる製品を紹介します。

1/25越後ごはん 木徳神糧

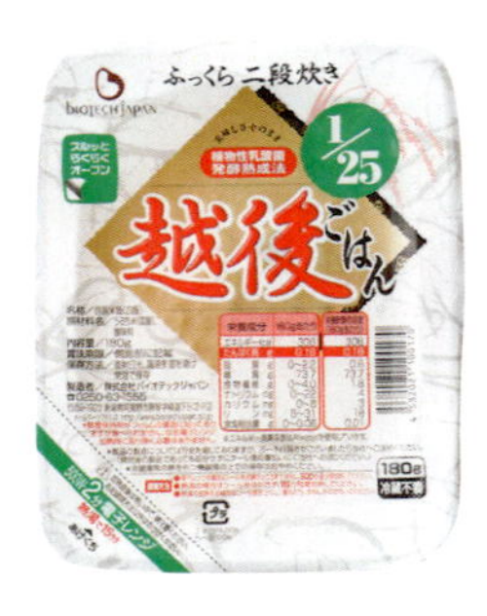

1パック(180g)当たり306kcal、タンパク質0.18g、カリウム3mg、リン18mg

植物性乳酸菌発酵熟成法によってタンパク質をカットした米を、二段炊きという独特の製法で炊いたレトルト製品。タンパク質1/20、1/12.5、1/5製品、少量サイズもある。

越後のおにぎり かつおだし

木徳神糧

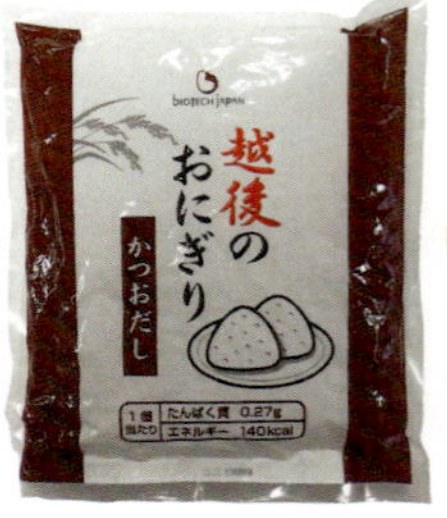

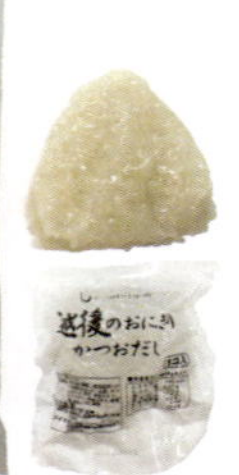

1個(90g)当たり140kcal、タンパク質0.27g、カリウム3mg、リン14mg、食塩相当量0.2g

1/25越後ごはんと同じく、植物性乳酸菌発酵熟成法によってタンパク質をカットした米を使い、かつおだしのうまみと風味を加えたレトルトおにぎり。常温で保存できるので便利。

グンプンの力餅

グンプン

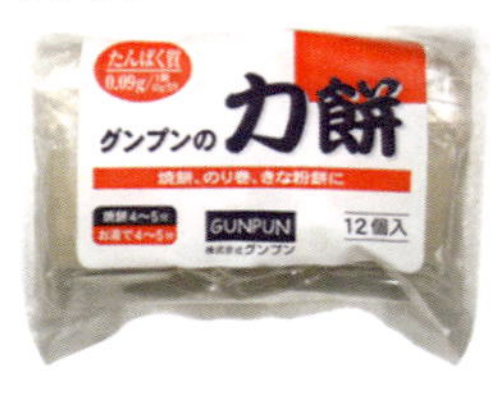

1個(90g)当たり90kcal、タンパク質0.2g、カリウム2mg、リン6mg

従来のでんぷんもちに比べて、でんぷんのにおいが少なく、もち米の香りがほんのりとして、普通のもちに近い味が楽しめる。

まろやか食パン タカキベーカリー

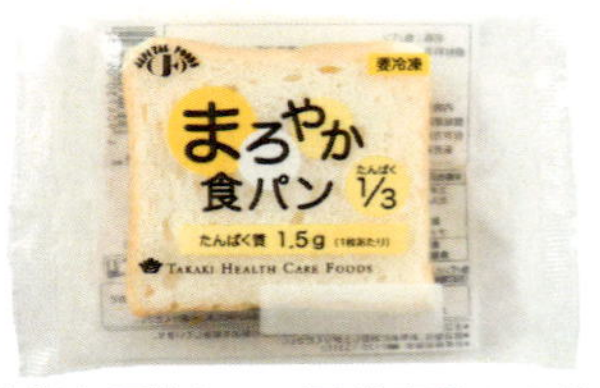

1枚(約50g)当たり162kcal、タンパク質1.5g、カリウム19mg、リン23mg、食塩相当量0.2g

ベーカリーならではの技術を駆使して、通常商品の3分の1のタンパク質に抑えながらも小麦粉のおいしさを損なわない味を実現した冷凍パン。解凍しただけでもふんわりやわらかく、トーストするとサクッと軽い食感。食物繊維が1枚当たり2.8gと豊富。

1/25越後米粒タイプ 木徳神糧

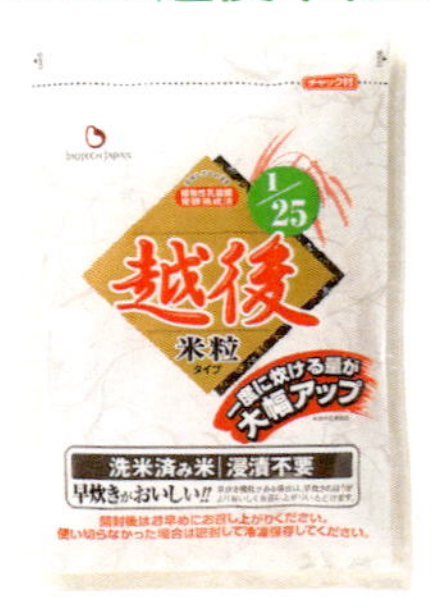

100g当たり303kcal、タンパク質0.2g、カリウム0〜8.4mg、リン4.7〜30.9mg

家庭用炊飯器でとがずに炊ける低タンパク質の無洗米。炊き込みご飯が楽しめる。早炊き機能で炊くとよりおいしい。開封後は冷凍庫で保管する必要がある。

越後の食パン バイオテックジャパン

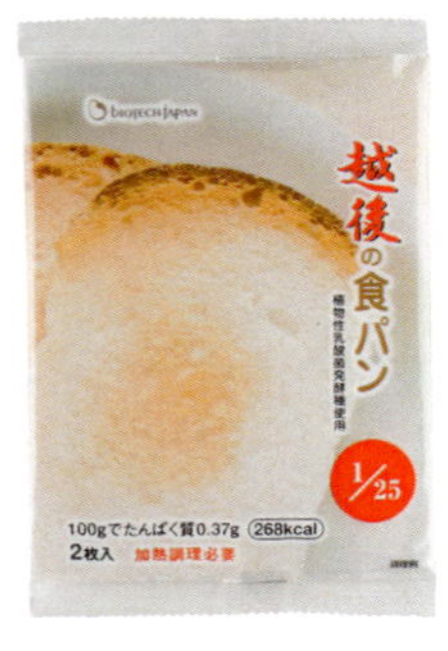

2枚(100g)当たりタンパク質0.4gと、普通の食パンの約1/20。食塩相当量は0.7gと約1/2

1/25越後ごはんと同じ植物性乳酸菌によるタンパク質調整米を主原料とした米粉パン。常温保存で賞味期限25日。

レナケアー ふんわり食パン

日清オイリオグループ

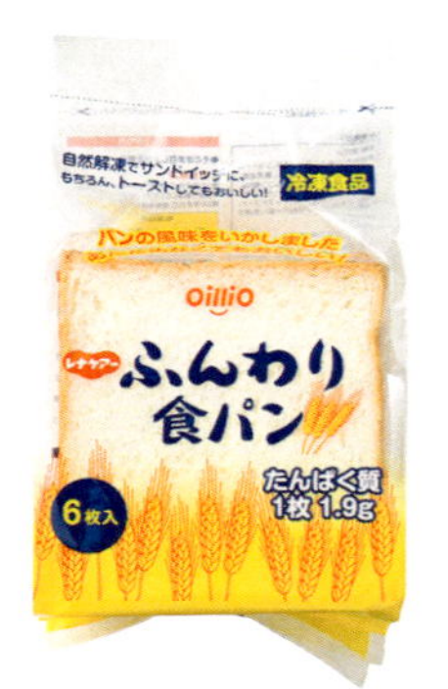

1枚(50g)当たり171kcal、タンパク質1.9gと普通製品の半分以下。食塩相当量0.24gをはじめカリウム、リンも大幅カット

冷凍製品。自然解凍で、あたためなくてもやわらかい食感が楽しめる。

ジンゾウ先生のでんぷんパンミックス

オトコーポレーション

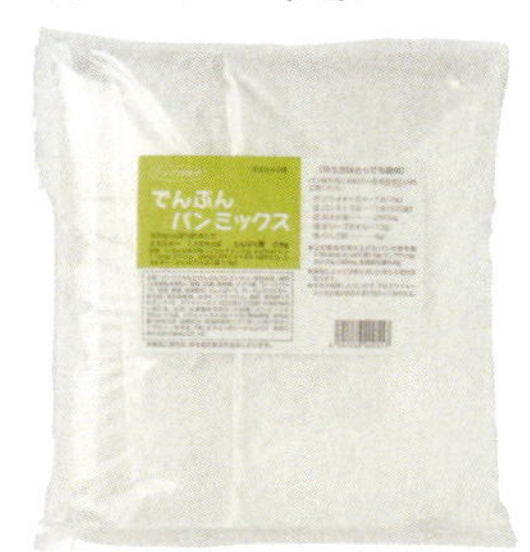

**320g当たり1197kcal、
タンパク質0.6g、
カリウム38mg、
リン118mg、
食塩相当量2.35g**

家庭用ホームベーカリーでパンが焼ける。1袋が食パン1斤分。ドライイースト付きで、りんご酢を加えて生地をつくるのが独特。電子レンジで蒸しパン、オーブンでマフィン、ピザパンなどもできる。

ジンゾウ先生のでんぷん薄力粉

オトコーポレーション

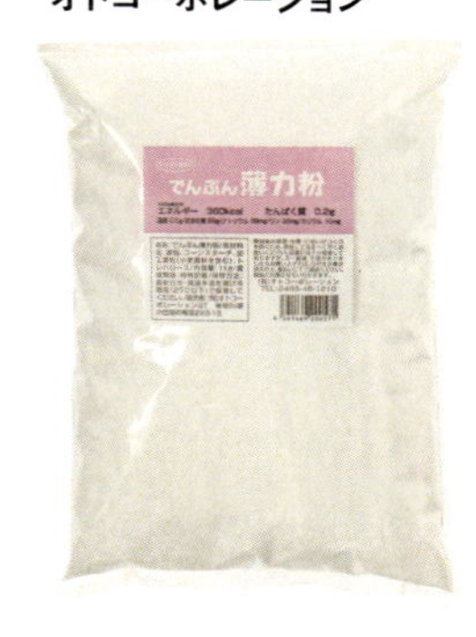

**100g当たり360kcal、
タンパク質0.2g、
カリウム10mg、
リン32mg、
食塩相当量0.2g**

天ぷら、お好み焼き、パンやクッキーなど、普通の薄力粉と同じように使える。

ごはんの友

薄塩のおかずではごはんが食べにくいという場合に活躍するのが、ごはんの友です。塩分に頼らずに、香りや芳ばしさ、酸味、うまみが食欲を後押ししてくれます。

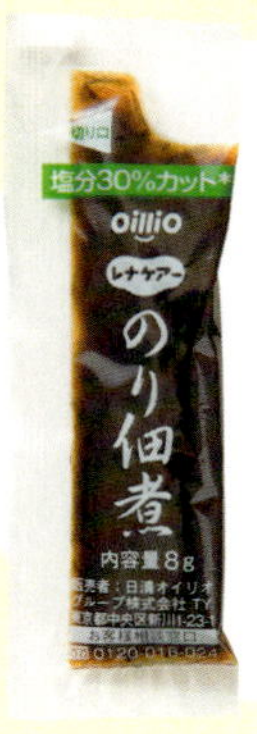

レナケアーのり佃煮

日清オイリオグループ

1袋(8g)中の食塩相当量は0.3gと普通製品の30%以上低減、カリウムは70%以上低減

青のりを使用した本格派タイプ。シリーズに「ねり梅」「かつお削りみそ」もある。

カルシウムふりかけ

ヘルシーフード

**1袋(2.5～3g)当たり8～12kcal、
タンパク質0.2～0.9g、
カリウム7～19mg、リン6～19mg、
食塩相当量0.1～0.3g**

普通製品よりタンパク質、塩分は若干少ない程度だが、カルシウムはいずれも150mgと豊富。数種類そろえておくと、飽きずに楽しめる。

減塩うめびしお

三島食品

**1袋(6g)当たり4.6kcal、
タンパク質0.06g、
カリウム7.7mg、リン1.2mg、
食塩相当量0.34g**

普通製品に比べて塩分は20%減。梅肉にりんごを加えて食物繊維を強化しており、1袋当たり食物繊維0.6g。

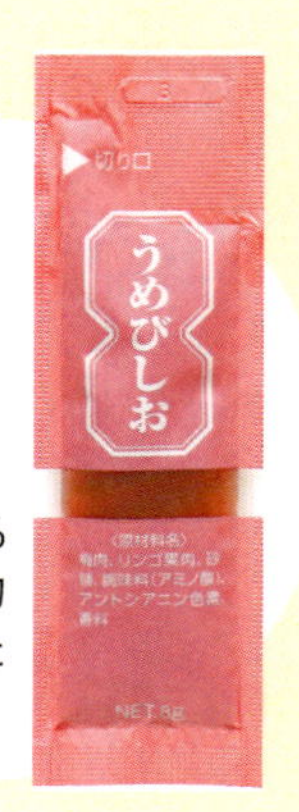

ジャネフ 減塩梅酢漬け 紀州完熟梅ぼし

キユーピー

**1個(平均9g)中の
食塩相当量0.5g**

独自配合の梅酢に完熟梅を漬けた製品。塩分は普通製品の約30%。

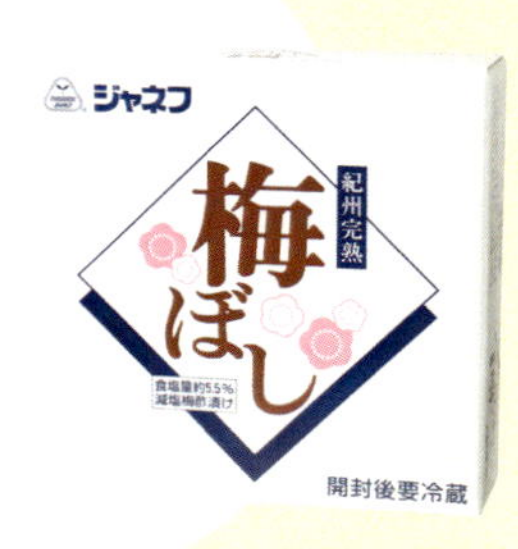

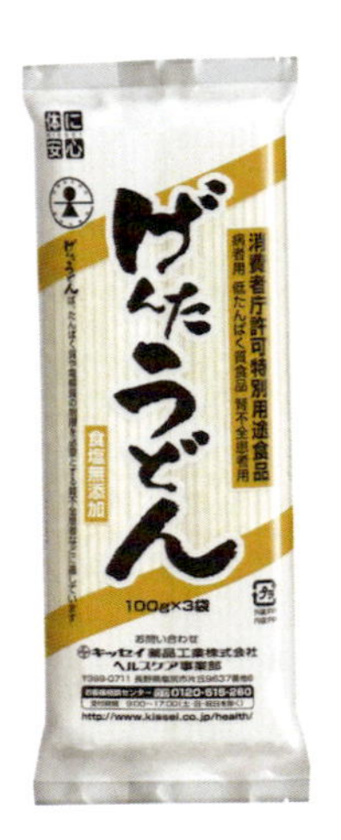

げんたうどん

キッセイ薬品工業

乾めん100g中タンパク質1.9gと普通製品の約1/5。食塩相当量は0.1g、カリウムは約1/4

原料にでんぷんや小麦粉、植物油を使い、塩を使わずにコシを出した製品。げんたシリーズは冷凍めんや即席めんも発売されている。

げんたそば

キッセイ薬品工業

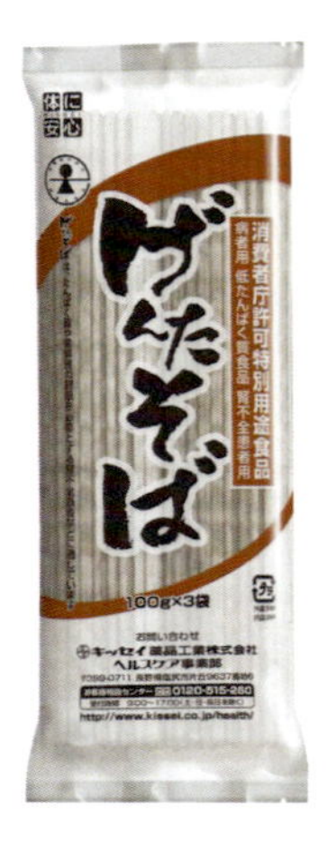

乾めん100g中タンパク質は2.9gと普通製品の約1/5。食塩相当量は0g。カリウムは約1/3

原料はでんぷん、そば粉、小麦粉。ゆでると約2倍の重量になり、タンパク質は1.8g、カリウムは12.4mgと、ゆで汁にとけ出る分だけ少なくなる。

即席げんたらーめん しょうゆ味（スープ付き）

キッセイ薬品工業

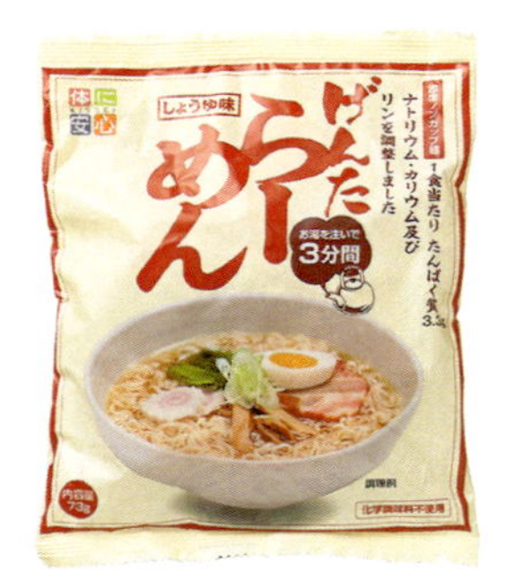

しょうゆ味

1個（73g）当たり341 kcal、タンパク質3.3g、カリウム77.6mg、リン49.5mg、食塩相当量3.5g

器に移して熱湯を注いで食べるタイプ。タンパク質、塩分はもちろん、カリウム、リンの調整にも留意した製品。姉妹品に「みそとんこつ味」「やきそば」もある。

アプロテンたんぱく調整マカロニタイプ

ハインツ日本

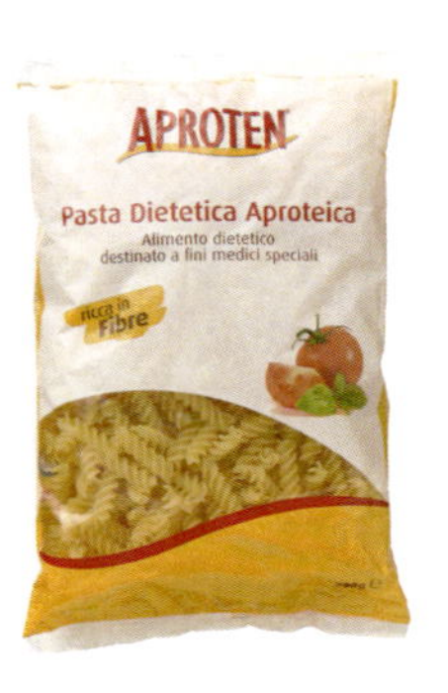

100g当たり364 kcal、タンパク質0.4g、カリウム13mg、食塩相当量0g

小麦粉を使わず、コーンスターチなどのでんぷんを主原料に作られたイタリアの製品。スパゲティタイプと中華めんタイプもある。

ジンゾウ先生のでんぷんノンフライ麺

オトコーポレーション

1袋（85g）当たり305 kcal、タンパク質0.3g、カリウム18mg、リン56mg、食塩相当量0.1g

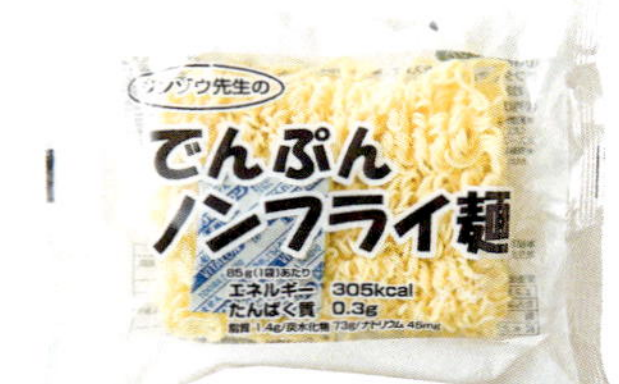

でんぷんを主原料に作られた即席中華めん。さっとゆでるだけで食べられる。スープはついていない。ラーメンや冷やし中華に。ソースのついた焼きそばも発売されている。

レナケアー しょうゆラーメン

日清オイリオグループ

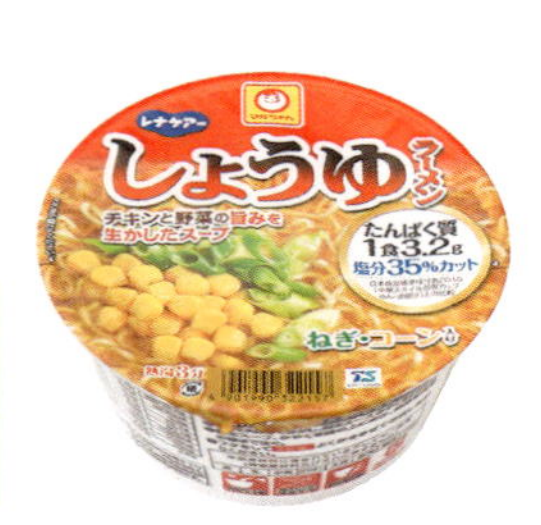

1個（72.7g）当たり327 kcal、タンパク質3.2g、カリウム109mg、リン70mg、食塩相当量2.6g

コシの強いめんに、ねぎとコーンのかやくをプラス。チキンと野菜のうまみを生かしたスープで、塩分は普通製品に比べて35%カット。タンパク質は半分以下。姉妹品に豚骨スープ味もある。

レナケアー かやくうどん

日清オイリオグループ

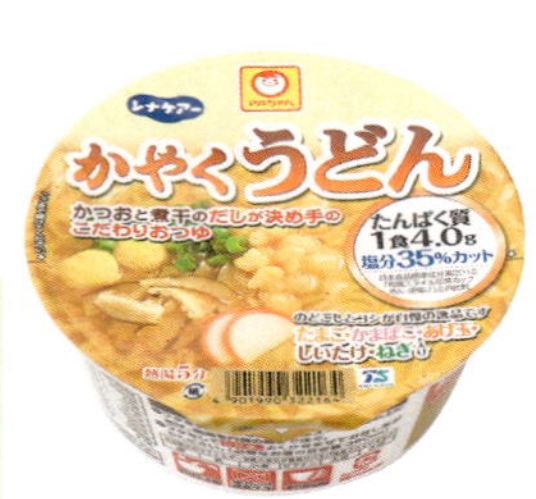

1個（75.9g）当たり342 kcal、タンパク質4.0g、カリウム88mg、リン108mg、食塩相当量2.7g

熱湯を注ぐだけで食べられるカップめん。コシの強いめんに卵、かまぼこ、揚げ玉のかやくをプラス。かつおと煮干しのだしをきかせ、普通製品に比べて塩分は35%カット。タンパク質も半分以下。

ジャネフ プロチョイス　八宝菜

キユーピー

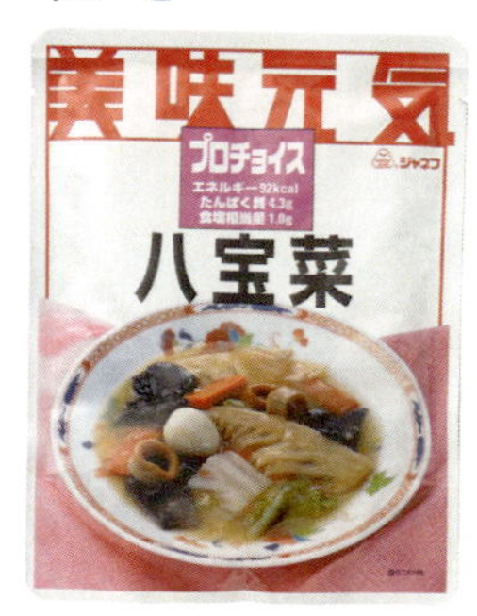

1袋(140g)当たり92 kcal、タンパク質4.3g、カリウム122mg、リン73mg、食塩相当量1g

常温保存のレトルト食品だが、具材を大きくしてあるため、電子レンジ加熱には適さない。それだけ野菜の歯ごたえが楽しめて食物繊維が豊富。

大人むけたんぱく調整パスタソース パスタソース イベリコ豚のミートソース

ハインツ日本

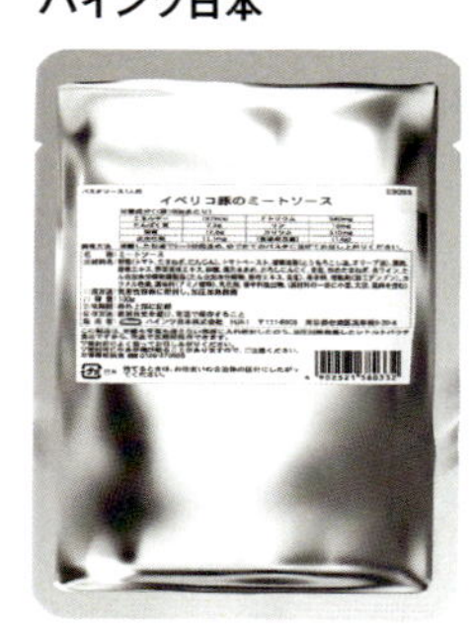

1袋(100g)当たり167 kcal、タンパク質2.3g、カリウム310mg、リン16mg、食塩相当量1.4g

洋風クッキングソースの老舗メーカーが提供する低タンパク、塩分控えめのパスタソース。同シリーズには他に、「イセエビのクリームソース」「アンチョビと黒オリーブのトマトソース」などがある。ゆで野菜に添えてもおいしい。

ジャネフ プロチョイス ビーフカレー

キユーピー

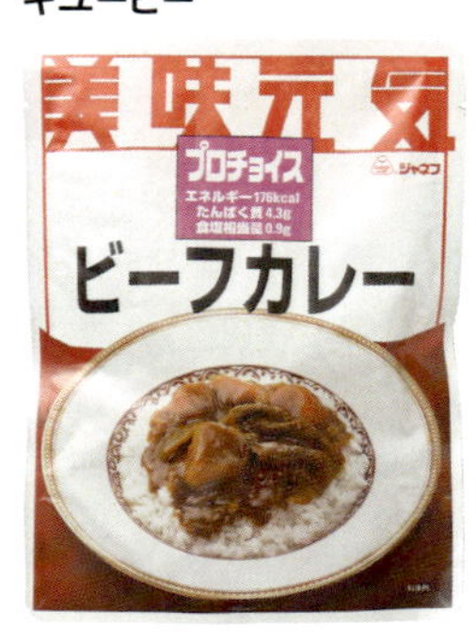

1袋(155g)当た176 kcal、タンパク質4.3g、カリウム316mg、リン77mg、食塩相当量0.9g

タンパク調整米をおいしく食べるには絶好のカレーを、タンパク質、カリウム、リン、塩分とも調整した製品。他に「クリームシチュー」「ビーフシチュー」もある。

ゆめレトルト　筑前煮　キッセイ薬品工業

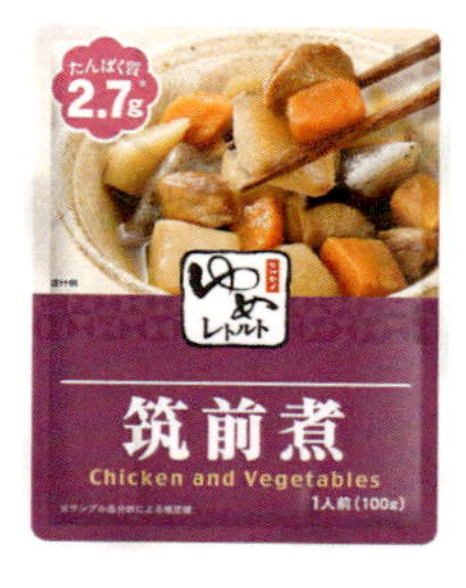

1袋(100g)当たり89 kcal、タンパク質2.7g、カリウム70mg、リン26mg、食塩相当量0.6g

鶏肉、野菜、こんにゃくの煮物。同シリーズの和風味の「ひじき煮」「切り昆布煮」「ぜんまい煮」はタンパク質2.2〜3.4g、塩分はいずれも0.5g。

ピーエルシー　肉じゃが　ホリカフーズ

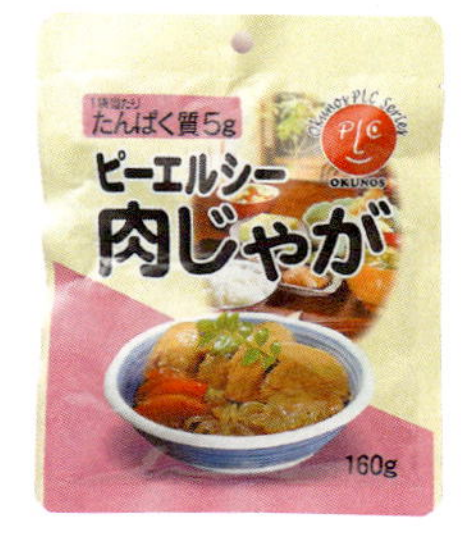

1袋(160g)当たり164 kcal、タンパク質5g、カリウム74mg、リン35mg、食塩相当量1.3g

タンパク質、カリウム、リン、塩分を調整したおそうざいを1食分ずつパックしたレトルト製品。温めるだけで食べられ、常温で保存できるので、携帯食としても重宝。

ピーエルシー　麻婆春雨　ホリカフーズ

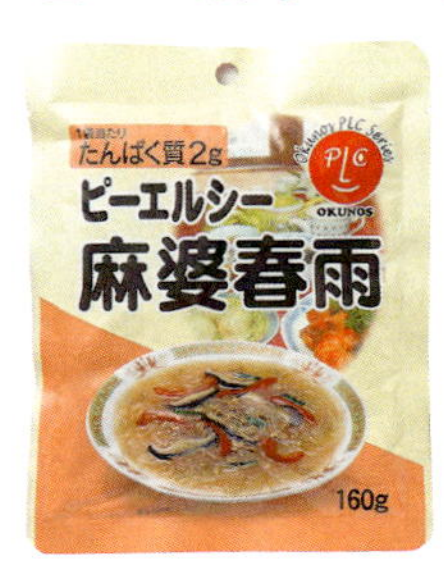

1袋(160g)当たり111 kcal、タンパク質2g、カリウム54mg、リン26mg、食塩相当量0.9g

中華風そうざいのひとつ。他に、「酢豚」、「チンジャオロース」、「野菜と豚肉のあんかけ」がある。

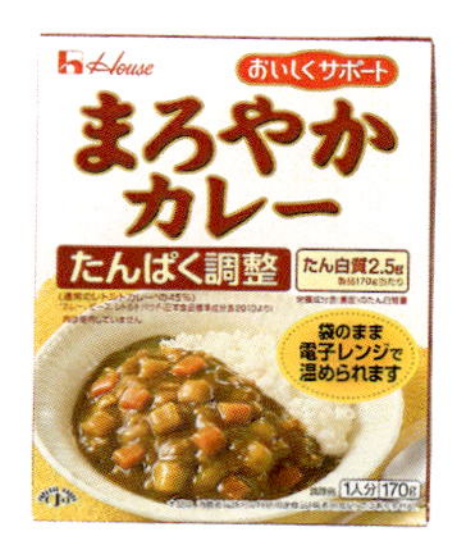

おいしくサポート まろやかカレー (たんぱく調整)

ハウス食品

1袋(170g)当たり245 kcal、タンパク質2.5g、カリウム290mg、リン63mg、食塩相当量0.76g

電子レンジで袋のまま温められるので、お弁当に携帯することもできる。タンパク質は通常レトルトカレーの45%(日本食品標準成分表2010)。姉妹品に「まろやかハヤシ」「まろやかシチュー」がある。

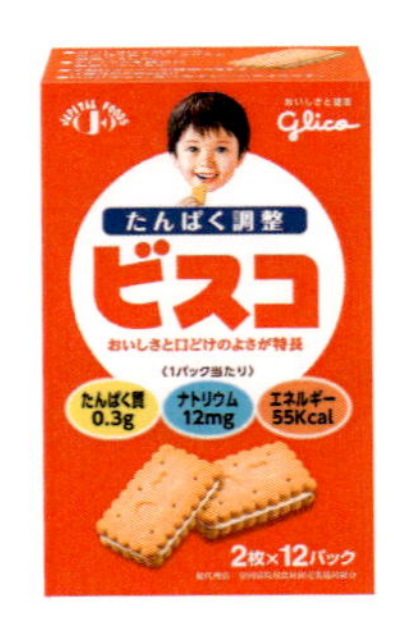

たんぱく調整ビスコ

アイクレオ

1パック（標準10.9g）当たり55 kcal、タンパク質0.3g、食塩相当量0.03g

「ビスコ坊や」でおなじみの「ビスコ」のタンパク質を約60%カットし、ナトリウム、カリウム、リンを低めに調整。口どけがよく食べやすい。大人の味わい「ビスコ抹茶」もある。

丸型ニューマクトンビスキー

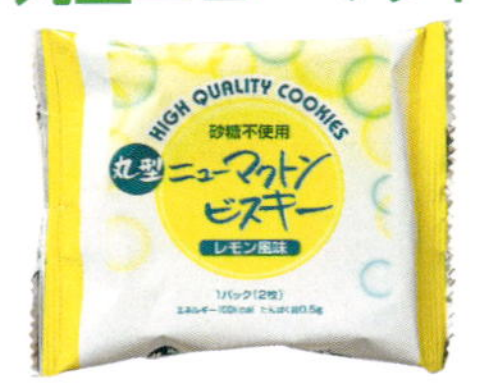

キッセイ薬品工業

1パック（18.6g）当たり100 kcalあるが、タンパク質は0.5g、食塩相当量は微量。カリウムも11～12mgにすぎない

消化・吸収にすぐれ、すみやかにエネルギーに変わる中鎖脂肪酸（MCT）を使用。高エネルギーでも口当たりが軽い。写真のレモン風味など、5種類の味がある。

越後のラスク ガーリック

バイオテックジャパン

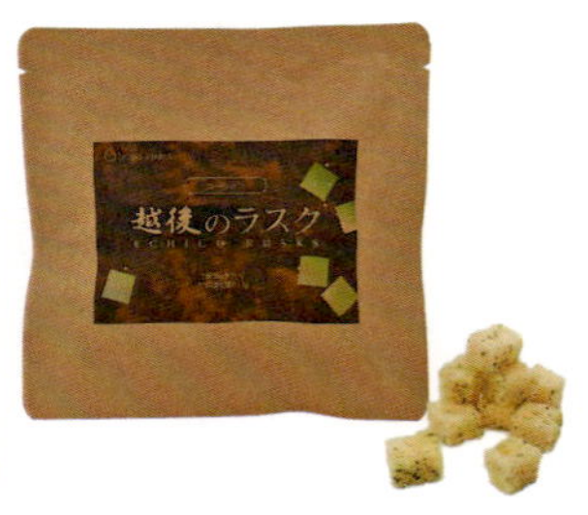

1袋（30g）当たり173 kcal、タンパク質0.2g、カリウム8mg、リン3mg、食塩相当量0.2g

タンパク質を調整した米粉を原料とした製品。普通製品に比べてタンパク質は10分の1以下。「ガーリック」は塩味ベース。甘い「メープルシュガー」もある。

マービーカップデザート 水ようかん

H&Bライフサイエンス

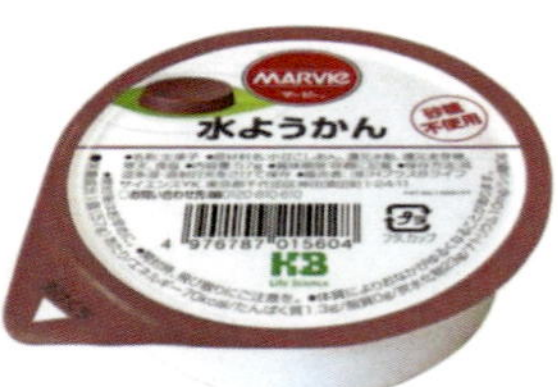

1個（57g）当たり70 kcal、タンパク質1.3g、カリウム、リン未測定、食塩相当量0g

砂糖を使わずに還元麦芽糖（マービー）で甘みをつけているので、血糖値やインスリン分泌への影響がない。タンパク質も同類商品のなかでは少なく、エネルギー補給に重宝な製品。

おやつ&デザート

タンパク質やカリウムの制限の範囲内ではとりきれないエネルギーやカルシウムを補うための食品です。おやつやデザート、嗜好飲料に活用します。

やわらかサブレ カルシウム入り ミルク味

ヘルシーフード

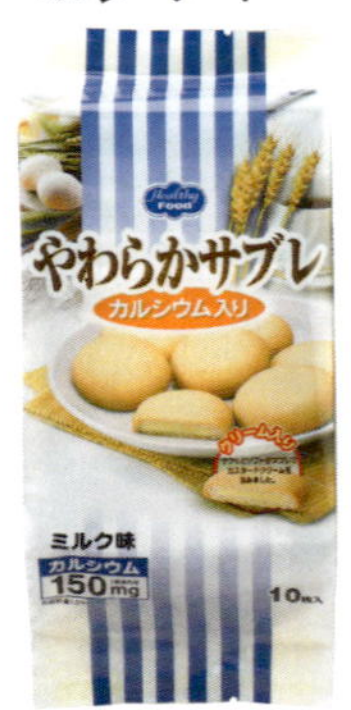

1枚（18g）当たり92 kcal、タンパク質0.8g、カルシウム150mg、カリウム14mg、リン13mg、食塩相当量0.07g

サクッとソフトなサブレでカスタードクリームを包んだ商品。ミルク味のほか、ココア味、いちご味があり、いずれもカルシウムと食塩相当量は同じ。タンパク質、カリウム、リンの含有量はミルク味が最も少ない。

たんぱく調整チョコレート

アイクレオ

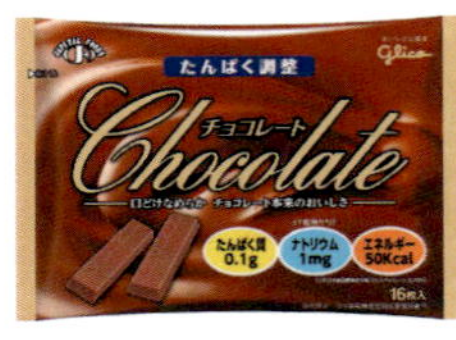

1枚（8.5g）当たり50 kcal、タンパク質0.1g、カリウム8mg、リン5mg、食塩相当量0g

チョコレート本来の味わいやなめらかな口どけにこだわりながらも、タンパク質は約77%カット（日本食品標準成分表2015、ミルクチョコレート比）。ナトリウム、カリウム、リンも調整。

ゆめせんべい キッセイ薬品工業

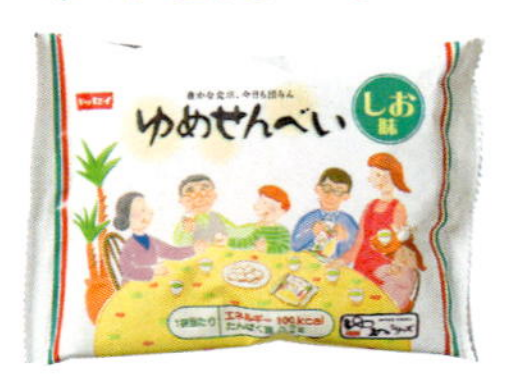

1袋（20g）当たり100kcalあるが、タンパク質は0.2g、食塩相当量は0.05gと、いずれも普通製品の約1/8

一口サイズの米せんべい。さくっと軽い食感で食べやすく、エネルギーが手軽に補充できる。

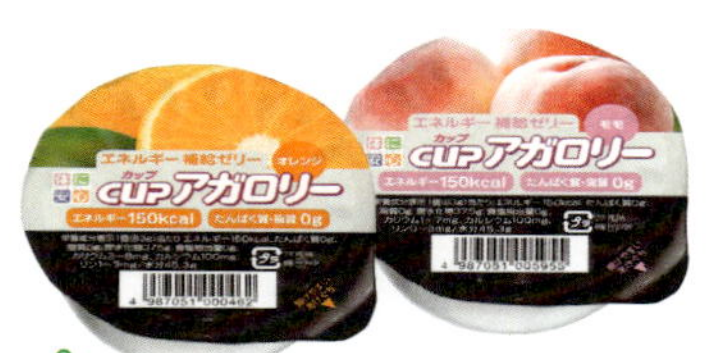

カップアガロリー

キッセイ薬品工業

1個当たり150 kcal、カルシウム100mg、タンパク質、食塩相当量とも0g

常温で保存でき、冷やしてもよい。カルシウムが補給できるほか、ビフィズス菌を増やすオリゴ糖入り。8種類のフルーツ味があり、成分値はほぼ同じ。ただ、カリウムは1個当たり3～5mgだが、ストロベリーは11mg。

毎日ビテツ フルーツミックス

江崎グリコ

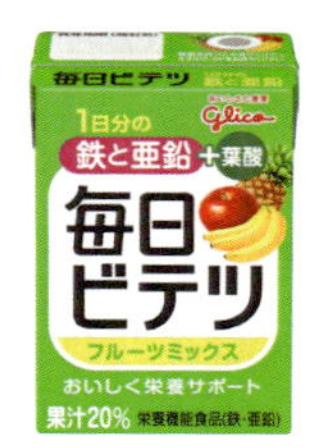

1個（100mL）当たり37 kcal、タンパク質0g、鉄7.5mg、亜鉛10.0mg、カルシウム200mg、食塩相当量0.01g

妊娠中の鉄、亜鉛、カルシウムなどミネラルを補給することを目的に開発された商品。姉妹商品の「オレンジ」「キャロット＆アップル」とも、鉄、亜鉛、カルシウムの含有量は同量。いずれもタンパク質は0g。食物繊維2g、ビタミンC100mgも3商品とも共通。

エネプリン 日清オイリオグループ

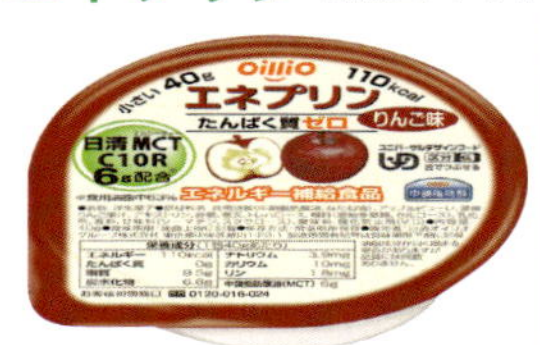

1個（40g）当たり110 kcal、タンパク質0g、食塩相当量0.01g、カリウムは15mg（ぶどう味）～35mg（みかん味）。

エネルギーになりやすい独自のMCT（中鎖脂肪酸油）を6g配合したプリン。少量で高エネルギーを補給でき、舌でつぶせるやわらかさ。いちご、マンゴー、みかん、ぶどう、パイン、りんご（写真）、かぼちゃ味の7種類がそろっている。

粉飴 Hプラスbライフサイエンス

1袋（13g）当たり50 kcal、タンパク質、脂質はいずれも0g、ナトリウム、カリウム、リンはほとんど含まれていない

でんぷんを分解して粉末化したマルトデキストリンが主成分。甘みは砂糖の1/8。したがって、最大限、砂糖の8倍の量を摂取できる。ダマになりにくい顆粒タイプ。

アガロリー 100 キッセイ薬品工業

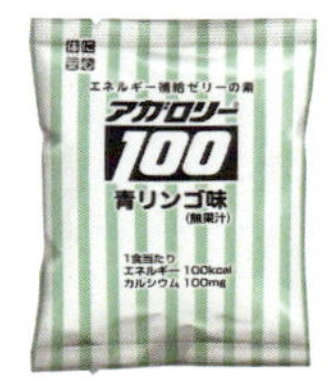

1食当たり100 kcal、カルシウム100mg、カリウム2mg、タンパク質、食塩相当量はともに0g

粉末を熱湯にとかして冷やし固めるゼリーのもと。6種類の味があり、成分値は同じ。果物缶詰めや炭酸水を加えるなど、ひと手間加えて変化が楽しめる。

やさしくラクケア クリーミープリン カスタード風味

ハウス食品

1個（63g）当たり150 kcal、タンパク質0g、カリウム7.1mg、リン9.8mg、食塩相当量0g

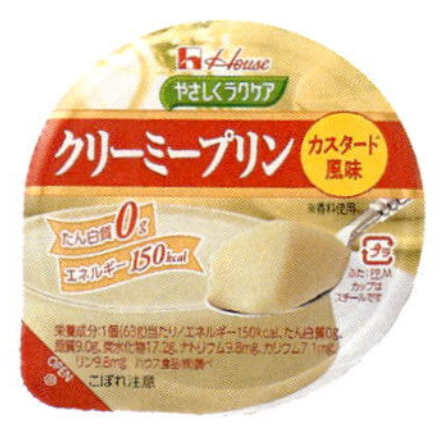

卵と牛乳を使用したようなコクが楽しめるカスタード風味のプリン。小容量ながらエネルギーはしっかりとることができてタンパク質は0g。姉妹品に「チーズケーキ風味」がある。

元気ジンジン ヘルシーフード

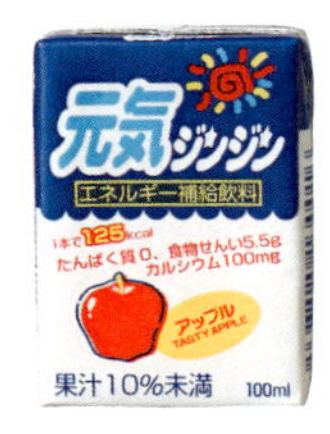

1パック（100mL）当たり125 kcal、食物繊維5.5g、タンパク質、食塩相当量とも0g

アップル、レモンはカルシウム100mg。果汁100%ジュースに比べてエネルギー量は約3倍、カリウムは約1/2。コーヒー味はカルシウムはゼロ、カリウムが比較的多い。

製品の問い合わせ先

●アイクレオ	0120-964-369	●キユーピー	0120-14-1122	●ブルドックソース	☎03－3668-6811
●味の素	0120-68-8181	●大正製薬	☎03-3985-1800	●ヘルシーフード	☎042-581-1191
●Hプラスbライフサイエンス	0120-810-610	●竹屋	☎0266-52-4000	●ホリカフーズ	☎025-794-5536
●オトコーポレーション	☎0465-46-1210	●日清オイリオグループ	0120-016-024	●三島食品	☎082-245-3211
●かねさ	☎0172-62-0022	●ハインツ日本	0120-370-655	●明治	0120-201-369
●キッコーマン	0120-601-431	●ハウス食品	☎050-3786-1231	●療食サービス	☎028－661-0131
●キッセイ薬品工業	0120-515-260	●バイオテックジャパン	☎0250-63-1555	●レシピ計画	☎025-278-2026
●木徳神糧	0120-885-811	●ハグルマ	☎0736-66-3388	●理研ビタミン	0120-831-009

商品の内容は2019年5月現在のものです。リニューアルで内容が変わる、または終売になることがあります。

料理索引と栄養価

栄養価は1人分です。ページ数は材料の分量を掲載しているページです。献立全体の栄養価に過不足がないように組み合わせれば、主食メニュー、主菜、副菜などのグループの中で料理を交換することができます。

●CKDステージG3・4・5の治療食

50 タンパク質の指示量1日50gの場合
40 タンパク質の指示量1日40gの場合
30 タンパク質の指示量1日30gの場合
50 50 で主食に普通食品を使う場合

※無表示は 50 40 30 50 に共通メニュー。

●CKDステージG1・2の治療食

18 1日の摂取エネルギーの適正量が1800kcalの場合
16 1日の摂取エネルギーの適正量が1600kcalの場合
14 1日の摂取エネルギーの適正量が1400kcalの場合

●透析療法期の食事

HD 血液透析の場合　PD 腹膜透析の場合

分類	エネルギー量(Kcal)	タンパク質(g)	カリウム(mg)	リン(mg)	塩分(g)
握りずし（市販品　7個）(P151)					
50 50 40	366	21.4	381	286	2.2
鉄火巻き（市販品　8個）(P151)					
30	272	15.8	255	184	1.1
きゅうり巻き（市販品　4個）(P151)					
30	118	2.1	87	34	0.5
鶏肉と小松菜のお雑煮 (P124)					
50	317	15.6	347	187	0.9
50 40	262	11.8	285	121	0.9
30	263	6.8	231	85	0.9
● 主食　パン・めん					
ロールパン2種（いちごジャム）(P107)					
18 16	277	7.6	128	76	0.9
バターロール（バター、いちごジャム）(P164)					
HD	335	7.7	95	76	1.1
バターロール（いちごジャム）(P164)					
PD	275	7.7	93	75	0.9
トースト（バター、低糖度いちごジャム）(P114)					
50 50 40	248	5.7	72	53	1.0
トースト（バター、ブルーベリージャム）(P130)					
50 40	298	7.5	91	69	1.2
50	238	7.5	89	68	1.0

分類	エネルギー量(Kcal)	タンパク質(g)	カリウム(mg)	リン(mg)	塩分(g)
● 主食　ごはん・もち					
梅じそおにぎり (P111)					
50	312	5.1	87	71	0.5
50 40 30	317	0.7	38	28	0.5
トマトリゾット (P116)					
50 50 40	489	3.4	215	101	0.4
30	475	2.1	211	75	0.3
カルビビビンバ (P120)					
50	523	16.4	512	196	1.7
50 40	529	12.1	462	153	1.7
30	467	6.5	361	102	1.5
野菜たっぷりキーマカレー (P128)					
50	506	15.8	501	186	1.7
50 40 30	512	11.5	452	143	1.7
山いもとめかぶのどんぶり (P147)					
50	383	46.7	461	129	0.7
50 40 30	389	3.7	412	86	0.7
おかゆ (P142)					
50	196	3.4	57	53	0
50 40 30	304	0.3	17	33	0
しらすとねぎの焼きおにぎり (P158)					
	208	3.5	60	81	0.5

分類	エネルギー量(Kcal)	タンパク質(g)	カリウム(mg)	リン(mg)	塩分(g)
お好み焼き(P158)					
50 40	401	17.3	387	201	1.0
50	451	28.2	555	366	1.3
30	398	14.3	333	174	1.0
● 主菜　肉					
チキンカレー (P109)					
18 16 14	191	13.2	525	151	1.9
鶏肉のから揚げ・ビネガー風味(P154)					
50 50 40	215	12.1	289	88	1.1
鶏肉とキャベツのトマト煮(P140)					
50 40	121	11.2	467	137	0.9
50	150	15.9	552	165	1.0
ポトフ(P114)					
	147	5.1	420	65	1.0
豚肉と野菜のカレーいため(P166)					
HD PD	313	20.2	220	132	0.5
牛肉の野菜巻き(P135)					
50 50 40	205	10.8	377	122	0.7
牛肉と野菜のケチャップいため(P135)					
30	136	6.2	329	88	0.5
チンジャオロース―(P132)					
50 50	168	9.2	218	89	1.1
ロールキャベツ(P144)					
50 50 40	285	15.8	615	205	1.5
マーボーはるさめ(P132)					
40 30	170	4.5	148	52	1.1
ハムと野菜のいため物(P130)					
	101	4.5	261	98	0.7
● 主菜　魚					
さわらの柚香焼き(P108)					
18 16	158	16.4	427	181	0.4
さわらの柚香焼き(P165)					
HD PD	87	8.3	231	93	0.3

分類	エネルギー量(Kcal)	タンパク質(g)	カリウム(mg)	リン(mg)	塩分(g)
低たんぱく食パンのトースト(バター、低糖度いちごジャム)(P114)					
30	361	0.5	31	26	0.9
低たんぱく食パン(バター、ブルーベリージャム)(P130)					
30	355	0.5	27	9	0.9
ライ麦食パンのトースト(バター)(P134)					
50 40	218	5	116	79	0.9
ライ麦食パンのトースト(バターなし)(P134)					
50	158	0.5	114	78	0.7
ライ麦食パンのトースト(バター、あんずジャム)(P138)					
50 40	302	6.8	165	106	1.2
ライ麦食パンのトースト(あんずジャム)(P138)					
50	242	6.8	163	105	1.0
低たんぱく食パンのトースト(バター)(P134)					
30	327	0.5	19	24	0.9
低たんぱく食パン(あんずジャム)(P138)					
30	326	0.5	29	9	0.7
野菜サンドイッチ(P146)					
50	334	10.7	205	114	1.4
50	414	7.2	166	47	0.8
40 30	422	4.3	124	57	0.9
卵サンドイッチ(コンビニ)(P143)					
	327	11.5	122	154	1.4
ソース焼きそば(P112)					
50 40	531	9.3	262	158	1.1
えび入りソース焼きそば(P112)					
50	556	15.0	340	239	1.3
野菜ソース焼きそば(P112)					
30	471	3.0	160	98	1.1
焼きビーフン(P148)					
50 50 40	305	10.2	271	111	1.7
30	235	4.5	175	54	1.7
ほうれんそうとくるみのパスタ(P150)					
50	677	17.1	675	294	1.6
50 40 30	656	9.7	555	230	1.6

分類	エネルギー量(Kcal)	タンパク質(g)	カリウム(mg)	リン(mg)	塩分(g)
● 主菜　大豆・大豆製品					
大豆とキャベツのトマト煮 **(P140)**					
30	133	8.3	314	127	1.1
とうふのステーキ・きのこソース **(P122)**					
50 40	148	7.3	407	146	0.8
50	187	10.0	486	189	0.8
30	134	5.7	364	125	0.8
五目どうふ **(P135)**					
	69	4.7	123	72	0.5
● 主菜　卵・乳製品					
ゆで卵と生野菜のサラダ **(P107)**					
18	132	4.4	242	80	0.3
16 14	67	4.4	241	77	0.5
ゆで卵とゆで野菜のサラダ **(P164)**					
HD PD	63	4.4	147	67	0.5
茶わん蒸し **(P156)**					
	84	7.3	143	90	1.2
目玉焼き・ハムと野菜のソテー添え **(P111)**					
50 50 40	189	11.1	220	193	1.1
目玉焼き・粉ふきいもと野菜のソテー添え **(P111)**					
30	118	2.4	300	48	0.4
ゴーヤチャンプルー **(P115)**					
50 50 40	176	13.4	312	174	0.7
30	130	8.2	224	124	0.7
温泉卵 **(P118)**					
50	77	6.3	72	92	0.4
スクランブルエッグ **(P124)**					
50	183	9.7	222	143	0.5
りんごとカッテージチーズのサラダ **(P134)**					
	142	4.6	123	61	0.3

分類	エネルギー量(Kcal)	タンパク質(g)	カリウム(mg)	リン(mg)	塩分(g)
たらの柚香焼き **(P108)**					
14	78	14.4	315	189	0.4
たちうおのレモンバターソース **(P113)**					
50 50 40	187	10.8	267	128	0.4
30	134	7.5	209	92	0.3
たらの香草パン粉焼き **(P116)**					
50 40 30	97	7.7	238	104	0.5
50	117	15.2	422	201	0.5
いわしのかば焼き **(P118)**					
	214	11.4	236	144	0.6
ぶりの照り焼き **(P126)**					
50 50 40	164	8.8	164	58	1.1
まぐろのたたきと香味野菜のサラダ **(P152)**					
50 40	163	16.8	437	183	0.7
50	192	23.2	597	279	0.7
まぐろとアボカドのサラダ **(P152)**					
30	197	9.0	624	151	0.6
あじのから揚げ（染めおろし添え）**(P131)**					
50 40 30	160	13.0	369	160	0.4
50	196	19.3	480	229	0.5
鮭の塩こうじ漬け焼き **(P136)**					
50	226	18.2	387	273	1.2
ぎんだらの塩こうじ漬け焼き **(P136)**					
50 40	140	7.5	236	105	0.8
30	116	5.6	143	77	0.8
かじきと野菜のグリル **(P139)**					
50 40 30	112	8.7	317	131	0.3
50	169	16.0	489	231	0.4
金目だいの香り焼き **(P156)**					
50	67	7.2	190	199	0.3
50	131	14.3	322	395	0.5
40	99	10.8	256	297	0.5

分類	エネルギー量 (Kcal)	タンパク質 (g)	カリウム (mg)	リン (mg)	塩分 (g)
たけのこのから揚げ (P154)					
30	111	3.6	237	61	0.7
アスパラのサラダ (P128)					
	97	1.7	200	43	0.2
きゅうりの即席ピクルス (P128)					
	63	0.6	113	21	0
きゅうりのおろしあえ (P156)					
	33	0.6	251	23	0.2
さやいんげんのごまあえ (P152)					
	39	1.6	143	39	0.2
コーンソテー (P135)					
	38	1.1	69	27	0
サラダ（コンビニ）(P143)					
50 50	26	1.3	131	27	0.4
40 30	111	1.5	159	37	0.6
セロリのカレーピクルス (P140)					
	68	0.6	147	21	0.2
ミニトマトのはちみつマリネ (P147)					
50 50	79	0.3	99	12	0
40 30	137	0.4	99	11	0
マカロニサラダ (P144)					
50 40 30	129	0.8	91	21	0.3
マカロニとツナのサラダ (P144)					
50	146	6.4	166	68	0.4
なすのしょうがあえ (P165)					
HD PD	13	0.7	110	18	0.2
レタスとゆで野菜のサラダ (P166)					
HD PD	15	0.6	123	17	0.3
● 副菜　根菜					
大根とにんじんの含め煮 (P108)					
18 16 14	40	0.8	263	26	0.4
ふろふき大根 (P152)					
	45	1.1	285	18	0.3

分類	エネルギー量 (Kcal)	タンパク質 (g)	カリウム (mg)	リン (mg)	塩分 (g)
● 副菜　葉菜					
ほうれんそうのおひたし (P108)					
18 16 14	16	1.7	484	34	0.2
ほうれんそうとえのきだけのおひたし (P126)					
	20	2.1	336	44	0.2
ほうれんそうのソテー (P158)					
	52	1.6	294	26	0.2
小松菜と油揚げの煮びたし (P111)					
	41	2.1	89	42	0.4
白菜の豆乳煮 (P113)					
	96	3.1	410	67	1.0
野菜の中国風うま煮 (P132)					
	27	1.0	264	35	0.9
しゅんぎくのごまあえ (P136)					
	48	2.4	175	45	0.4
キャベツとじゃがいものスープ煮 (P144)					
30	177	5.0	629	102	1.4
● 副菜　茎菜・果菜など					
カリフラワーとにんじんのサラダ (P109)					
18 16 14	21	1.6	195	29	0.3
はるさめとかにかまのサラダ (P115)					
	39	1.6	64	17	0.6
もやしとにんじんの甘酢あえ (P132)					
	22	0.9	49	14	0
かぼちゃの甘煮 (P122)					
	101	1.8	362	38	0.5
かぼちゃとさやえんどうのいため物 (P154)					
	110	2.1	340	5.0	0.3
かぼちゃのサラダ (P140)					
	159	2.1	449	51	0.3
かぼちゃの含め煮 (P156)					
	88	2.1	414	44	0.4
たけのこの木の芽あえ (P122)					
	38	2.4	81	18	0.8

分類	エネルギー量(Kcal)	タンパク質(g)	カリウム(mg)	リン(mg)	塩分(g)
● 副菜　海藻・きのこ・こんにゃく					
わかめのサラダ **(P112)**					
	34	1.3	160	32	0.8
海藻のミックスサラダ **(P120)**					
	14	0.9	48	12	0.7
きのことなすのバルサミコ酢いため **(P116)**					
	56	1.9	210	55	0.5
きのこのガーリックソテー **(P139)**					
	73	3.2	373	98	0.2
きのこの香り蒸し **(P156)**					
30	82	3.4	356	108	0.2
きのことしらたきのしぐれ煮 **(P165)**					
HD PD	37	3.4	187	85	1.4
しらたきのコチュジャンいため **(P126)**					
	81	1.1	120	32	0.6
● 汁物					
とろろ汁 **(P108)**					
18 16 14	293	6.6	470	101	0.9
トマトと卵の酸辣湯風 **(P148)**					
	67	3.7	111	59	1.3
かきたま汁 **(P131)**					
	26	1.9	39	30	0.6
じゃがいものポタージュ **(P134)**					
	157	2.1	235	50	1.7
白菜とベーコンのスープ **(P138)**					
	72	3.4	299	77	1.0
生しいたけと貝割れ菜のすまし汁 **(P147)**					
	5	0.5	34	11	0.2
● ドリンク					
はちみつレモン **(P114)**					
	60	0.1	8	1	0
レモンソーダ **(P150)**					
	31	0.0	6	1	0

分類	エネルギー量(Kcal)	タンパク質(g)	カリウム(mg)	リン(mg)	塩分(g)
大根とにんじんの含め煮 **(P165)**					
HD	40	0.9	238	23	0.4
PD	38	0.9	196	19	0.4
大根とにんじんの即席ピクルス **(P109)**					
18 16 14	61	0.2	70	7	0
大根とにんじんの即席ピクルス **(P166)**					
HD PD	61	0.2	64	6	0
スライスオニオン **(P113)**					
	19	1.2	54	20	0.2
たたきごぼう **(P115)**					
	66	1.6	122	45	1.0
れんこんの照り焼き **(P126)**					
30	141	1.1	152	55	1.2
根菜ときのこのピクルス **(P128)**					
	73	1.3	130	41	0.5
にんじんしりしり **(P142)**					
	117	3.8	139	62	0.5
切り干し大根のサラダ **(P142)**					
	72	2.8	159	60	0.7
● 副菜　いも					
じゃがいもの梅肉あえ **(P118)**					
	53	0.9	176	16	0.4
さつまいものバター煮 **(P124)**					
50 40 30	145	0.8	269	26	0.1
さつまいもの甘煮 **(P131)**					
	91	0.8	282	28	0.2
里いもと根菜の煮物 **(P136)**					
40 30	104	2.6	538	77	0.6
里いもの甘煮 **(P139)**					
	75	1.8	652	58	0.5

分類	エネルギー量 (Kcal)	タンパク質 (g)	カリウム (mg)	リン (mg)	塩分 (g)
● デザート					
杏仁豆腐 (P112)					
50 50 40	71	0.5	73	11	0
30	172	0.5	73	11	0
わらびもち (P118)					
50 40 30	78	1.5	109	23	0
抹茶ゼリー・クリーム添え (P124)					
	119	0.3	6	11	0
ごま豆乳プリン (P148)					
50 40 30	248	3.4	104	54	0
50	225	3.4	95	54	0
オレンジゼリー (P132)					
	151	0.6	8	18	0.1
ワインゼリー (P134)					
	56	1.8	18	2	0
桃缶とかんてんかんの紅茶シロップかけ (P140)					
	83	0.1	21	3	0
フルーツヨーグルト (P146)					
50	86	2.6	327	64	0.1
50 40 30	84	2.3	335	64	0
梅酒ゼリー (P158)					
	82	1.9	46	4	0
フルーツポンチ (P144)					
50 40	62	0.6	141	15	0
30	163	0.6	141	15	0

分類	エネルギー量 (Kcal)	タンパク質 (g)	カリウム (mg)	リン (mg)	塩分 (g)
レモンティー(粉飴入り) (P130)					
	108	0.3	25	5	0
りんごジュース (P138)					
	88	0.4	154	12	0
オレンジジュース (150mL) (P146)					
40 30	63	1.2	270	30	0
オレンジジュース (200mL) (P146)					
50	84	1.6	360	40	0
低脂肪牛乳 (180g) (P146)					
50	83	6.8	342	162	0.4
● 果物					
キーウィフルーツ (75g) (P109・166)					
18 16 14 PD	40	0.8	218	24	0
メロン (P113)					
	42	1.1	340	21	0
パイナップル (缶詰め・缶汁なし 60g) (P114)					
	50	0.2	72	4	0
パイナップル (生 75g) (P114・138)					
30	38	0.5	113	7	0
オレンジ (75g) (P116・120・131)					
40 30	29	0.8	105	18	0
オレンジ (50g) (P120)					
50 50	20	0.5	70	12	0
みかん (缶詰め・缶汁なし 50g) (P126・166)					
50 40 30 HD	32	0.3	38	4	0
みかん (生 75g) (P154)					
50 50 40	35	0.5	113	11	0
りんご (生 75g) (P130・150)					
	41	0.2	83	8	0
ぶどう (生 75g) (P107・164)					
18 16 14 PD	44	0.3	98	11	0
黄桃 (缶詰め・缶汁なし 50g) (P164)					
HD	43	0.3	40	5	0

た行

な行

は行

ま行

や行

ら行

わ行

索引

太字は詳しい説明のあるページです。

あ行

か行

さ行

●監修

川村哲也（かわむら　てつや）

1979年、東京慈恵会医科大学卒業。1988~1991年、アメリカバンダービルト大学小児腎臓科へ留学。2001年より東京慈恵会医科大学准教授。同大学附属第三病院腎臓・高血圧内科診療部長を経て、2013年より同大学教授。2014年より同大学附属病院臨床研修センター・センター長。医学博士。腎臓病の臨床と研究にたずさわるほか、患者のための「腎臓病教室」を開催するなど、腎臓病に関する知識の啓発にも努めている。

湯浅　愛（ゆあさ　あい）

東京慈恵会医科大学附属柏病院栄養部課長。管理栄養士。1994年、東京慈恵会医科大学附属病院栄養部に入職。腎臓病、糖尿病を中心に、医師と連携したチーム医療活動を行い、患者が実践できるわかりやすい食事療法をめざして活動の場を広げている。

●料理・レシピ作成

今泉久美（いまいずみ　くみ）

料理研究家、栄養士。女子栄養大学栄養学部卒業後、食品メーカー勤務、料理番組・料理研究家のアシスタントを経て独立。ダイエット料理や栄養バランスに配慮した野菜たっぷりのレシピが多くの読者から支持を得ている。現在、女子栄養大学栄養クリニック特別講師。テレビや雑誌、書籍、全国各地での料理教室、講演会でも活躍中。

装丁　大藪胤美（フレーズ）
本文デザイン　植田尚子
本文イラスト　堀込和佳
スタイリング　渡辺孝子
撮影　松木 潤（主婦の友社）
校正　社田時子
編集協力　中島さなえ　植松文子
編集担当　中村芳生（主婦の友社）

本書は2016年刊行の『腎臓を守るおいしいレシピつき　図解でわかる腎臓病』に新規の内容を加え再編集したものです。

完全図解 腎臓病のすべて

2019年 8 月31日　第1刷発行
2023年 4 月10日　第6刷発行

編　者　主婦の友社
発行者　平野健一
発行所　株式会社主婦の友社
〒141-0021　東京都品川区上大崎3-1-1 目黒セントラルスクエア
電話　03-5280-7537（編集）
03-5280-7551（販売）
印刷所　大日本印刷株式会社